別巻
臨床外科看護学 I

メヂカルフレンド社

◎編集

渡邊 五朗　　山王病院消化器外科／国際医療福祉大学教授
宗村 美江子　前・虎の門病院副院長，看護部長

◎執筆（執筆順）

渡邊 五朗　　山王病院消化器外科／国際医療福祉大学教授　　序章①
橋本 末子　　平塚共済病院看護部長　　序章②
有福 保恵　　虎の門病院看護部　　序章③
堤　 謙二　　埼玉石心会病院副院長，外科系診療部長　　第1章
木ノ下 義宏　手稲渓伝会病院外科副部長　　第2章①，第5章①，第6章①②
田上 真弓　　虎の門病院看護部　　第2章②
角田 俊信　　虎の門病院麻酔科部長　　第3章①〜③，第8章①
金子 弘美　　虎の門病院看護部　　第3章④⑤，第4章，第7章④-A
山本 和枝　　虎の門病院看護部　　第5章②，第6章③
吉田 和彦　　東京慈恵会医科大学葛飾医療センター副院長，外科診療部長，教授　　第7章①〜③
佐藤 顕子　　虎の門病院看護部　　第7章④-B，C
大田 優子　　昭和大学病院看護部　　第8章②
若本 恵子　　東京共済病院看護部長　　第9章

まえがき

　一昔前に外科領域の進歩といえばその安全性の向上と技術の高度化が主であった．しかし，最近のこの領域の進歩は低侵襲手術，縮小手術，機能温存手術，内視鏡下手術，臓器移植など，その多くがただ人間の身体を相手にするのではなく，生活する人を主体に考えられたものとなっている．これらの新技術も，現在はその功罪を含め一定の評価が確立された段階となった．同様に看護の面でも主に術後，退院後のケアにおいて患者主体の概念が導入されつつある．さらに，医療安全の概念を考慮にいれた治療体系，看護体系が構築されつつある．医療，看護の世界の進歩はまだまだ尽きることがなさそうである．

　今回，『臨床外科看護学』を刊行するにあたっては，『臨床外科看護学①』を総論と基礎的事項に，『臨床外科看護学②』を疾患，術式を各論的に解説する形式とした．

　特に"臨床"の名に恥じないよう，執筆陣は臨床の現場で多くの経験と見識をもった方々にお願いし，完全に新たな書き下ろしとした．内容も基本的なものから最新の知識まで，そして全体として将来の展望も持てるレベルの内容となっている．

　本書が，看護学を学ぶ皆さんの直接の知識として役に立つだけでなく，皆さん自身に今後の医療の将来を担う主役となってもらうための栄養源になることができれば幸いである．

2006年12月

渡邊　五朗

目次

序章　外科看護学序論　　　1

1 外科診断・治療と管理の基本　——　2
A 手術の今日的意義　……………………　2
  1. 手術・管理の進歩　2
  2. 患者QOLとの釣り合いと工夫　2
  3. 他療法の進歩と手術のあり方　3
  4. 低侵襲手術の進歩　3
B 外科におけるインフォームドコンセント
  　……………………………………………　4
C 外科領域の診断と管理の基本　………　6
  1. 全身状態の評価　6
  2. 局所所見の診断　7
  3. 術後合併症の診断と管理　7
D 術後管理の進歩　……………………　8

2 外科看護の基本　——　8
A 外科看護の対象と目的　………………　8
  1. 外科看護の対象　8
  2. 外科看護の目的　9
B 手術を受ける患者の理解　……………　9
  1. 不　安　9
  2. 患者の期待　9

C 外科看護の特徴　………………………　10
  1. 患者の不安に対する看護　10
  2. 術前術後の看護過程の展開　10
  3. 手術室の看護　10
  4. 手術後の患者の変化と看護　11
  5. 外科看護と周術期の感染　11
  6. 創痛緩和　11
  7. 早期離床　12
  8. 外科看護に必要な知識　12
D 外科看護の展望　………………………　13
  1. 内視鏡下手術の適用の拡大　13
  2. 入院期間の短縮　13
  3. 臓器移植に伴う変化　13

3 院内感染の予防と看護　——　14
A 院内感染（病院感染）　………………　14
B 感染対策　………………………………　14
  1. 標準予防策　15
  2. 感染経路別予防策　17
  3. カテーテル管理における感染対策　19

第1章　外科看護技術　　　23

1 注射，輸液　——　24
A 注　射　…………………………………　24
  1. 注射の定義　24
  2. 注射の種類　24
  3. 器　具　24
  4. 注射の利点と欠点　24

  5. 注射施行時の注意点　25
  6. 皮内注射　25
  7. 皮下注射　26
  8. 筋肉内注射　27
  9. 静脈内注射，点滴静脈内注射　27
  10. 特殊な注射法　28

B　輸　　液 …………………………… 29
　　1. 輸液の基礎　29
　　2. 輸液時の注意事項　29
　　3. 輸液に用いられる製剤　30
　　4. 高エネルギー輸液　31
　　5. 合併症とその対策　33
② 輸　　血 ——————————— 34
　A　輸血の必要性 ……………………… 34
　B　血液型と交差適合試験 …………… 34
　　1. ABO式血液型　34
　　2. Rh式血液型　35
　　3. 交差適合試験（クロスマッチテスト）　35
　C　輸血の種類 ………………………… 35
　D　自己血輸血 ………………………… 35
　　1. 術前自己血貯血法　36
　　2. 術直前希釈式自己血貯血法　37
　　3. 回収式自己血輸血法　37
　E　供血者の条件と感染予防のための検査
　　　　…………………………………… 37
　F　輸血の実施 ………………………… 37
　　1. 静脈穿刺　37
　　2. 輸血時の注意事項　38
　　3. 輸血中の監視　39
　　4. 輸血用血液の有効期間と保存　39
　G　輸血の副作用 ……………………… 39
　　1. 溶血性輸血反応　39
　　2. 非溶血性免疫反応　40
　　3. 感染症　40
　　4. 輸血後GVHD（移植片対宿主病）　41
　　5. 大量輸血の副作用　42
　H　輸血とインシデント ……………… 43
　　1. 輸血過誤防止のチェックポイント　43
　　2. 他のインシデントの例　43
③ 胃吸引，胃洗浄 ——————— 43
　A　胃 吸 引 …………………………… 43
　　1. 目的と適用　43

　　2. 胃管の挿入方法　44
　　3. 胃管の管理　44
　　4. 合併症　44
　B　胃 洗 浄 …………………………… 45
　　1. 目的と適用　45
　　2. 実施方法　45
　　3. 禁　忌　45
　　4. 合併症　45
④ 浣腸，注腸 ——————————— 46
　A　浣　　腸 …………………………… 46
　　1. 種　類　46
　　2. 目的と適用　46
　　3. 手　技　47
　　4. 禁　忌　47
　B　注　　腸 …………………………… 47
　　1. 検査のための注腸　47
　　2. 治療のための注腸　47
　　3. 術前処置としての注腸　47
⑤ 罨　　法 ——————————— 47
　A　温罨法 ……………………………… 48
　B　冷罨法 ……………………………… 48
⑥ 酸素療法 ——————————— 49
　A　酸素療法の理論 …………………… 49
　　1. 呼吸の生理　49
　　2. 低酸素症　49
　B　酸素療法の実際 …………………… 50
　　1. 自発呼吸による酸素療法（酸素吸入）　50
　　2. レスピレーターを用いる酸素療法　51
　C　高圧酸素療法 ……………………… 52
　　1. 方　法　52
　　2. 適　用　52
　D　酸素療法に伴う障害 ……………… 52
　　1. 火災と爆発　52
　　2. CO_2ナルコーシス（二酸化炭素昏睡）　53
　　3. 酸素中毒　53
　　4. 水晶体後部線維増殖　53

7 救急蘇生 ── 53
A 気道確保と人工呼吸 …………… 54
  1. 気道確保　54
  2. 人工呼吸　54
B 気管切開 ……………………………… 56
  1. 種　　類　56
  2. 利点と欠点　57
  3. 気管切開の適用　57
  4. 気管切開の手技　57
  5. 術後管理　58
  6. 術後の看護　58
C 胸骨圧迫（心マッサージ）……… 58
  1. 心停止と胸骨圧迫の原則　58
  2. 胸骨圧迫　59
  3. 開胸式心マッサージ　59
  4. 電気的除細動　59
  5. その他の治療　60

8 包帯法 ── 60
A 包帯の分類 ……………………………… 60
B 巻軸帯 …………………………………… 61
  1. 一般的事項　61
  2. 基本型　63
  3. 特殊型　63
C スピード包帯 ………………………… 66
D 包帕 ……………………………………… 68
  1. 三角巾　69
  2. その他の包帕　69
E 複製包帯 ………………………………… 71
F その他 …………………………………… 72
  1. 自着性伸縮包帯　72
  2. 胸　帯　72
G 絆創膏包帯 ……………………………… 73
  1. 一般的事項　73
  2. 絆創膏の種類と用途　73
  3. 使用に際しての注意　74

第2章　手術前の検査と看護　77

1 手術前の諸検査 ── 78
A 呼吸機能検査 …………………………… 78
  1. 自覚症状　78
  2. 呼吸機能検査からみた評価　78
B 循環機能検査 …………………………… 80
C 腎機能検査 ……………………………… 83
D 血液・電解質検査 …………………… 85
  1. ナトリウム（Na）　85
  2. カリウム（K）　87
  3. カルシウム（Ca）　89
  4. マグネシウム（Mg）　90
E 肝機能検査 ……………………………… 91
F 内分泌検査 ……………………………… 93
  1. 糖尿病ならびに耐糖能異常　93
  2. 副腎皮質機能不全　94
  3. 甲状腺機能低下症　96
  4. 甲状腺機能亢進症　97

2 手術前の看護 ── 97
A 入院時の看護 …………………………… 97
  1. 入院前および当日の準備　97
  2. 入院時オリエンテーション　98
B 検査に伴う看護 ………………………… 99
C 手術に臨む患者の心身の準備と看護 … 99
  1. 術前オリエンテーション　99
  2. 術前の準備　101

第3章　麻酔と看護　105

① 麻酔における術前チェックの実際 —106
A 術前回診 …………………………… 106
　1. 診療録　106
　2. 問診と診察　106
　3. 麻酔同意書と麻酔説明書　106
　4. 麻酔前投薬・術前輸液・内服薬の指示　107
B 術前リスクの評価 ………………… 107
C 合併症のある患者の術前評価 …… 108
　1. 呼吸器疾患患者　108
　2. 循環器疾患患者　108
　3. 糖尿病患者　109
　4. 肝疾患者　109
　5. 腎疾患者　109

② 麻酔の種類とその進め方 ———— 110
A 麻酔の種類 ………………………… 110
　1. 全身麻酔　110
　2. 局所麻酔　110
B 全身麻酔の準備（基本機材）…… 111
　1. 麻酔器　111
　2. 喉頭鏡　113
　3. 気管チューブ　113
　4. ラリンジアルマスク　113
　5. 吸引器　113
　6. その他の一般器具　113
　7. フル・ストマック（胃充満）のとき　114
C 全身麻酔の準備（基本薬品）…… 114
D 患者管理，モニター ……………… 115
E 全身麻酔の導入 …………………… 117
F 全身麻酔の術中管理 ……………… 118
　1. 術中輸液製剤　118
　2. 術中合併症　119

G 全身麻酔の終了 …………………… 120
H 回復室（リカバリー室）………… 120
I 脊椎麻酔 …………………………… 121
J 硬膜外麻酔 ………………………… 121
K 術後回診 …………………………… 122
L 内科的合併症のある患者の麻酔方法 … 122
　1. 呼吸器疾患患者の麻酔　122
　2. 高血圧患者の麻酔　123
　3. 心疾患患者の麻酔　123
　4. 糖尿病患者の麻酔　123

③ 術後疼痛コントロール ———— 124
A 術後鎮痛法の種類 ………………… 124
　1. 鎮痛薬の全身投与　124
　2. 硬膜外鎮痛法　125
　3. その他の神経ブロック　127
　4. 精神的疼痛ケア　127
B 各種手術別の術後鎮痛法の実際 …… 127
　1. 開腹手術　127
　2. 開胸手術　127
　3. 心臓・血管手術　128
　4. 頭頸部手術（眼科，耳鼻科，形成外科，口腔外科）　128
　5. 整形外科手術　128

④ 麻酔に伴う看護 ————— 128
A 麻酔介助時の留意点 ……………… 129
B 麻酔導入前の看護 ………………… 129
C 各種麻酔時の看護 ………………… 130
　1. 全身麻酔　130
　2. 脊椎麻酔（腰椎麻酔）　133
　3. 硬膜外麻酔　135
　4. 伝達麻酔時の看護　136
D 麻酔時の患者観察のポイント …… 136
　1. 患者入室時から麻酔導入まで　136

2. 手術中　137
3. 手術直後　138

5 小児・高齢者の麻酔に伴う問題と看護 ── 138
A 小児の麻酔における問題と看護 ……… 138
　1. 小児の特徴　139
　2. 小児の麻酔に伴う問題と看護　139
B 高齢者の麻酔における問題と看護 …… 140
　1. 高齢者の特徴　141
　2. 高齢者の麻酔に伴う問題と看護　141

第4章　手術室の看護　　143

1 手術室の構造・設備・備品 ── 144
A 手術室の構造と設備 …………………… 144
　1. 構　造　144
　2. 空　調　144
　3. 電　源　145
　4. 中央配管　145
　5. 水の管理　145
B 手術室の備品 …………………………… 146
　1. 手術台　146
　2. 麻酔器　146
　3. 人工呼吸器　147
　4. 患者監視装置　147
　5. 間欠的下肢圧迫装置　147
　6. その他の医療機器　148
C 手術室の環境 …………………………… 150
　1. 温度，湿度　150
　2. 照　明　150
　3. 室内音響　150
　4. 余剰ガス排除装置　150

2 手術器械，縫合材料，その他手術に用いられる物品 ── 150
A 手術器械 ………………………………… 150
　1. 切開・切離に使用されるもの　150
　2. 止血に使用されるもの　151
　3. 組織の保持に使用されるもの　151
　4. 術野の確保に使用されるもの　151
　5. 縫合に使用されるもの　152
B 縫合材料 ………………………………… 152
C ガーゼなど衛生材料 …………………… 152

3 手術看護の特徴 ── 153
A 手術看護の目的 ………………………… 153
B 手術室における看護師の役割 ………… 153
C 手術看護の特殊性 ……………………… 154
　1. 対　象　154
　2. チーム医療　154
　3. 受身的立場にある患者　155
D 安全管理 ………………………………… 155
　1. チーム内のコミュニケーション　155
　2. 環境整備　155
　3. 患者確認　155
　4. 手術器械・材料の取り扱い　156
E 感染予防 ………………………………… 156

4 手術看護の実際 ── 156
A 器械出し看護師 ………………………… 156
　1. 術前準備　157
　2. 術中介助　157
　3. 術後介助，術後の処理　159
B 外回り看護師 …………………………… 160
　1. 術前訪問　160
　2. 手術室入室時の看護　162
　3. 手術中の看護　165
　4. 手術終了後の看護　171
　5. 看護記録と引き継ぎ　172
　6. 術後訪問　172

C　手術用ガーゼ・手術器械・針のカウント ……………………………………… 174
　　D　手指消毒とガウンテクニック ………… 175
　　　1. 帽子のかぶり方　175
　　　2. マスクの装着　175
　　　3. 手術時の手指消毒　175
　　　4. ガウンの装着　176
　　　5. 手袋の装着　176
　　E　滅菌物の取り扱い ……………………… 180
　　　1. 滅菌方法　180
　　　2. 滅菌の保証と確認　180
　　　3. 滅菌物の保管　181
　　　4. 滅菌物の取り扱い　181

第5章　輸液と看護　　183

❶ 輸液の実際　　184
　　A　小児の輸液 ……………………………… 184
　　B　高齢者の輸液 …………………………… 185
　　C　腎障害時の輸液 ………………………… 185
　　　1. 急性腎不全時の輸液　186
　　　2. 腎後性腎不全時の輸液　186
　　　3. 慢性腎不全時の輸液　186
　　D　肝障害時の輸液 ………………………… 187
　　E　糖尿病時の輸液 ………………………… 187
　　　1. 糖尿病の代謝異常の特徴　187
　　　2. 糖尿病患者の輸液　188

❷ 輸液に伴う看護　　189
　　A　輸液の方法 ……………………………… 190
　　　1. 末梢静脈を用いて行う場合（等張液を主として使用）　190
　　　2. 大静脈を用いて行う場合　190
　　B　輸液時の注意事項 ……………………… 190
　　C　輸液の実際 ……………………………… 191
　　　1. 薬品と必要物品の準備　191
　　　2. 輸液の実施　192
　　D　輸液施行中の管理 ……………………… 193
　　　1. 患者への説明　193
　　　2. 管　　理　193
　　　3. 観　　察　195
　　E　記　　録 ………………………………… 195
　　F　輸液終了時の処置 ……………………… 195
　　G　後片づけ ………………………………… 196

第6章　輸血と看護　　197

❶ 血液型と検査法　　198
　　A　ABO式血液型 …………………………… 198
　　B　Rh式血液型 ……………………………… 199
　　C　その他の血液型 ………………………… 199
　　D　不規則抗体 ……………………………… 199
　　E　交差適合試験（交差試験，クロスマッチテスト） …………………………………… 199

❷ 輸血の種類とその進め方　　200
　　A　赤血球濃厚液の適正な使用法 ………… 200
　　B　周術期の輸血 …………………………… 201
　　　1. 術　　前　201
　　　2. 術　　中　202
　　　3. 術　　後　202
　　C　血小板濃厚液の適正な使用法 ………… 202

D　新鮮凍結血漿の適正な使用法 ………… 203
E　アルブミン製剤の適正な使用法 ……… 203
F　自己血輸血 …………………………… 204
　1．自己血輸血とは　204
　2．方　　法　204

③ 輸血に伴う看護 ──────── 205
A　目　　標 ……………………………… 205
B　輸血用血液の保存方法と管理 ………… 206

C　看護の実際 …………………………… 207
　1．指示の確認　207
　2．輸血の実際　207
　3．輸血速度　208
　4．輸血開始時の注意と管理　208
　5．輸血に伴う副作用の観察と対処法　209
　6．記　　録　210
　7．後片づけ　210

第7章　術後合併症の予防・治療と看護　211

① 手術と生体反応 ──────── 212
A　生体反応の発動 ……………………… 213
　1．神経内分泌反応　213
　2．免疫炎症反応　213
B　局所性反応と全身性反応 ……………… 214
　1．局所性反応　214
　2．全身性反応　215

② 術後愁訴 ────────── 219
A　術後疼痛 ……………………………… 219
B　不眠，不安 …………………………… 220
C　悪心・嘔吐 …………………………… 220
D　吃　　逆 ……………………………… 221
E　消化器症状 …………………………… 221
F　尿　　閉 ……………………………… 221
G　悪性高熱症 …………………………… 222
H　低 体 温 ……………………………… 222
I　神経損傷 ……………………………… 222
J　術後の下痢 …………………………… 223

③ 術後合併症の予防と治療 ───── 223
A　患者・家族への説明 …………………… 223
B　後 出 血 ……………………………… 224
C　手術創の合併症 ……………………… 224
　1．創部感染　224
　2．創哆開　225

　3．腹膜瘢痕ヘルニア　225
D　呼吸器合併症 ………………………… 226
　1．無 気 肺　226
　2．術後肺炎　227
　3．急性促迫性肺障害（ARDS）　227
　4．肺 水 腫　227
　5．胸腔内・縦隔内感染　228
　6．気　　胸　228
　7．COPDおよび喘息の急性増悪　228
E　循環器合併症 ………………………… 229
　1．虚血性心疾患　229
　2．不 整 脈　230
　3．術後高血圧　230
　4．心 不 全　231
　5．血栓症・塞栓症　231
F　中枢神経系合併症 …………………… 233
　1．脳血管障害（脳梗塞，脳出血）　233
　2．痙　　攣　234
　3．せ ん 妄　234
　4．幻覚，妄想，錯乱，見当識障害　235
　5．アルコール離脱症状　235
G　消化器合併症 ………………………… 236
　1．術後耳下腺炎　236
　2．急性胃拡張　236

3. 急性胃粘膜病変, ストレス潰瘍　237
　　4. 麻痺性イレウス　237
　　5. 術後肝障害　238
　　6. 消化管感染症　238
H　消化器系手術に特有な合併症 ………… 239
　　1. 腹腔内感染症（腹膜炎, 腹腔内膿瘍）
　　　 239
　　2. 穿　　孔　240
　　3. 消化管縫合不全　240
　　4. 消化管吻合部狭窄　241
　　5. 癒着性イレウス　241
　　6. 胆汁瘻　242
　　7. 盲係蹄症候群　242
　　8. 短腸症候群　242
　　9. 膵液瘻, 術後膵炎　242
　 10. 逆流性食道炎　243
I　泌尿器合併症 ………………………… 243
　　1. 急性腎不全　243
　　2. 慢性腎不全　244
　　3. 尿　　閉　244
　　4. 尿路感染　245

J　内分泌系合併症 ……………………… 245
　　1. 術後耐糖能の悪化（外科的糖尿病）　246
　　2. 甲状腺クリーゼ　247
　　3. 粘液水腫性昏睡　247
　　4. 急性副腎不全　247
　　5. 低カルシウム血症　248
K　感染性合併症 ………………………… 248
L　ショック …………………………… 250
M　播種性血管内凝固症候群 ……………… 250
N　多臓器不全 ………………………… 250

❹ 術後の看護 ──────── 251
A　回復室の看護 ………………………… 251
　　1. 回復室の構造と設備　252
　　2. 回復室の看護の目的と役割　252
B　ICU・CCUの看護 …………………… 257
　　1. ICU看護の目的　257
　　2. ICUにおける看護　258
C　病棟における看護 …………………… 263
　　1. 病棟における術後の看護の目的　263
　　2. 病棟における術後の看護　263

第8章　ペインクリニックの臨床　267

❶ ペインクリニックの実際 ──── 268
A　いろいろな痛みのメカニズム ………… 268
B　ペインクリニックで扱う主な疾患 …… 268
C　ペインクリニックにおける薬物療法 … 270
D　神経ブロック療法 …………………… 270
E　癌性疼痛（緩和医療）………………… 271

　　1. 痛みの評価　271
　　2. 疼痛の原因　271
　　3. 疼痛緩和治療の基本　272

❷ ペインクリニックにおける看護 ── 273
A　神経ブロックを受ける患者の看護 …… 274
B　痛みのある患者の看護 ………………… 275

第9章　術後リハビリテーション　279

❶ 早期離床の意義 ──────── 280

A　呼吸器合併症の予防 ………………… 280

B	血栓形成および塞栓症の予防 ……… 280	A	術前オリエンテーション …………… 283
C	消化管運動の早期回復 ……………… 281	B	術前のトレーニング ………………… 284
D	運動機能の早期回復 ………………… 281	C	疼痛コントロール …………………… 285
E	術後せん妄の予防 …………………… 281	D	呼吸機能のリハビリテーション …… 286
F	早期離床に配慮すべきこと ………… 282	E	運動機能のリハビリテーション …… 287

❷ 術後リハビリテーションの進め方 ─ 282

索 引 ─────────────────────────── 289

序　章

外科看護学序論

この四半世紀の間に外科領域は大きな変貌を遂げた．管理技術や薬剤，機材の進歩から新技術が開発され，現実のものとなった．したがって，より専門的な知識が必要とされるようにもなった．しかし，安全性の高まりと同時に，さらに危険度の高い領域に踏み込んだともいえる．一方で，医療安全の概念の提唱により，多くのマニュアルが作成され，当たり前のことがミスなく行われるべく努力が払われるようになった．これは医療を行う側も医療を受ける側と同じ人間だからである．そしてまた，どちらも人間であるかぎり完全ではない．これから医療の世界で職業人となる者は，この2つの観点をしっかり認識し，冷静な観察力・判断力を養っていく心構えが必要である．

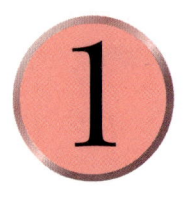

1 外科診断・治療と管理の基本

A 手術の今日的意義

1 手術・管理の進歩

　この20年の間に外科領域は大きな進歩をみせた．開心術，冠状動脈バイパス術，肝拡大切除術，骨盤内臓全摘出術など，従来危険とされてきた手術が日常的に行われるようになった．開胸するだけでも危険とされていた時代からすると隔世の感があるが，食道癌に対して，今日では，開胸，開腹，頸部のリンパ節郭清まで行われている．肝移植が生体間で行われることも珍しくなくなった．治療の困難な疾患や癌に対しても積極的に向かおうとするようになった．その背景には，テクニックだけでなく，それをサポートする管理技術が進歩したこと，麻酔管理や薬剤，術後のケアの進歩，さらに手術を受ける患者自体の栄養状態の改善が大きくかかわっていると思われる．しかも，糖尿病や肝硬変，腎障害などの合併症もコントロール可能であれば，それを理由に手術をしないという選択は成立しなくなった．しかしこのことは，すなわちより危険な領域にまで足を踏み入れたともいえるわけであり，その治療を安全に実施するためには高度な医療体制とチームワークがより必要になったことは言うまでもない．

2 患者QOLとの釣り合いと工夫

　手術の多くは臓器の機能を損なうものであり，身体に傷をつけるかぎりは短期的・長期的な，肉体的・精神的，あるいは社会的な苦痛を与えるものであることは避けられない．したがって，治療は患者のQOLに見合っ

た効果が得られるものでなければならない.

　たとえば,喉頭癌に対しては切除術が最も根治性が高いといえるが,喉頭を切り取るということは生涯声を失うことであり,放射線治療である程度のコントロールが可能であることを考えると,治療法の選択は患者にゆだねられるべきであるが,術後の管理として人工発声器などの進歩でそれを補う努力がなされてきた.直腸切断術後の人工肛門の扱いにおいてもストーマ・ケアとして確立され,腸の洗浄技術や装着器具の開発が進んでいる.手術手技上での発展例としては,膵頭十二指腸切除術で吻合部潰瘍を避けるため,胃も半分取ることが常識であったのが,近年は胃を全部残すことが普通になった.胃癌における胃切除術も幽門を残す工夫がされている.手術成績や治療予後がよくなった結果,長期的なQOLにも関心が向けられるようになったためであり,看護の面でも今後このようなケアの分野でさらなる発展がみられるものと思われる.

3　他療法の進歩と手術のあり方

　QOLの点だけではなく,治療についても放射線療法,化学療法(抗癌薬),内視鏡的治療などの手術以外の治療法の進歩も著しい.脳梗塞の初期治療は脳血管内治療として確立されており,胃癌の表層小病変に対しては内視鏡的な切除(内視鏡的粘膜切除術;EMR,内視鏡的下層剝離術;ESD)が第1選択となっている.どの分野も早期のものは手術の対象にならなくなった.肝細胞癌の治療には切除術以外に経動脈的塞栓術(TAE),エタノール注入術(PEIT),ラジオ波焼灼(RFA),マイクロ波焼灼(MCT)などの方法があり,それらが良好な成績を示すようになると,手術そのものがより安全でかつよい成績が得られることが求められるようになる.多くは基盤に肝硬変を合併するので,その予後を含めてどの治療法が最善かを各例,各時点に応じて考えることになる.手術は今や根治性を求めるだけの方法ではなくなり,集学的治療の一つとしての立場になったといえよう.

4　低侵襲手術の進歩

　患者のQOLの短期的・長期的な改善対策としての代表的なものが低侵襲手術,縮小手術の流行である.その例として,乳癌における縮小手術(大胸筋,乳房温存)や胃癌でも行われるリンパ節郭清のsentinel node navigation surgeryの概念,腹腔鏡・胸腔鏡を用いた内視鏡下手術群,日帰り手術などがあげられる.傷が小さく,回復が早く,QOLを損なわないことが特徴である.しかし,癌に対する根治性が損なわれていないこと,手技的な安全性が確保されていることが,単なる流行ではなく治療として

成り立つための絶対条件である．胆嚢摘出術は今や腹腔鏡下で行うことが常識となったが，米国では当日に退院しており，わが国でもマスメディアには日帰り手術であると宣伝していた向きもあった．しかし，実際には1/3は日帰りできず，私たちの経験でも十数％は翌日に発熱をみる．傷が小さいとはいえ，胆嚢を取り除いていることには変わりなく，患者の安全を考慮した時間設定が必要である．最新ではあっても，だれにとって最良かを忘れてはならない．開腹に比べて退院までが1週間から2，3日になり，術後の長期的な疼痛はまったくないので，有効であることは確かである．しかし，わが国の成人の4，5％が胆石をもっており，そのうち症状があって本人に希望のある場合のみが手術適応であることは開腹の場合と変わりない．技術的な合併症の一つとしての胆道損傷は胆嚢頸部の炎症や線維化が激しい場合は開腹下でもやむを得ない場合があるが，腹腔鏡下胆嚢摘出術での胆道損傷率が約0.6％といわれているうちの半分近くは胆嚢管と誤認したための損傷と考えられている．これは腹腔鏡下で胆嚢を引っ張った状態で操作するために起こる純粋に技術的な合併症であり，腹腔鏡下特有のものといっていい．米国における医療裁判の1/3が本件であるといわれており，炎症や胆管の走行異常などでやむを得ない場合もあるが，ある一定の確率で起こる可能性は覚悟しなければならない．よいことばかりではないことを理解する必要がある．

B 外科におけるインフォームドコンセント

インフォームドコンセント（informed consent），すなわち医療行為における"説明と納得のうえでの同意"は，もともと当然のこととはいえ，患者側の優越性を強調する観点から，最近では業務のなかでの大きな部分を占めるようになった．特に，外科領域では治療自体が苦痛や後遺症を伴う可能性があるだけに，患者自身の選択が前提となることが強調されなければならない．

手術によって起こりうる合併症として術後肺炎などの一般的なものから，術式特有の合併症や後遺症の可能性を数字として表現する．予想される入院期間，手術以外の治療法（無治療を含めて），選択肢などの事項についてわかりやすく十分に説明し，患者および家族に理解・了解を得て治療法を決める．これが当然であり理想ではあるが，患者は素人であり，それほど多くのことすべてを本当に理解できるであろうか．きわめて頻度の低い合併症まで説明する手間と時間が本当に必要なのであろうか．合併症などを強調することが，恐怖心を強めることになって判断を誤らせないであろうか．それが本当に患者のためになりうるのであろうか．現実には"説

明と納得のうえでの同意"は簡単な作業ではない．そして実際には，結局，選択が医師の側に任せられることが大半であり，私たちはプロとして正しい方向に導くことを期待されているのである．客観的であるだけではなく，治療に対して前向きに元気づける役目も担っているのである．本来の"説明と納得のうえでの同意"は，主体は患者であり私たちは治療の協力者だとする概念であるが，わが国では，まだそこまで行き着いているとは思えない．もっともその先が私たち日本人の感性と幸せに結びつくという保証もないのであるが．

しかし，いかに説明をして同意を得ていても，予期しない結果になれば，たとえ無過失であっても裁判になって説明責任を問われかねない．最近は警察の介入により過失や責任者（犯人）探しまでもが行われる風潮がある．このような風潮がさらに患者側の医療不信と診療側の医療崩壊を増幅させる結果になっていることがようやく認識されるようになり，現在様々な分野の医療関係者から官界，政界，言論界に働きかけが行われ，賠償も含めた議論が行われつつある．結論は患者および家族との信頼関係を術前から築いておくという基本に帰るのであるが，以上にあげた"説明と納得のうえでの同意"の問題点はある意味永久に解決されないことでもあり，それを私たちが問題意識として持ち続けることが重要と考える．

実際の具体的な対策としては，①説明書，同意書，カルテ記載などの文書上の原則を構築すること，②患者家族のなかで責任ある縁者を一本化して説明の簡略化と誤解や混乱の確率を減らすこと，③説明する側もなるべく複数の医師か看護師が同席すること，などがあげられる．また，もう一つの視点として，本来，医療は患者と診療側の独立した契約関係であるべきであるが，本人以上に患者家族に対して神経質で丁寧にならざるを得ないということも現実である．この点でも欧米の方式を鵜呑みにした体制を安易に採用すべきではない．

〈医療安全における患者参加〉

医療安全の問題，なかでも患者確認の作業は，特に外科領域では重要であり，以下の章で述べられる機会があると思うので，ここでは主に患者参加の問題点について述べる．

昨今の手術患者取り違え事件の頻発は診療側に大きな自覚を促す結果となった．手術室入室時，麻酔開始時の患者確認，左右手術部位の確認，日常的には点滴や薬剤投与時の確認作業．どれも二重三重の確認体制が組まれ，さらに患者自身による確認作業への参加が提唱されるようになった．点滴一つとっても隣の患者と間違えることは日常的にありうることであり，診療側がいくら厳重な体制を取っていても偶然の重なりは避けられないことがある．そこで患者にも確認作業に加わってもらい，安全性を高め

ようとするものである．しかし，患者は身体だけでなく必ず心も同時に病んでいるものであり，ましてや入院の状態では精神的に通常でいられるはずがないと考えるべきである．病室で名前を呼びかけたら，隣の別名の患者が「はい」と返事をすることは，特に異常なことではない．手術室入室時の不安でいっぱいのときには，名前を呼ばれて自分の名前かどうかはっきりしなくとも「はい」と答えるであろう．点滴びんに名前が書いてあっても，治療を受けている患者が老眼をもつ年齢であれば，本当に見えているかどうか疑わしいことはわが身を振り返っても明らかである．患者の自覚向上効果も含めて確認作業に参加してもらうことは重要であるとは思うが，それが決して私たちのエクスキューズにはなり得ない．あくまで診療の責任は私たちにあるのであり，患者参加はこれを強化するものであっても頼れるものではない．ましてや現在の形式的な患者確認作業では，患者が本当の意味でついていけていないのではないかと思われる．むしろ私たちも人間で思い違いをするものであり，ちょっとした間違いが大きなものにつながることになる現実を患者自身にわかってもらうことから始め，「何かあったら遠慮なく言ってくださいね」と呼びかける日々の努力のほうに実効があるのではないだろうか．

C 外科領域の診断と管理の基本

　術後の管理にあたっては全身については看護師側主導に，手術に関連する局所については医師側の主導になる傾向がある．そのためには術前から全身・局所の診断・評価をしっかり行い，看護師・医師間で問題意識を共有しておく必要がある．特に術後患者の急な変化をいち早くとらえたり，気管吸引など時宜に応じた細かい処置ができるのは24時間体制をとっている看護師側の役割であり，緻密な医療には欠かせないものとして求められているのである．

1 全身状態の評価

　最も基本的な問診として，疾患にかかわる症状や訴えをまずはじめによく聞くことは，患者との信頼関係を築くための第一歩として必須である．そのほか，たばこ，アルコールなどの嗜好歴，アレルギー歴，薬歴などを確認する．特に最近は高齢者が対象となることが多く，術後にストレスによる不穏状態を発症することがある．経験的には几帳面で生真面目な性格の男性に多いと考えられることから，術前の性格評価も重要であるといえる．さらに日常生活についても，たとえば自分で買い物に行っていたなど具体的な状態を把握しておく必要がある．それは術後のADL管理の目標

となるものであり，退院後のケアにもかかわる重要な情報である．

　全身麻酔を行うためには，まず心肺腎機能がそれに耐えうるか否かの評価が必要である．胸部X線写真，心電図，負荷心電図，呼吸機能検査，クレアチニンクリアランス試験などで評価・判断する．肝炎ウイルス（HB，HC），HIV検査は診療側の身に影響する情報としても必要である．併存症として，喘息，間質性肺炎，狭心症，糖尿病，慢性腎不全，肝硬変，あるいは心筋梗塞や脳梗塞の既往などがあるが，いずれも状況によっては全身麻酔の侵襲に耐えられないことがありうるので，そちらの治療を優先すべき場合もある．それでもコントロール可能であれば手術が考慮されるのが現在の医療の場の基本であり，専門的で厳重な管理が要求されることになる．

2 局所所見の診断

　疾患に関連する局所所見の評価において現在は超音波検査，CT，MRIなどの画像診断が主流である．しかし，理学的所見のほうが患者の訴えに直結したものであり，画像診断はあくまで総合評価の一部でしかないと考えるべきである．たとえば，腸閉塞症で腹痛を訴えているときに，腹部膨満だけでなく筋性防御などの腹膜刺激症状がある場合には，腸の絞扼性イレウスを考えねばならない．これは保存的治療では限界があり，緊急の手術を要する状態であることを意味している．患者の訴えの程度や時間的変化を的確に評価することも重要な要素である．

3 術後合併症の診断と管理

　まず一般的な合併症として，術後肺炎，肺梗塞，無気肺，不整脈などがあげられる．最近は早期離床により肺炎や無気肺は減ったが，ロングフライト血栓症として注目される肺梗塞の頻度は上がっており，予防とともに高度肥満者では発症の可能性を念頭においた管理が必要である．胸部苦悶感などの症状発症初期での診断は容易ではなく，肺血流シンチグラフィーなど特殊な画像診断を用いても診断が困難な場合もある．

　急性期の合併症の代表としての術後出血，なかでも心臓手術後や肝硬変合併など出血傾向を伴う場合には，止血のための緊急再手術の可能性があるので細かな観察が必要である．後者では腹部にインフォメーションドレーンを留置しており，出血の有無が確認できるようにしているが，出血が激しいほど凝血塊を形成してしまい，ドレーンでは引き切れないために排出量が一見少なくなる場合がある．血圧や脈拍，ヘモグロビン値，腹部膨満の有無など総合的に判断すべきである．

　中期以降の合併症は全身的なものよりも，疾患や手術に関連した局所的

なものが主となる．消化器領域の代表的なものとして，縫合不全があげられる．最近は栄養管理の進歩により縫合不全が致命的になることは少なくなった．しかし，膵の吻合については膵液が組織を溶かしてしまう性質をもっているために，感染や胆汁混入により，さらに炎症が広がる結果，動脈が破綻し，腹腔内出血，肝不全に至り，致命的になる場合がみられる．胆汁や膵液の誘導ドレーン，腹腔ドレーンの細かな管理が必要である．胆汁は術直後から分泌されるが，膵液は数日を経てから分泌量が増えてくることが多い．胆汁ドレーンが詰まったときには生理食塩水で洗浄するが，膵液ドレーンの場合は，生理食塩水を注入すると膵管内圧を上昇させ急性膵炎を惹起することがあるので禁忌である．このように術後のドレーン管理には非常に専門的な知識が必要である．

D 術後管理の進歩

近年，術後管理の理想の形として，まずICU，次にポストICU，そして一般病棟へ移るという体制が提唱されてきた．ICUとして濃厚な看護体制と豊富なモニター機材の下で急性期をみるとするものである．したがって，その主な対象は全身管理ということになる．実際には，ICUは外科系各科が共同で使用するもので，急性期の一定短期間のみを共通の看護で管理する形である．したがって，専門的な局所管理は各科の専門病棟のほうが適しており，結局，中間としてのポストICUの意義はあまりないという点でCCUとは異なっていることがわかってきた．現在はSICU（surgical ICU）として急性期を管理して，一般病棟に移る形になっている．

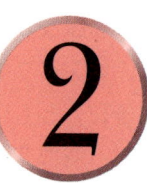

外科看護の基本

A 外科看護の対象と目的

1 外科看護の対象

外科看護の対象のほとんどは，手術を受ける患者，あるいは手術を受けた患者で，大別すると以下のようになる．
①手術前の検査や治療を受ける患者
②手術後の処置を受ける患者
③過去に手術を受け，その後の治療を継続する患者
④手術室で行う診断や治療のための処置を受ける患者

患者の疾患により診療を受ける領域は異なり，診療科の分類は病院によって違う．領域別に分類された病棟や外来で，より専門的な医療が提供される．

2 外科看護の目的

外科看護の目的は，患者が可能な限り安全で苦痛が少なく，手術を中心とした治療が受けられるように看護することである．そのためには，疾患別に病態生理や標準的な治療経過を理解すること，年齢や栄養状態，合併症の有無により患者のリスクを把握することが重要である．

また，看護の対象である患者は，心理・社会的背景や疾患・治療に対する受け止め方が異なるため，患者の状況に合わせた看護を提供することが大切である．

B 手術を受ける患者の理解

1 不 安

手術を受けるほとんどの患者は，様々な不安を抱いている．不安の大きさや内容は患者により異なる．これらの不安は，病状や手術の大小にかかわらず，病気を自覚したときから回復して通常の日常生活に戻るまで繰り返し生起する．手術を受ける患者の不安には以下のようなものがある．
①疾患に対する不安（良性か悪性か，軽症か重症，予後への不安など）
②手術の結果に対する不安
③苦痛に対する不安（創痛，手術の体位，環境の変化など）
④ボディ・イメージの変化に対する不安（傷跡，変形，喪失感など）
⑤麻酔に対する不安（麻酔の効果や覚醒への不安）
⑥合併症や後遺症に対する不安
⑦社会的不安（入院中の仕事，職場や家庭への復帰の可能性や時期，復帰後の受け入れなど）
⑧経済的不安（治療費，生活費）

2 患者の期待

手術は，内科的治療に比べ，治療の目的・方法・期間や期待される結果が明らかであることが多い．患者は，医師の説明や入院治療計画書，クリニカルパスなどにより自分の治療のゴールを設定でき，手術への期待を抱く．エビデンスに基づき選択すべき治療法が決まる場合もあれば，個人の価値観やQOL（quality of life 生活の質）を反映した治療の選択を求められ

る場合もある．患者が主体的に治療に参加できるように，十分な情報提供と納得のいく説明が得られているか，セカンドオピニオンの検討も含め確認していく．

また患者は，自分が受ける手術治療の水準が高く，安全で，苦痛が少なく，手術経過が順調であることを望む．しかし，手術や麻酔そのものが生体にとってリスクとなるため，患者・家族の期待と不安を理解したうえでかかわることが重要である．

C 外科看護の特徴

1 患者の不安に対する看護

患者の不安は，本人や家族だけの問題ではなく，外科治療においても大きな問題である．なぜなら，外科治療には，治療への患者の理解と協力が重要であり，それが治療効果に大きな影響を及ぼすことがあるからである．

外科看護においては，患者の不安を軽減し，治療に対する理解と協力を得るために，患者が不安を表出するのを助け，それを受け止めることにより，患者が不安をもちながらも治療に参加する態勢を整えられるように支援することが大切である．

2 術前術後の看護過程の展開

手術を目的とする患者の場合，入院から退院までのおおよその経過を推定できる．患者個々の経過は，患者側の条件や手術侵襲によって異なるが，大別すると術前，術中，術後に分類できる．病棟と外来や手術室の連携を図り情報を共有することにより，継続した看護が提供できる．患者は，手術の前後に化学療法や放射線療法を行う場合があり，術後は特に，短期間で状況がダイナミックに変化するため，各時期に応じた看護目標を設定することが大切である．

3 手術室の看護

手術室における看護は，患者に関する情報を分析し，十分な準備を整え，手術および麻酔の知識を駆使して，安全で迅速な手術ができるよう援助することが重要である．体位固定においては，術後に皮膚障害や神経麻痺をきたさないよう患者の安全・安楽に十分配慮して実施しなければならない．

手術室看護師の特徴的役割には以下のものがある．
①患者と家族の代弁者・擁護者としての役割
②手術チームの一員としての役割

③手術チームの調整役としての役割

また，手術室看護の機能を整理すると以下のようになる．

①**直接介助**：手術器械の準備と点検，無菌操作による手術介助，使用後の手術器械の点検と後片づけを行う．

②**間接介助**：患者，麻酔医，術者，直接介助の看護師に必要な援助を行う．

③**回復室看護**：手術終了後，患者が麻酔から覚醒し，ICU（集中治療室）や病棟に帰室できる状態になるまで全身管理を行う．

4 手術後の患者の変化と看護

　手術後の患者は，麻酔や手術による侵襲が大きく，呼吸・循環・代謝系への様々な影響により，合併症併発の可能性が高く，生命の危機的状況をきたしやすい．したがって，この間に看護師に求められるのは，適正な頻度で適切に観察すること，的確な状況判断，患者の変化に即した看護を実施することである．バイタルサインや創の観察，疼痛コントロールのほかに，チューブ・ドレーン類の管理や輸液ポンプ，モニター類，人工呼吸器の管理などを必要とすることが多い．

5 外科看護と周術期の感染

　外科領域の感染症は，創感染をはじめとして手術およびそれに付随する諸治療に伴って発生するものが多い．手術を受ける患者のほとんどは易感染状態であるため，感染防止への配慮が重要となる．

　感染防止上の看護師の役割は以下のとおりである．

①手洗いの励行
②入院環境の清浄化
③感染に対する抵抗力の改善
④処置の清潔操作の順守
⑤滲出液や分泌液の適切な排液管理
⑥術後肺炎の予防
⑦物品の清潔管理
⑧身体の清潔（細菌叢の減少）
⑨手術環境の清浄化
⑩手術介助の無菌操作
⑪感染防止マニュアルの徹底と監視

6 創痛緩和

　創痛は，患者の不安や体力の消耗を増強させ，呼吸や循環状態を不安定

にする．また，創痛の出現や持続に対する不安は，創痛を増大させ不眠を招きやすく，薬剤の鎮痛効果を妨げる．このため術後の鎮痛薬は，患者に使用できない状況がない限り積極的に使用すべきである．また，手術後の処置や体動に伴う創痛に対し，鎮痛薬を予防的に用いれば患者の協力を得られやすい．

外科看護における創痛緩和のポイントは，下記のとおりである．
①創痛に関連する情報を収集する．
②鎮痛薬を使用できない状況の有無を判断する．
③鎮痛薬使用前後のバイタルサインの変化を観察する．
④鎮痛薬以外の創痛緩和の方法（体位の工夫など）を併用する．

7 早期離床

術後の患者に早期離床を動機づけ，意欲的に取り組んでもらうには，術前のオリエンテーションで早期離床の重要性を認識させることに加え，創痛緩和の技術，歩行に対する支援などが必要である．

術後の早期離床は，以下の目的で行われる．
①呼吸器合併症の予防
②腸管の蠕動運動の促進
③末梢循環不全，静脈血栓，皮膚障害の予防
④関節拘縮・筋肉萎縮の予防

離床の時期と方法は，手術や患者の状態によって異なる．離床を開始する前に医師と相談し，計画的に実施する．

8 外科看護に必要な知識

外科看護を展開するには，各科の看護に共通する一般的知識に加え，下記のようなより専門的な知識が必要である．
①感染予防
②外科領域の疾患と治療法（各科別）
③基本的手術手技
④外科的侵襲の病態生理
⑤術前・術後管理と合併症
⑥術式を理解するための解剖学
⑦麻酔の影響

これらの知識は，看護を実践するうえでの根拠となり，患者へ協力を求める際にも活用できる．

D 外科看護の展望

1 内視鏡下手術の適用の拡大

　従来は，診断上の手段であることが多かった内視鏡が，機器の発展に伴い治療の手段としても積極的に使用されている．内視鏡治療には，内視鏡室で行われるものと手術室で行われるものがある．

　内視鏡下手術は，術野が狭いため熟練した内視鏡操作を必要とするが，手術の侵襲が少ない，術後の回復が早い，術後の苦痛が少ないなどのメリットがある．

　内視鏡下手術の適用は，肺，胆嚢，虫垂，ヘルニア，食道，胃，小腸，結腸，卵巣，骨盤内リンパ節，前立腺，種々の関節腔などに拡大されており，実施している病院も増加している．内視鏡下手術は，今までの外科や内科の枠を越えた新たな分野として発展してきており，それに伴い看護の方法も変化していくと考えられる．

2 入院期間の短縮

　手術を行う患者の入院期間は，以下の理由により短縮される傾向にある．
①非侵襲的な検査法の開発
②検査結果の信頼性・迅速性の向上
③手術法・治療技術の進歩
④医療費の高騰
⑤診療報酬改定による政策の誘導

　入院期間が短縮すると，外科看護は下記のような変革を求められるであろう．
①外来手術（day surgery）マニュアルの確立
②外来，病棟間の密接な連携
③短時間での情報収集と分析，コミュニケーションの確立
④限られた時間内に必要なことを実行する効率性，確実性，安全性
⑤術後患者管理や看護の質の向上による術後入院期間の短縮
⑥患者や家族が治療や看護に主体的にかかわるために必要な教育の実施

3 臓器移植に伴う変化

　わが国における臓器移植は，1997（平成9）年に「臓器の移植に関する法律」が制定され，1999（平成11）年2月に脳死者からの心臓移植が開始されたが，実施できる医療機関は限られている．

実施にあたって看護師は，患者や家族が移植医療を理解するのを援助し，十分な討議ができる環境を整え，ドナーやレシピエントのよき理解者であり相談相手となるよう努力しなくてはならない．また，移植を実施するにあたっては，より高度な知識に裏づけられた熟練した技術と看護が求められる．

3 院内感染の予防と看護

A 院内感染（病院感染）

院内感染（nosocomial infection, hospital infection）とは，病院内で接種された微生物によって引き起こされた感染症のことで，病院内で発症したものはもちろん，病院外で発症したものもすべて院内感染と定義される．一方，入院後に病院内で発症しても，入院前に接種された微生物による感染症は，**市中（市井）感染**（community acquired infection）と定義する．

近年，医療の進歩・向上により，これまで治療が困難と考えられてきた疾患に対する治療が可能となってきた．しかし，その一方で病院内には宿主の抵抗力が弱い**易感染者**（compromised host）が増加してきた．病原性の弱い病原体の場合，宿主の抵抗力が正常であれば発症しない．しかし，宿主の抵抗力が弱い場合には感染し発症する．いわゆる**日和見感染**である．さらに，抗菌薬が広く使用されるに伴い，細菌の薬剤に対する耐性が生じ，本来病原性が弱いと思われている細菌が，薬剤耐性菌として院内感染において重大な問題となっている．

B 感染対策

院内感染を予防するためには，医療従事者が院内感染の特徴を理解し，適切に対応していかなければならない．病院内には感染症の患者，および高齢者や基礎疾患を有する患者，免疫系の未熟な新生児，悪性腫瘍や臓器移植を受けた患者など免疫抑制薬や抗癌薬，放射線療法などにより免疫力が低下した患者が存在する．また，抗菌薬の使用により，患者の細菌叢に変動が生じ，本来は弱毒であった細菌が耐性を獲得して難治性の感染症を引き起こす．病院内では診断や治療のために手術や検査，カテーテル挿入などの侵襲的操作が行われ，さらに，医療従事者の手洗いの不徹底や，無菌操作の破綻が病原体の侵入の機会を増加させている．

特に，外科的治療を受けた患者は手術創を有し，その管理上カテーテルの留置や悪性腫瘍・感染症に対する化学療法を受けることが多いので，感染が起こりやすい状況にある．

1 標準予防策

標準予防策の基本的な考え方は，「患者の身体には，どのような微生物が存在しているか，そしてその濃度も不明である．よってケアの提供者は，すべての患者の血液，体液，汗を除く分泌物などの湿性生体物質，粘膜，損傷した皮膚には感染の可能性がある微生物が含まれているとみなして対応する」というものである．従来の検査結果や診断をもとに感染対策を講じていては，未知の感染症や潜伏期間中の感染症に対して無防備であり，医療従事者の感染や病院内の伝播を防止することができない．すべての患者と医療従事者を院内感染から守るために，標準予防策は感染症の有無にかかわらず，あるいはどのような病態であるかにかかわらず，すべての患者に適用される疾患非特異的な感染対策である．

1） 手洗い，手指消毒

手洗いはすべての感染防止対策の基本となり，重要な医療行為である．手洗いを適切に行うことで，院内感染を減少させることができる．手袋の着用の有無にかかわらず，血液，体液などの湿性生体物質，粘膜，損傷した皮膚，その他汚染されたものに触れた後は手を洗う．患者と接触する前後には，他の患者や環境に存在する微生物での汚染を避けるために手を洗う．同じ患者でも異なった部位の処置やケアの間には，交差感染を防止するために手を洗う．また，手袋には肉眼では確認できないピンホールの破損が生じていることがあり，手袋を外した後にも手を洗う必要がある．

これまで推奨されてきた手洗いは，30～60秒かけた流水と石けんを用いた手洗いであった．しかし，実際に行われている手洗いは7～10秒程度で，このような短時間の手洗いでは効果があるとはいえず，実用的ではなかった．そこで，現在は流水と石けんによる手洗いから，擦式消毒用アルコール製剤を用いた手指消毒が推奨されている．目に見えて手指が汚染されているときには，普通の石けんを用いて流水下で手を洗う．目に見える汚染がなければ，擦式消毒用アルコール製剤を用いて手指消毒を行う．擦式消毒用アルコール製剤は手指の細菌数減少に関して石けんより効果が高く，短時間で効果があり特別な設備を必要としないため，実践的な対策として評価されている．

2） 防護用具の使用

微生物との接触や伝播を防止する手段として防護用具を使用する．

(1) 手　袋

血液，体液，分泌物，または汚染物に接触するときには，手袋を着用する．粘膜，損傷した皮膚に触るときは直前に清潔な手袋を着用する．同じ患者であっても汚染度の高いケアの場合は手袋を交換して次のケアを行う．ケア後は他の患者や環境に微生物を伝播させないために，直ちに手袋を外し，手洗いまたは手指消毒を行う．

(2) マスク，アイプロテクション，フェイスシールド

血液，体液，分泌物などが飛散し，飛沫が発生するおそれがある処置やケアを行うときには，目，鼻，口の粘膜を保護するためにマスクとアイプロテクションやフェイスシールドを着用する．

(3) ガウン，エプロン

血液，体液などの分泌物が飛散し，飛沫が発生するおそれがある処置やケアを行うときには，皮膚と着衣の汚染を防ぐためにガウンまたはエプロンを着用する．使用後のガウンは，汚染された表面を素手で触れないように注意しながら脱ぎ，手洗いまたは手指消毒を行う．

3） ケアに使用した器具

血液，体液，分泌物で汚染した器具は，皮膚・粘膜との接触，着衣への汚染，他の患者や環境への微生物の伝播を防ぐ方法で取り扱う．鑷子や処置に使用した器材など，再生可能な器具は適切な方法で洗浄，再処理されるまで他の患者には使用しない．また，使い捨て器材は規定の方法で適切に廃棄する．

4） 環境対策

ベッド，ベッド柵，ベッドサイドの備品，日常頻繁に接触する器材・物品の表面は，日常的に適切な方法で清掃を行う．

5） リネン

血液，体液，分泌物，排泄物で汚染したリネン類は，皮膚・粘膜との接触，着衣の汚染，他の患者や環境への微生物の伝播を避けるように取り扱い，運搬，処理する．

6） 針刺し対策

針やメスなどの鋭利器材を使用するとき，片づけるとき，洗浄するとき，

廃棄するときなどは受傷しないように慎重に取り扱う．使用済みの針は先端を身体に向けない，両手で取り扱わない，リキャップしないことを原則とする．使い捨ての鋭利器材は，使用場所で使用者が速やかに耐貫通性の専用廃棄容器に廃棄する．再使用可能な鋭利器材も耐貫通性容器に入れて搬送する．

> ハンズフリーテクニック：手術室での器材の受け渡しによる受傷を防ぐため，鋭利な形状の器材に同時に2人以上が触れないことを原則とする．鋭利器材の受け渡しは中間ゾーンを使用し，中間ゾーンでのやり取りを実施することによって直接の交差を避ける．

手術室ではハンズフリーテクニック*により鋭利な器具の直接手渡しを制限したり，声を掛けあったり，視覚的な確認操作を加えたりすることで互いの安全に留意する．

7）患者配置

周囲環境を汚染する危険の高い患者，または適切な衛生環境を維持することに協力を得られない患者は個室に配置する．

2 感染経路別予防策

院内感染を予防するには，標準予防策を遵守するとともに，感染症の原因となる微生物の特徴を理解し，対処することが重要である．微生物にはそれぞれ感染経路があり，主な経路は空気，飛沫，接触，一般媒介物，昆虫などがある．院内感染では特に空気，飛沫，接触が重要となり，これらの感染経路を遮断するための対策が，感染の成立を阻止する効果的な感染対策になる．

感染経路別にみた主な**病原微生物**を表1に示す．

1）空気感染予防策

空気感染は長時間空気中に浮遊する粒径5μm以下の粒子に付着した微生物による感染で，空気の流れによって拡散され，吸入されて広範囲に伝播する．

（1）患者配置

原則的に個室に配置する．個室の確保ができない場合は，同一の微生物

表1 ● 感染経路別にみた主な病原微生物

空気感染	結核菌，麻疹ウイルス，水痘・帯状疱疹ウイルス
飛沫感染	インフルエンザウイルス，ムンプスウイルス，アデノウイルス，風疹ウイルス，髄膜炎菌，百日咳菌，ジフテリア菌（喉頭），マイコプラズマ　など
接触感染	MRSA，VRE，PRSP，MDRP，その他の多剤耐性菌 腸管出血性大腸菌，A型肝炎ウイルス，赤痢菌，ロタウイルス，RSウイルス，ジフテリア菌（皮膚），単純ヘルペスウイルス，ヒゼンダニ，シラミ　など

による感染症発症患者と一緒に同室収容して対応する．個室は，①陰圧に設定，②1時間当たり6〜12回の換気，③適切な方法で戸外へ排気，あるいは空気再循環時は高性能濾過フィルターを使用する．原則的に患者が室外に出ることがないように，室内にトイレや洗面設備，浴室などを整備し，病室のドアは開放厳禁とする．

(2) 呼吸器保護用具

肺結核（疑いを含む）患者の病室には，微粒子マスク（N95マスク）を着用して入室する．麻疹・水痘（疑いを含む）患者の病室においても，それらの抗体がない医療従事者が入室する場合は，N95マスクを着用する．

(3) 患者移動

患者の室外への移動は必要最小限とする．患者の移動が必要な場合は，飛沫の拡散を抑えるため，患者にサージカルマスクを着用させる．

2）飛沫感染予防策

飛沫感染は粒径5μm以上の大きい飛沫粒子に付着した微生物による感染で，咳嗽，くしゃみ，会話，気管吸引など，患者とおよそ1mの距離で接する際に伝播する危険性が生じる．飛沫は空気中を浮遊せず，通常短距離（約1m）を飛散するのみであるため，特殊な空調などは必要としない．

(1) 患者配置

原則的に個室に配置する．個室の確保が困難な場合は，同一の微生物による感染症発症患者と一緒に同室収容する．集団隔離も困難な場合は，他の患者との距離（ベッド間隔）を約2m確保する．特別な換気手段は必要とせず，病室のドアは開放状態でもよい．

(2) マスク

標準予防策に追加して，患者の約1m以内で処置，ケアを実施するときは，サージカルマスクを着用する．

(3) 患者移動

患者の室外への移動は必要最小限とする．患者の移動が必要な場合は，飛沫の拡散を抑えるため，患者にサージカルマスクを着用させる．

3）接触感染予防策

接触感染は体位変換や入浴介助などによる患者との直接接触や，汚染された医療器具を介した間接接触によって起こる感染である．医療従事者の汚染した手により，媒介・伝播されることが問題で，頻度の高い院内感染の伝播様式である．

(1) 患者配置

原則的に個室に配置する．特に環境を汚染させるおそれのある患者は個

室に配置する．個室の確保が困難な場合は，同一の微生物による感染症発症患者と一緒に同室収容する．

(2) 手袋と手洗い

標準予防策での使用に加え，病室入室時には手袋を着用する．患者ケア後は手袋を外し，手指消毒薬で手洗いを行う．手洗い後は病室内の環境表面や物品に触れない．

(3) ガウン，エプロン

標準予防策での使用に加え，体位変換やシーツ交換，排泄介助などで患者や環境に密接に接触する場合や，患者に失禁，下痢，開放性の創傷ドレナージがある場合は，病室入室前にガウン，エプロンを着用する．退室前にガウン，エプロンを脱ぎ，着衣が病室内の環境表面や物品に触れないように注意する．

(4) 患者移動

患者の室外への移動は必要最小限とする．患者の移動が必要な場合は，患者の感染部位や感染源となるものが他の患者や環境に接触しないように予防策を講じる．

(5) 患者使用器具

血圧計，聴診器，体温計などの医療器具は可能な限り患者専用とする．やむなく共用する場合は，他の患者に使用する前に洗浄，消毒を行う．

3 カテーテル管理における感染対策

外科患者には血管内カテーテルや尿道カテーテルが使用されことが多く，その使用は様々な感染性合併症のリスク要因となる．また，これらのカテーテル表面には微生物が産生する糖たんぱくによって，バイオフィルムが形成され，抗菌薬や消毒薬が効きにくくなるという特殊性もあり，カテーテル管理は感染対策上重要である．

1) 血流感染防止

血管内カテーテルは現代の医療には欠かせないものである．しかし，カテーテル留置に関連して局所感染や血流感染，敗血症，血栓性静脈炎などの合併症の危険性がある．病院内で発生する血流感染の90%が血管内器具の挿入に関連しているといわれ，そのほとんどが中心静脈カテーテルの使用に関連している．

感染経路としては，①挿入手技や挿入部位の管理によるカテーテル挿入部位の汚染，②輸液の作成方法や交換時期による薬液の汚染，③ルートの交換時期や交換方法によるルートの接続部の汚染があげられる．

血流感染を防止するためには，処置前後の手指衛生を保つことが重要で

ある．また，カテーテルの挿入，ケア時は手袋を着用し，無菌操作で行う．中心静脈カテーテルは高度無菌バリアプリコーション（キャップ，マスク，滅菌ガウン，滅菌手袋，大きな滅菌ドレープ）を実施することが推奨されている．挿入部の消毒薬は十分量使用し，皮膚接触時間を保ち，乾燥させる．カテーテル挿入部位の保護には滅菌ガーゼ，または滅菌の透明フィルムドレッシング材を使用する．交換頻度は，滅菌ガーゼは2日ごと，透明フィルムドレッシング材は7日ごとに行い，湿ったり，緩んだり，汚染したりしたときはその都度交換する．輸液ラインの交換は72時間を目安に行う．ただし，血液，血液製剤，脂肪乳剤を投与したラインは，汚染により微生物増殖を助長する可能性があるため，注入開始より24時間以内に交換する．アクセスポート（三方活栓やゴム栓）は消毒用エタノールで消毒する．閉鎖状態を保つために，三方活栓の安易な使用は控え，使用時には厳重な清潔操作を実施する．末梢静脈カテーテルは72〜96時間ごと（小児は除く）に交換するが，中心静脈カテーテルの交換は定期的には行わない．

2）尿路感染防止

尿道カテーテルの留置は病院内で日常的に行われる医療行為の一つであり，カテーテル挿入，管理，抜去までを看護師が実践することの多い処置でもある．米国疾病予防管理センター（Centers for Disease Control and Prevention；CDC）によると，尿路感染は最も頻繁に発生する院内感染であり，全院内感染の約40％を占めている．そのうち80％以上がカテーテル関連の感染である．尿路感染の起炎菌の主なものは，大腸菌，腸球菌，緑膿菌であり，患者の腸内あるいは陰部の常在菌や医療従事者の手や医療器具に付着した微生物である．

感染経路は，①尿道カテーテル挿入時に菌を押し込む，②尿道カテーテル表面と粘膜の間隙を外陰部に存在する菌がカテーテルを伝って侵入する，③尿道カテーテル内にバイオフィルムが形成され，細菌が絶えず尿中に放出され増殖する，④カテーテルとランニングチューブの接続部を汚染された医療従事者の手で触れることにより，細菌がカテーテル内に侵入する，⑤排液口に汚染された容器や床が触れることにより，細菌が蓄尿バッグ内に侵入，時間の経過とともに増殖，逆行感染すると考えられている．

尿路感染を防止するためには，尿道カテーテルを適正に使用し，早期に抜去する．尿道カテーテル挿入期間については，挿入1日目から3〜10％に尿路感染が認められ，30日では100％発症するといわれている．感染対策としては，適応基準*から外れた時点で早期にカテーテルを抜去することが重要である．カテーテルの閉鎖を維持し，不必要な膀胱洗浄は行わない．尿の検体はサンプルポートから採取し，シャワーや入浴も閉鎖を保っ

適応基準：CDCカテーテル関連尿路感染症を予防するためのガイドラインでは，尿道カテーテルの適用を，①尿道の閉塞がある場合，②神経因性の尿閉がある場合，③外科手術後の回復を促進する場合，④重症患者の尿量を正確に把握したい場合，と限定している．

たまま行う．カテーテル挿入は手洗い後，清潔操作を遵守して行う．蓄尿バッグの尿を廃棄するときは，排液口が容器に接触しないように注意する．また，手袋を着用し，外したら手を洗い，交差感染の予防に努める．常に尿が流れている状態を保ち，カテーテルを閉鎖しない．蓄尿バッグやランニングチューブは患者の膀胱より低い位置にあることが重要である．

《参考文献》
- 向野賢治訳，小林寛伊監訳：病院における隔離予防策のためのCDC最新ガイドライン，メディカ出版，1996．
- 小林寛伊，他編：エビデンスに基づいた感染制御第1集；基礎編，改訂2版，メヂカルフレンド社，2003，p.3-6．
- 小林寛伊，他編：エビデンスに基づいた感染制御第2集；実践編，メヂカルフレンド社，2003，p.3-9．
- 大久保憲訳，小林寛伊監訳：医療現場における手指衛生のためのCDCガイドライン，メディカ出版，2003．
- 洪愛子編：ベストプラクティスNEW感染管理ナーシング，学習研究社，2006．
- ICPテキスト編集委員会監修・編集：ICPテキスト；感染管理実践者のために，メディカ出版，2006．
- 広瀬千也子監：標準予防策と感染経路別予防策・職業感染対策〈感染管理QUESTION BOX 2〉，中山書店，2005．
- 広瀬千也子監：感染防止と看護ケア〈感染管理QUESTION BOX 3〉，中山書店，2005．

第1章 外科看護技術

1 注射，輸液

A 注 射

1 注射の定義

注射（injection）とは薬液，水分，栄養，血液成分などを経皮的に体内に投与する方法である．通常注射針を用いて行われるが，特殊なものとしてインスリン自己注射用に開発された針無圧力注射器がある．

2 注射の種類

真皮内に投与する場合を**皮内注射**，皮下脂肪組織に投与する場合を**皮下注射**，筋肉内に投与する場合を**筋肉内注射**，静脈内に投与する場合を**静脈内注射**といい，これらが一般的な投与法である．

3 器 具

1）注 射 器

ガラス製とプラスチック製がある．プラスチック製注射器の容量は0.5〜50 mlで，それ以上の薬液を注射する場合はガラス製を使う．容量の大きい注射器は注入時の抵抗を感じにくいので，静脈内注射時の血管外漏出に注意が必要である．

2）注 射 針

注射針の大きさはゲージ（G）で表される．一般に皮下注射時には23〜26G，筋肉内注射時には21〜25G，静脈内注射時には21〜23Gの針を使用することが多い．

4 注射の利点と欠点

1）利 点

①経口的に投与しても吸収されない薬剤を投与する場合に使える．
②消化液で分解される，あるいは肝の通過で薬剤が不活性化され，経口投与で効果が期待できない薬剤を投与する場合に使える．
③意識障害，嚥下障害，消化管通過障害などにより薬剤などを経口投与

できない場合に用いられ，効果発現も速く，確実な効果が期待できる投与法である．

2）欠　　点

① **医療事故**：注射は医療事故の第1位を占める医療行為である．注射に関する医療事故で最も多いのは患者の取り違え，薬剤・薬剤量・注射法・実施日時の間違いなど，指示の確認不足によるものである．注射の際は必ず注射指示票および注射箋にて患者名，薬剤名・量などを確認する．

② **注射行為による身体損傷**：注射自体が身体を損傷し，また注入部位によっては神経損傷，動脈損傷の危険性がある．筋肉，神経，血管などの解剖をよく理解しておくことが必要である．

③ **感染**：直接体内に投与されるため常に感染の危険を伴う．したがって，器具の管理，消毒，処置に際し，汚染を避けることが重要である．注射針は使い捨て（ディスポーザブル）のものが普及し，汚染の機会は減少しているが，中心静脈内カテーテル留置，末梢静脈内留置針の長期使用に伴う静脈炎，カテーテル感染症の発生の可能性がある．

5　注射施行時の注意点

　B型肝炎・C型肝炎患者やキャリア，エイズ患者やキャリアでは，患者の血液や体液の付着した針による針刺し事故が生じた場合，感染の危険がある．事故は直針，翼状針の順で多く，使用後の針のリキャップ時に多い．使用針はリキャップを禁忌とし，専用の容器に入れて，医用廃棄物として処理しなければならない．最近では針刺し事故防止のための誤刺防止機構付き針（各種翼状針，留置針．図1-1，2）の使用が増えている．

6　皮内注射

1）手　　技

　皮内注射（intracutaneous injection）は疼痛が強く，少量の薬剤しか投与できないため，針は通常25～26G，注射器は1～2 mlのものを使用することが多い．真皮は薄いため，針の切り口を下に向け皮膚と平行になるように刺す．上向きに刺すと，切り口が真皮内にとどまらず皮下に漏れ出ることがある．上手に注入されるときれいな膨疹になる．

図1-1 ●誤刺防止機構付き翼状針

図1-2 ●誤刺防止機構付き留置針

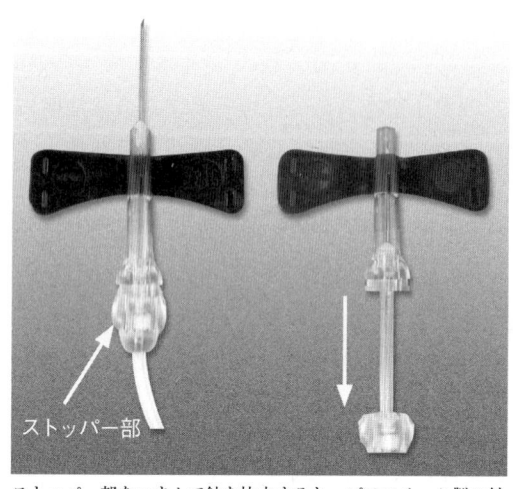

ストッパー部

ボタン

ストッパー部をつまんで針を抜去すると，プラスチック製の外筒に針が収められる．

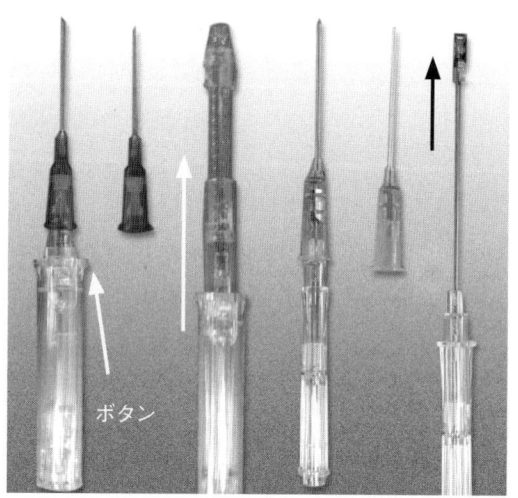

左はボタンを押すと針をプラスチックの外筒が覆う．右は内筒針を抜去すると自動的に針先がカバーされる．

2）適　用

　薬剤アレルギーテスト，結核のツベルクリン反応は前腕内側になされることが多く，抗腫瘍免疫賦活剤であるピシバニール®の注射は上腕伸側を用いることが多い．

7 皮下注射

1）手　技

　皮下注射（subcutaneous injection）は，23〜26Gの針を用い，通常上腕伸側正中線上で下1/3の部位，大腿四頭筋外側広筋中央部，インスリン注射の場合は腹壁の皮下にて皮膚をつまみ上げ10〜30°の角度で針を刺入し，吸引にて血液の逆流のないことを確認した後，薬液を注入する．麻痺側，外傷・炎症がある部位は避ける．インスリン注射のように繰り返し注射をする場合は，皮下脂肪組織の萎縮，硬結を避けるため数cmずつずらす必要がある．

2）適　用

　皮下組織は血管に乏しく，薬液は主にリンパ管より吸収される．薬剤の吸収速度は筋肉内注射の1/2で，約20〜30分で効果が現れる．疼痛はやや強いので，等張性，非刺激性の薬液注入に適している．癌末期の疼痛に対してはモルヒネの持続皮下注が行われることがある．また，末梢静脈確

保の困難な末期癌患者に対して，1日1000mlの輸液を持続皮下注し管理する方法もある．

8 筋肉内注射

1）手　技

　筋肉内注射（intramuscular injection）は，21〜25Gの針を用い，筋肉をしっかり把持し，皮膚に垂直に（筋肉が薄ければ45°の角度で）筋肉まで刺入し，血液の逆流のないことを確認して薬液を注入する．注射部位は大きな筋肉で重要な血管や神経と離れた部位が好ましく，大殿筋や三角筋，大腿外側広筋が選択される．大殿筋では坐骨神経，上腕では橈骨神経の走行に注意する（図1-3，4）．注射部位はよくもんでおくと硬結を生じにくい．同一部位に反復して注射すると筋肉の変性，線維化により拘縮を起こすことがある．特に小児の場合に起こりやすく，大腿四頭筋拘縮症，三角筋拘縮症，殿筋拘縮症が問題となる．乳幼児・新生児は筋肉の発達が悪いことが多く，神経損傷の危険があるため筋肉注射は避けたほうがよい．

2）適　用

　血流が豊富で注入された薬剤の吸収が速く，皮下注射の約2倍程度とされる．疼痛も比較的少ない．静脈内注射，皮下注射が不適当な刺激性薬剤などに使用される．

9 静脈内注射，点滴静脈内注射

1）手　技

　上肢に駆血帯を巻き，怒張させた前腕皮下の静脈を経皮的に穿刺し，血液の逆流を確認し，駆血帯を除去した後，薬液を注入する．静脈内注射

図1-3 ●大殿筋注射部位

図1-4 ●三角筋注射部位

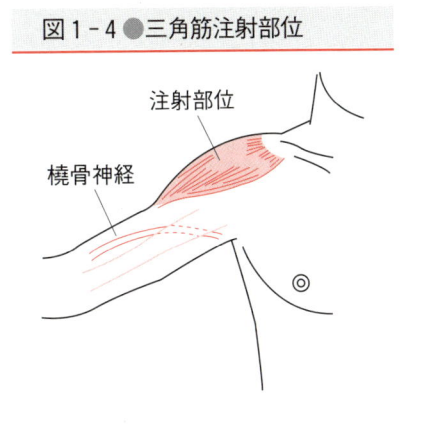

(intravenous injection）は肘窩部，前腕，手背の静脈を使用することが多い．点滴静脈内注射（drip infusion）は関節部を避け固定しやすい部位を選択する．使用針は21〜23Gのものを選択することが多い．点滴時には翼状針や血管内留置針（エラスター®，サーフロー®，アンギオキャス®など）を使用すると動いても漏れにくく便利である．点滴静注を一定の速度で行うためにはマイクロドリップ，アイバックなどの装置が使用される．

合併症として，血管外漏出，神経損傷，動脈損傷，空気塞栓，アナフィラキシーショックがあげられる．末梢静脈留置針は数日間の留置が限度で，それ以上留置し続けると静脈炎を生じ，刺入部位の発赤，腫脹，疼痛が起こる．時に末梢静脈感染から敗血症を生じることがある．

2）適　　用

手術中，緊急時，経口摂取不能時の薬剤の投与，輸液，輸血時に適応となる．効果発現が速く確実で，点滴静脈内注射では大量の液体も注入可能で，一定量の薬剤を一定の速度で注入でき，効果発現により速度調整も可能で，最も多用される注射法である．

3）静脈切開

静脈切開（cut down）とは，皮膚を切開し，静脈を露出した静脈内に直接カテーテルを挿入する方法である．通常大腿上部や足関節部の大伏在静脈が用いられる．小児では必要な場合が少なくないが，成人では鎖骨下静脈，大腿静脈などから比較的簡単にカテーテルを挿入することができるので，ほとんど行われない．

10　特殊な注射法

1）動脈内注射

動脈内注射では，注射された動脈の末梢にある臓器や組織に高濃度の薬剤が注入される．主として抗癌薬の動注療法や，動脈の閉塞性疾患に対する血管拡張薬（プロスタグランジンなど）の注入などに使用される．ラボナール®やアレビアチン®を誤って動脈内に注入すると組織の壊死を生じる．

2）骨髄輸血

乳幼児や広範囲熱傷で静脈路が確保できない際に骨髄輸血法が選択されることがある．輸注部位は胸骨と頸骨が選択される．

3）体腔内注射

癌性胸・腹水治療のために抗腫瘍薬を直接体腔内に輸注したり，癌性胸・腹水の減少を目的にピシバニール®を投与したりすることがある．

B 輸　液

1 輸液の基礎

1）輸液とは

一般に，体液，電解質，栄養の補給・補充のための比較的大量の水分，電解質，糖質，アミノ酸，脂肪乳剤，血漿増量剤などを血管内に持続的に注入することを輸液（fluid therapy）という．主に次の3つに分けられる．

①水分，電解質の補給を目的とする電解質輸液
②十分な栄養補給を目的とする栄養輸液
③循環血液量と膠質浸透圧の維持のための代用血漿輸液

一般輸液は通常末梢静脈から，静脈栄養は中心静脈から投与される．

2）輸液の方法

末梢静脈を用いて行う場合，高張液を用いると血管内皮が傷害され，静脈炎や血栓を起こしやすいので等張液が主として使用される．栄養を目的とした高張液の投与の際は中心静脈を用いる．

2 輸液時の注意事項

①針先や輸液ラインの接合部を汚染しない．
②空気や静脈内投与の適用のない薬剤の注入をしない．
③輸液は指示された速度を守る．特に速すぎる場合が危険である．
④輸液ボトルへ他の薬剤を混入する場合は配合禁忌に注意し，汚染を避ける．
⑤輸液ボトルが空になったまま放置しない（カテーテルや針が血栓で閉塞する）．
⑥薬液の皮下への漏出を避ける．皮下に漏れると疼痛，硬結を生じるだけでなく，組織の壊死を生じる薬剤（アドリアマイシン，マイトマイシンCなど）がある．

3 輸液に用いられる製剤

1）電解質を主体とした製剤

（1）細胞外液補充剤
細胞外液の急激な喪失に対して用いられる．
- ①**生理食塩水**（0.9％）：浸透圧が血液と等しい等張液で，Na^+とCl^-をそれぞれ154mEq/l含んでいる．
- ②**リンゲル液**：より血漿成分に近く，K^+とCa^{++}も含んでいる．
- ③**乳酸加食塩水**（Hartmann）：生理食塩水ではCl^-が多いため，これを減らして代わりに乳酸を加えたもの．
- ④**乳酸加リンゲル液**：③にK^+とCa^{++}を加え，より正常の血漿電解質液に近い．
- ⑤③④の乳酸の代わりに酢酸や重炭酸を加えたもの．

（2）維持輸液剤
尿，汗，不感蒸泄により喪失する水分，電解質を補給する目的で作られたもので，希釈程度，K^+濃度により1〜4号とつけられているものが多い．ソリタ-T®，EL®，フィジオゾール®などがある．
- ①**1号液**：輸液開始液でK^+を含んでいない．
- ②**2号液**：細胞内修復液でK^+が比較的多く含まれている．低張性脱水の際に使用される．
- ③**3号液**：電解質濃度が血漿の約1/3であり，維持輸液に適している．
- ④**4号液**：3号液でK^+の投与を制限したいときに用いられる．
- ⑤最近は維持輸液製剤にアミノ酸や糖類も含有した末梢静脈栄養目的の製剤も市販されている．アミカリック®，ビーフリード®（ビタミンB_1含有）などがある．

2）糖類を主体とした製剤

水分，エネルギーの補給として用いられる．等張液として主に5％グルコース溶液が用いられる．このほか，果糖，キシリトール溶液などもある．

3）アミノ酸製剤

アミノ酸は生命維持に欠かせないもので，必須アミノ酸と非必須アミノ酸からなり，各々の組成から標準アミノ酸液と，病態別アミノ酸液に分けられる．病態別アミノ酸として，侵襲用（アミパレン®，アミゼット®など），肝不全用（アミノレバン®，モリヘパミン®など），腎不全用（キドミン®，ネオアミユー®など）の各アミノ酸液がある．アミノ酸製剤のアミノ酸濃

度は3〜12％であり，アミノ酸の利用効率を上げるためグルコースとともに投与する必要がある．

4）脂肪乳剤

必須脂肪酸・熱量の補給，窒素平衡バランスの改善目的に用いられる．10％と20％があり，20％250mlで約500kcal補給できる．等張液であり末梢静脈から投与可能である．イントラリピッド®，イントラファット®，イントラリポス®がある．

5）血漿増量剤

血漿増量剤（plasma expander）は，主として出血性ショックに使用される．循環血漿量の維持に用いられ，デキストラン，ヘスパンダー®などがある．出血傾向を助長したり，肝・腎障害を引き起こしたりするため，あまり使用されない．

6）血漿製剤

新鮮凍結血漿（fresh frozen plasma；FFP）は血液から血球成分を除去し凍結したもので，血液200ml中約80ml採取される．出血性ショック，重症熱傷，肝障害などに使用される．

アルブミン製剤は血漿中のアルブミンを低温熱処理したもので，出血性ショック時の循環動態の維持のほか，肝硬変，ネフローゼ症候群などの治療に用いられる．

4 高エネルギー輸液

1）高エネルギー輸液とは

(1) 高エネルギー輸液の方法

末梢静脈からの輸液では，高張液を用いると血管内皮が傷害され，静脈炎，血栓を生じやすく，十分な栄養を投与できない．また長期間の栄養補給も困難となる．血管カテーテルをとおして上大静脈等の太い血管に直接投与すれば，高張液を長期間投与することが可能となる．1日2000kcal以上のエネルギー投与も可能で，**中心静脈栄養**（intravenous hyperalimentation；IVH）ともよばれる．また，この方法だけで長期間栄養を維持することを**完全静脈栄養**（total parenteral nutrition；TPN）という．

(2) 栄養液の組成

高張糖液，アミノ酸を主体とし，これに必要な電解質，ビタミン類，微量元素等を加えたもので，脂肪乳剤も併用することが多い．

2）適　　用

①潰瘍性大腸炎，クローン病等の炎症性腸疾患，短腸症候群，急性膵炎，重症熱傷などの経口摂取が不可能，あるいは不十分な疾患の患者．
②食道切除，胃全摘，膵頭十二指腸切除等を受け，経口摂取が不十分な期間が比較的長期に及ぶ術後患者．
③意識障害や嚥下障害で経口摂取ができない患者の場合は通常経腸栄養を用いることが多いが，時に高エネルギー輸液が施行される場合もある．
④短腸症候群，腸管機能不全，悪性腫瘍患者の在宅ケアに利用されている．これを在宅静脈栄養法（home parenteral nutrition；HPN）という．

3）手　　技

鎖骨下静脈，内頸静脈を用いることが多い．鎖骨下静脈を用いる手技は，左側には胸管流入部があり，損傷を避けるため右側が原則である（図1-5）．挿入後には必ず胸部X線写真にてカテーテル先端の位置，気胸などの合併症のないことを確認する．

4）輸液の実施

①輸液は指示された一定の速度で行う．速く入りすぎると高血糖や高浸透圧利尿による脱水を生じる．通常24時間持続点滴静注が行われる．
②投与エネルギーは低濃度から，徐々に高濃度に移行する．その間尿糖，

図1-5●鎖骨下静脈の穿刺

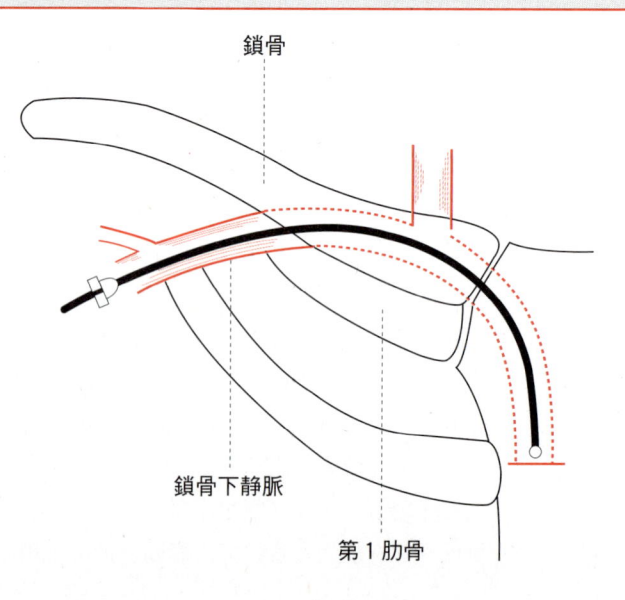

血糖をチェックする．
③輸液ラインの無菌操作は厳重にし，細菌フィルターを使用する．ラインも定期的に交換する．
④高張糖液とアミノ酸を混合したボトルは，薬剤混入時に汚染されると細菌増殖が起こりやすいので，汚染に注意する．ビタミンなどの薬剤も混注を避け，別のボトルで点滴したほうが安全である．最近はビタミン，微量元素もワンパックになった製品も開発されている．
⑤脂肪乳剤は混合を避け，末梢の別ルートあるいは側管注の形で行う．

5 合併症とその対策

1）カテーテル挿入時

①**気胸**：穿刺時に針が肺を損傷し発症する．穿刺針が鎖骨上縁を越さないようにするとともに，必要以上に深く針を進めない．また穿刺時に深呼吸をさせない．穿刺前に脱水の補正を行う等の予防が必要である．軽度の場合は経過観察とするが，時に脱気や胸腔ドレナージを必要とする．

②**動脈穿刺**：出血傾向がある場合は動脈を穿刺し，血腫をつくることがある．圧迫にて止血できるが，時に血胸を併発することもある．

③**カテーテルの折損**：折損したカテーテルが大静脈や心房内に移動することがある．

④**空気塞栓**：比較的まれな合併症であるが，重篤な臓器損傷を引き起こすことがあり，挿入時，抜去時には空気の流入に十分注意する．

2）カテーテル留置に関連する合併症

①**感染，敗血症**：汚染防止，細菌フィルターの使用，定期的なラインの交換で予防する．発症時はカテーテルを抜去し，カテーテル先端の細菌培養を行う．原因菌はグラム陽性球菌が最も多く，次いで真菌，グラム陰性桿菌の順で，原因菌に応じた抗生物質などを使用する．

②**静脈壁穿孔，血栓症**：カテーテルの先端が折れ曲がっていると起こりやすいので，先端は必ず胸部X線写真にて確認する．

③**不整脈**：カテーテル先端が心房内にあると心房を刺激し，不整脈を生じることがある．

3）代謝に関する合併症

①**高血糖**：生体が投与された糖を十分利用できない場合や，注入速度が速すぎる場合に高血糖となる．投与開始時は低濃度から始め，血糖，

尿糖をチェックし，徐々に高濃度に移行する．必要に応じインスリンを使用する．

②**高浸透圧性非ケトン性糖尿病昏睡**：高血糖の状態を放置すると大量の水分が失われ，高浸透圧性非ケトン性糖尿病昏睡を起こすことがある．著明な高血糖，血清ナトリウム，塩素の高値で診断される．中心静脈栄養を中止し，インスリン，細胞外液の補充にて治療を行う．

③**微量元素欠乏，ビタミン欠乏等**：長期間の中心静脈栄養管理にて，亜鉛，銅，コバルト，マンガン，鉄等の微量元素欠乏が起こる．定期的な微量元素の補充が必要である．最近微量元素長期連用に伴うマンガン蓄積症も報告され，過剰投与の問題も生じている．高エネルギー輸液時のビタミンB_1欠乏による代謝性アシドーシス発症にも注意する．

2 輸　　血

A 輸血の必要性

輸血（blood transfusion）の目的は，血液中の赤血球などの細胞成分や凝固因子などの血漿成分の量的減少，機能的低下時に，その成分を補充することにより症状の改善を図ることにある．以下の3つの病態に集約される．

①血液が急速に失われて，緊急に補充しなければ生命維持に必要な諸機能が障害を受ける場合

②血液成分が減少して病的状態をきたし，輸血以外に治療法がないか，手術前など何らかの理由で短期間に改善を必要とする場合

③血液成分の交換が必要な場合

輸血は感染などのリスクを伴うので，常にそのリスクを念頭において適応を決定する．輸血量は効果が得られる必要最小限にとどめ，他の薬剤の投与により治療可能な場合は輸血を避ける．

B 血液型と交差適合試験

1 ABO式血液型

ヒトのABO式血液型は**A型**，**B型**，**AB型**，**O型**の4型に分類され，各型の血球と血清（血漿）を混じて起こる凝集反応は表1-1のようになる．A型血清とB型血清に血球を混じて，凝集の有無をみることにより血液型

表1-1 ●ABO式血液型での凝集反応

血清＼血球	O型	A型	B型	AB型
O型（抗A抗B）	−	＋	＋	＋
A型（抗B）	−	−	＋	＋
B型（抗A）	−	＋	−	＋
AB型	−	−	−	−

を判定する検査を**おもて試験**という．A型血清のみに凝集すればB型，B型血清のみに凝集すればA型，両者に凝集すればAB型，いずれにも凝集しなければO型である．逆にA型血球とB型血球があれば，未知の血清に混じることによりその血清が何型かを判定することができ，これを**うら試験**という．判定の際は10℃以下では**寒冷凝集反応**という非特異的な凝集が起こることがあるので注意する．

2 Rh式血液型

ヒトの血液には，アカゲザルの血球と共通の凝集原（Rh因子）を有する場合と有しない場合がある．日本人は99％が**Rh因子**をもつRh（＋）の血液型であるが，白人では約15％がRh（−）である．

ほかにもMN式，P式，Q式などの多くの血液型があるが，交差試験で適合すれば安全なので，輸血の際に一般には行われていない．

3 交差適合試験（クロスマッチテスト）

輸血は必ず同じ血液型で，交差試験で適合した血液のみを輸血する．交差試験は受血者の血清に供血者の血球を加え凝集の有無をみる**主試験**と，供血者の血清に受血者の血球を加える**副試験**の両者が行われる．輸血する場合は血液型が同一でも，まれな血液型や不規則抗体のため凝集が起こる場合があるので，交差適合試験は必ず行わなければならない．

C 輸血の種類

輸血に用いられる血液製剤とその主な適用を表1-2に示す．

D 自己血輸血

輸血による副作用や感染を防止するために自己血輸血が行われるが，患者の状態や量に制限があり，適応も限られている．

表1-2 ● 主な輸血の種類と外科領域での適用

種類	製法および特徴		主な適用
全血輸血			
生新鮮血	採血後数時間	血小板→凝固因子→	大量出血，肝硬変時手術
新鮮血	採血後72時間	血小板↓凝固因子↓	大量出血，肝硬変時手術
保存血	4〜21日	血小板↓↓凝固因子↓↓	比較的多量の出血
成分輸血			
濃厚赤血球	血漿成分除去	循環器への負担少ない アレルギー性副作用少ない	慢性貧血 600〜1200ml程度の出血
濃厚血小板	バッグ法，血液成分連続採取装置で作製 採血後4日間	多量の血小板と少量の白血球，血漿を含む	骨髄障害による血小板減少，大量保存血輸血後の血小板減少，人工心肺使用時
新鮮凍結血漿	採血後6時間以内に分離し−20℃で凍結	凝固因子→	複合性凝固障害 肝硬変時手術 肝不全時の血漿交換

その他の成分輸血

MAP加赤血球：保存液としてマニトール，アデニン，リン酸塩を含むMAP液を加えた濃厚赤血球．長期保存（42日間）液として使用されていたが，エルシニア菌増殖の懸念から1995（平成7）年より有効期間は採血後21日間となった．

洗浄赤血球：濃厚赤血球に生理食塩水を加え遠心分離する操作を3回繰り返し，血漿成分を除去したもの．血漿成分，白血球，血小板が少ない．血漿成分による副作用を避けるため使用．

白血球除去赤血球：白血球除去フィルターにより白血球を除去した赤血球の生理食塩水浮遊液．抗白血球抗体による発熱を起こす患者や，抗白血球抗体の産生を予防する必要のある場合（臓器移植など）に使用．

解凍赤血球濃厚液，解凍赤血球浮遊液：血漿を除いた血液に凍害保護液（グリセリンが主成分）を加え冷凍してあった冷凍血液を解凍し，保護液を洗浄除去したもの．まれな血液型の場合に使用される．

合成血：洗浄したO型血球にAB型血漿を加えたもの．ABO式血液型不適合による新生児溶血性疾患の際に使用される．

1 術前自己血貯血法

予定手術の前に，1週間に1回の割合で200〜400mlずつ採血し貯血する方法．保存血の有効期間は3週間なので，手術まで期間がある場合，戻し輸血法や赤血球と血漿を分離し冷凍保存する方法（冷凍保存法）を考慮する．

2 術直前希釈式自己血貯血法

麻酔導入後，予想出血量相当の血液を採取し，代用血漿で喪失分を補い希釈状態で手術し，必要に応じて血液を体内に戻す方法．

3 回収式自己血輸血法

大量出血が予想される手術の場合，出血した血液に抗凝固剤を混注して吸引，濾過後生理食塩水で洗浄して輸血する方法．

E 供血者の条件と感染予防のための検査

輸血による感染を防ぐため，供血者の問診，血液検査（梅毒血清反応，HBs抗原，HCV抗体，HIV抗体など）が行われる．これらの検査が陰性であっても，感染早期でまだ抗体のできていない時期の血液が採取される場合があるので感染に対して絶対安全なわけではない．輸血用血液採血の条件を表1-3に示す．

F 輸血の実施

輸血を行う際には輸血マニュアルに沿って実施することが重要である．病院ごとに作成されていることが多いが，なければ日本輸血学会が作成した輸血実施手順書に沿って行う．

① 輸血を行う前に患者または家族に輸血の必要性，リスクなどについて説明し，同意を得たうえで必ず輸血同意書を得る．
② 輸血を実施する前に患者の血液型（ABO型，Rh型）を検査する．結果は診療録に添付するとともに，必ず患者に知らせる．
③ 実施前に患者に姓名と血液型を聞き，患者リストバンドの姓名と血液型が血液バッグの血液型および適合票の姓名，血液型と一致していることを確認する．
④ 輸血の準備と実施は1回につき1患者について行う．決して複数患者の輸血を同時に準備・実施してはならない．

1 静脈穿刺

末梢静脈を18～20Gの留置針で穿刺し，輸血セットを用いて輸血する．鎖骨下静脈，大腿静脈を使用してもよい．

表1-3 ● 輸血用血液採血の条件

供血者の条件：下記の事項に該当する場合は採血しない．
1 心臓病，悪性腫瘍，痙攣性疾患，血液疾患，喘息，脳卒中，慢性腎炎，ネフローゼ症候群，アレルギー性疾患にかかったことのある人
2 服薬，妊娠中，授乳中，出産・流産後6か月以内，発熱のある人
3 エイズ，B型肝炎，C型肝炎などのウイルス保有者，またはその疑いのある人
4 輸血歴，臓器移植歴のある人
5 医療機関等，あるいは使い捨て器具でピアスの穴をあけて1か月以内の人，その他の方法でピアスの穴をあけて1年以内の人，口唇，口腔，鼻腔など粘膜を貫通してピアスを挿入している人
6 1年以内に入れ墨を入れた人
7 1年以内に予防接種を受けた人
8 出血を伴う歯科治療（歯石除去を含む）を受け，治癒後3日以内の人
9 海外旅行者および海外で生活をしていた人で，帰国日から4週間以内の人
10 クロイツフェルト-ヤコブ病（CJD），またはその疑いのある人

献血方法別の献血基準

	成分献血		全血献血	
	血漿成分献血	血小板成分献血	200m*l*献血	400m*l*献血
1回献血量	300～600m*l*（体重別）	400m*l*以下	200m*l*	400m*l*
年齢	18～69歳*	18～54歳	16～69歳*	18～69歳*
体重	男性45kg以上・女性40kg以上		男女とも50kg以上	
最高血圧	90mmHg以上			
血液比重等	血液比重1.052以上または血色素量12g/d*l*以上（赤血球数が標準域にある女性は11.5g/d*l*以上）	血液比重1.052以上または血色素量12g/d*l*以上	血液比重1.052以上または血色素量12g/d*l*以上	血液比重1.053以上または血色素量12.5g/d*l*以上
血小板数	—	15万μ*l*以上60万μ*l*以上	—	—
年間献血数	血小板成分献血1回を2回分に換算して血漿成分献血と合計で24回以内		男性6回以内女性4回以内	男性3回以内女性2回以内
年間総献血量	—	—	200m*l*献血と400m*l*献血を合わせて男性1200m*l*以内女性 800m*l*以内	

＊65歳以上の献血については，献血する人の健康を考え，60～64歳の間に献血経験がある人に限る．

2 輸血時の注意事項

①出血性ショックでは急速輸血が行われるが，通常の輸血では循環系への負担を考慮し，1時間200m*l*程度が安全である．心疾患を有する場合は輸血速度を遅くする．循環系への影響は濃厚赤血球のほうが全血や血漿製剤よりも少ない．副作用を早期に発見するため最初の10分

間はゆっくり注入したほうがよい．
②急速輸血時や1000m*l* 以上の輸血では，低体温を防ぐため輸血用加温器を使用する．
③経産婦や輸血歴のある患者では，抗白血球抗体ができていて，輸血により悪寒戦慄，発熱等を起こすことがある．このような場合は白血球除去血液や白血球除去フィルターの使用，放射線照射を選択する．
④輸血用血液はCPD液（血液の抗凝固保存液）の添加により凝固が防止されているので，カルシウムイオンが混入すると凝固が起きる．また，高張液を加えると赤血球が障害を受けるため，原則として輸血は単独で注入する．

3 輸血中の監視

輸血開始後5分間ほどは患者のそばにつき，一般状態（胸内苦悶，チアノーゼ，悪心・嘔吐，蕁麻疹，悪寒，発熱など），脈拍，呼吸，血圧などの監視をすべきである．15分後，終了後にも患者の状態を観察する．急速輸血の場合は患者のそばを離れてはならない．

4 輸血用血液の有効期間と保存

全血，赤血球製剤は2～6℃，血小板は20～24℃，新鮮凍結血漿は−20℃で保存する．有効期間は保存血，濃厚赤血球で21日，新鮮血，血小板は72時間，洗浄赤血球，白血球除去赤血球は24時間，解凍赤血球は12時間，新鮮凍結血漿は約1年であるが，解凍後は3時間以内に使用する．

G 輸血の副作用

1 溶血性輸血反応

1）病　　態

血液型不適合輸血によるものが多い．抗赤血球抗体により赤血球が破壊され溶血を生じ，血管透過性が亢進し，ショック，播種性血管内凝固症候群（DIC），多臓器不全（MOF）など致命的合併症を引き起こす．

2）症　　状

輸血開始直後より顔面紅潮，腰背部痛，呼吸困難等を訴え，血圧の一時的上昇からやがて低下，ショック状態に移行する場合もある．溶血のためヘモグロビン尿がみられ，播種性血管内凝固症候群に移行すると出血傾向

や乏尿を認める．血液検査では間接ビリルビン，GOT，LDH（乳酸脱水素酵素）などの上昇，腎不全を合併するとクレアチニン，カリウムの上昇を認める．

3）治　　療

ショックおよび播種性血管内凝固症候群の治療を行うとともに，必要に応じて血液透析，交換輸血を行う．死亡率は18％，輸血量が多いと死亡率も上昇する．

4）遅発性溶血性輸血副作用

輸血時にはなかったかあるいは検出されなかった抗体が数日後に産生され，溶血を起こすことを**遅発性溶血性輸血副作用**とよぶ．輸血後5〜14日頃から急速な貧血，黄疸が現れ，時に発熱をみる．クームス試験陽性，ハプトグロビン減少がみられる．一般に重症化することは少ない．

2　非溶血性免疫反応

1）発　　熱

主として白血球，時に血小板・血漿たんぱくに対する抗体が原因とされている．白血球除去血液，白血球除去フィルターの使用である程度予防できる．

2）蕁麻疹

発熱と同様，赤血球以外の成分に対する抗体が原因だと推察される．抗ヒスタミン剤で対応可能である．

3）アナフィラキシー反応

まれであるが，輸血後1〜45分で全身の蕁麻疹，浮腫，呼吸困難，血圧低下が出現する．直ちに輸血を停止し，ショックに対する治療を行う．

3　感染症

1）ウイルス肝炎

輸血により感染する肝炎ウイルスには**HBV**と**HCV**がある．HBVで起きる**B型肝炎**は1〜2％が劇症肝炎になるが，通常は約2か月で治癒し，慢性肝炎に移行することはまれで，予後は比較的良好である．HCVで起きる**C型肝炎**は，初期症状は軽いが慢性肝炎への移行が多く，肝硬変や肝癌

の最も多い原因となっている．

　日本赤十字社では1972（昭和47）年よりHBs抗原スクリーニングを，1992（平成4）年よりHBc抗体検査を導入し，輸血によるB型肝炎はほとんど発生しなくなった．HCVに関しては1989（平成元）年HCV抗体検査を，1992年第2世代HCV抗体検査を導入し，輸血によるC型肝炎の発生はほとんどみられなくなった．ただし，感染早期で抗体ができていない時期に供血された場合，検出が困難であるため問診が重要となる．

2）AIDS：HIV感染

　現在，輸血用血液に対してはHIV抗体検査がなされているが，感染後抗体陽性となるまで3週から数か月を要するので，問診などでAIDSのハイリスクグループからの採血は避ける．

3）HTLV-I感染

　ヒトT細胞白血病ウイルスI型（HTLV-I）は成人T細胞白血病の原因となるウイルスで，抗体スクリーニングで輸血による感染はほぼ防止されている．このウイルスはリンパ球内に存在するため凍結血漿では感染しない．

4）その他の感染症

　このほか**サイトメガロウイルス（CMV）**などのウイルス感染も起きるが，免疫能が正常な場合の発症はまれである．梅毒は**STS（梅毒血清反応）**でスクリーニングするが，4℃，72時間で菌は死滅するため保存血による感染はない．マラリアは有効なスクリーニング法がないため問診により既往が疑われる場合，3年間は採血しないことになっている．

4　輸血後GVHD（移植片対宿主病）

1）原　　因

　輸血された血液中のリンパ球が受血者の組織を攻撃するために生じる疾患で，免疫不全患者，高齢者，大量新鮮血輸血，血縁者間輸血などが危険因子となる．

2）症　　状

　輸血後1〜2週に**発熱**，**紅斑**から始まり，肝障害，下痢，下血，**汎血球減少症**から重症感染症を併発し，死亡率は90％以上で，いったん発症すると有効な治療法がない．

3）予　防

予防として新鮮血，生血輸血を避ける，白血球除去フィルターの使用，血液に15～50Gyの放射線照射を行うなどの方法がある．

5 | 大量輸血の副作用

1）クエン酸中毒，低カルシウム血症

大量輸血では，抗凝固薬として混入してあるクエン酸ナトリウムが大量に体内に入るため，中毒を起こすことがある．肝障害のある場合や低体温のときに起きやすい．大量のクエン酸がカルシウムイオンと結合し，血中遊離カルシウムイオンが減少して心筋の収縮力低下，血管の拡張などが起きる．心電図上の変化としてQT延長，T波，P波の平坦化などがみられる．治療はグルコン酸カルシウムの静注が有効である．

クエン酸が肝で代謝されると大量の重炭酸が産生され代謝性アルカローシスとなる．

2）高カリウム血症

保存血のカリウム濃度は1週間で10mEq/l，2週間で15mEq/l，3週間で20mEq/lを超すといわれている．成人では危険は少ないが，新生児や小児の輸血では高カリウム血症からの心停止に注意する．

3）肺微小塞栓

保存血には白血球，血小板，フィブリンなどにより50～200μmくらいの凝集塊が存在し，大量輸血では肺に塞栓を生じ呼吸不全の原因になることがあるのでフィルターを使用する．

4）右心不全

大量輸血では心臓への負荷により，右心不全から肺水腫を起こすことがある．

5）出血傾向

大量の保存血輸血を行うと，血小板，凝固因子が希釈されて減少し，出血傾向を生じることがある．

6）低体温

冷たい血液を急速に輸血すると体温が低下し，血管収縮，アシドーシス，

不整脈を起こしやすいので1000m*l*以上の輸血には加温器を使用する.

7) その他の副作用

細菌で汚染された血液を輸血すると敗血症やショックを起こすことがあるので,血液を室温で長く放置してはならない.細菌増殖を起こさないために,保冷庫から出した血液は2時間以内に輸血するのが望ましい.

H 輸血とインシデント

1 輸血過誤防止のチェックポイント

①患者検体の取り違え防止
②血液型判定,入力ミス防止
③出庫時の血液バッグの取り違え防止
④血液バッグの照合ミス防止
⑤病棟での患者,血液バッグの取り違え防止
⑥手術室での患者,血液バッグの取り違え防止

2 他のインシデントの例

①血液型を誤認した輸血指示
②不適切な血液保管
③採血管の取り違え
④輸血と補液の混合

3 胃吸引,胃洗浄

A 胃吸引

1 目的と適用

主として経鼻的に胃管を挿入し,胃内容を吸引することを胃吸引(gastric suction)といい,腹部手術では,麻酔時の嘔吐や術中の胃の膨隆を防ぐため,術後腸管麻痺のある時期において,胃の拡張や悪心・嘔吐,吃逆や鼓腸を防止するため,また,上部消化管に吻合のある手術後の吻合部の減圧や出血の有無を知るために有効な処置である.手術以外では腸閉塞や幽門狭窄など消化管通過障害時の嘔吐の防止,消化管の減圧を目的として使

用される．

2 胃管の挿入方法

通常12～16Frの胃管にキシロカインゼリーなどを塗布した後，鼻孔から挿入し，咽喉に達したら嚥下させ胃まで進める．成人では通常55cm挿入すれば，吸引が最も効果的に行える胃上部に先端が位置することになる．口腔内で胃管がとぐろを巻いていたり，食道や噴門部で反転していたり，また高齢者では時に気管に入ることもあるので，胃管が胃に入っていることを確認しなければならない．胃液が吸引されるかどうか，聴診器を上腹部に当て空気を注入した場合に発する音が聞こえるかなどの方法で確認する．手術時は気管挿管を行うと胃管の挿入が困難となるので，術前に確実に胃まで挿入しておくほうが好ましい．

3 胃管の管理

胃管は，先端をベッド下の容器に垂らしておく場合（自然滴下）と，サイフォンにかけ高低差を利用して低圧を持続的にかけて吸引する場合がある．持続吸引の場合は嚥下した空気も吸引され，より効果的である．吸引状態が悪い場合，胃内容（喀痰，凝血塊，食物残渣）で閉塞していたり，位置が悪く胃壁に接着していたりすることが多いので，管のミルキング，注射器での用手吸引・洗浄，胃管の移動などの処置を試みる．

胃管は自然抜去を防ぐために絆創膏などでしっかりと固定しておく．胃・食道の手術後は再挿入が危険であり，速やかに担当医に連絡する．

吸引量が多い場合は輸液にて補正しないと脱水が起きるので，吸引量と飲水量をチェックし，記録しておかなければならない．吸引量が減少し，胆汁の逆流がなく排ガスが認められれば腸管蠕動が回復したものと考え，通常胃管は抜去される．

4 合併症

(1) 胃管挿入に伴う合併症

挿入時の鼻腔や，咽頭粘膜の損傷・出血．胃管先端の圧迫に伴う胃出血・穿孔．

(2) 胃管留置中の合併症

高齢者で肺機能が悪く，喀痰が多い場合は，喀痰排出の障害となる．睡眠中に胃液・胆汁などが毛細管現象により逆流し誤嚥性肺炎をきたすことがある．また，胃液の喪失に伴う脱水，電解質異常，副鼻腔炎，中耳炎は小児に合併することが多い．

B 胃洗浄

1 目的と適用

　胃洗浄（gastric lavage）は，自殺目的や誤飲により過剰な薬物，毒物などを飲んだ場合に胃内容を除去するために行われるほか，外科領域では，幽門狭窄などで胃内に固形の食物残渣が多量に貯留する場合に，内視鏡検査や手術の前処置として行われることがある．

　急性薬物中毒の場合，致死的な可能性のある医薬品を服用後 1 時間以内に限って考慮する．農薬・毒物は症例ごとにその適否を判断する．胃洗浄後に活性炭を投与することが多い．

2 実施方法

　左側臥位でロート付きの34〜36Frの太い管を，咽頭麻酔の施行後，経口的に胃まで挿入する．ロートを高くして微温湯を注入した後，ロートを下げてサイフォン現象を利用して内容を吸引・排出する．この操作を排出液が清浄になるまで反復し，胃内容を除去する．洗浄液の流入量と流出量を必ず記載する．服用した薬物によっては胃酸と反応して毒性の高いガスが発生することがある．

3 禁　忌

①意識状態の低下，痙攣時：気管挿管をせずに胃洗浄を行うと誤嚥の危険性がある．
②強酸や強アルカリなどの腐食性毒物，胃癌の内視鏡的切除後や胃切除後など胃洗浄による出血や穿孔の危険性がある場合
③消化管穿孔が疑われる場合
④患者の協力が得られない場合
⑤明らかな出血性素因，血小板減少，食道静脈瘤がある場合

4 合併症

(1) 胃管挿入に伴う合併症

　挿入時の鼻出血，食道・胃穿孔．胃管先端の圧迫による食道・胃粘膜の損傷，出血，穿孔．

(2) 胃管挿入時，洗浄中の合併症

　嘔吐，誤嚥による誤嚥性肺炎，嚥下性肺炎，胃液の大量排出に伴う脱水，電解質バランス異常．

4 浣腸，注腸

A 浣　腸

1 種　類

　浣腸(enema)には，グリセリン浣腸(glycerin enema；GE．図1-6右)，石けん浣腸（soap enema；SE），オリーブ油浣腸，微温湯浣腸などがあり，GEは60〜120m*l*，その他の浣腸は200〜500m*l*が用いられることが多い．500m*l*程度のやや大量の微温湯などを1mくらいの高さで圧をかけて注入する場合を**高圧浣腸**とよんでいる（図1-6左は高圧浣腸を行う場合の用具）．ストーマ管理の方法として用いられる洗腸法も浣腸の一種である．

2 目的と適用

　浣腸とは，排便，排ガス，直腸・S状結腸内容の排除を目的として肛門から液体を注入することをいい，便秘の治療や手術・検査時の前処置として行われる．術前処置として行われる浣腸は，術後腸管麻痺，経口摂取の低下，十分な腹圧がかけられないなどの理由で排便のない期間が続くと直腸内の便が水分の吸収により硬化し，排便困難になることを防ぐのが目的である．大腸の手術や肛門の手術では，大腸の機械的清浄を目的に行われ

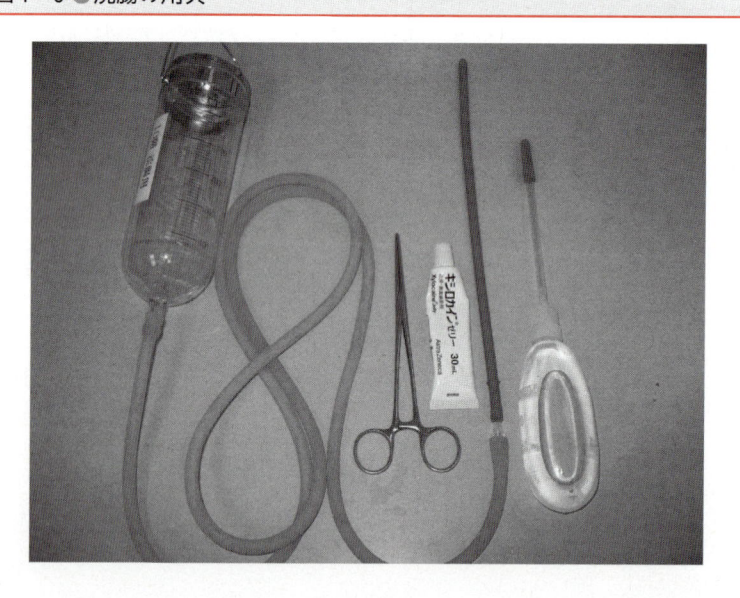

図1-6●浣腸の用具

る．注腸造影や大腸内視鏡検査の前処置としての浣腸は，大腸内の便を除去するために欠かすことのできない処置である．

3 手　技

通常左側臥位で行い，浣腸用具の先端をグリセリンやキシロカインゼリーを塗布して滑りをよくし，肛門から 5〜10cm 挿入する．浣腸中に腹痛を訴えた場合は薬液注入を中止する．

4 禁　忌

虫垂炎，憩室炎などの炎症性疾患では穿孔を起こす危険がある．また，すでに穿孔がある場合も禁忌である．ほかに流産の危険がある場合，腹部外傷，重症心疾患，頭蓋内出血の急性期も禁忌とされている．

B 注　腸

検査あるいは治療を目的として肛門から大腸へ造影剤や薬剤を注入することを注腸（colonic irrigation）という．

1 検査のための注腸

大腸疾患のために行われるバリウム注腸造影やガストログラフィンによる注腸造影がある．小児の腸重積は大部分が診断を兼ねたバリウム注腸で整復できる．

2 治療のための注腸

潰瘍性大腸炎でのステロイドホルモンの注腸，肝性脳症の場合のラクツロース注腸，高カリウム血症に対するイオン交換樹脂の注腸，MRSA腸炎に対するバンコマイシンの注腸などがある．

3 術前処置としての注腸

大腸や直腸の手術では大腸内の細菌を少なくするため，術前にアミノグリコシド系の抗生物質を注入することがある．

5 罨　法

罨法（pack）とは，乾湿両用の冷熱または温熱刺激を病巣または全身的に与え，循環系や神経系に影響を及ぼし，これにより病気の好転，自覚

症状の軽減を図るのを目的とした治療法である．

罨法には温罨法と冷罨法がある．それぞれの原理をよく理解して適用する必要がある．

A 温罨法

温湿布は血管を拡張させて，局所の滲出機転を促進し，各種サイトカインを中心とした抗菌物質が局所に集まり，また炎症産物などの吸収も促進されるので，炎症の軽度のもの，炎症の極期を過ぎた回復期に有効である．

外科では開腹術後や術後腸管麻痺の蠕動促進に，腹部に温タオルなどを当てて用いられることがある．

湿性温罨法（温湿布，パップ，蒸気圧浴，温浴療法）と，乾熱を利用する乾性温罨法（懐炉，湯たんぽ，熱気浴，パラフィン浴など）とがあるが，意識のない患者，衰弱者，高齢者，小児などでは感覚の低下や意思表示ができないことがあるため，使用に際しては熱傷に十分注意しなくてはならない．

B 冷罨法

冷罨法は血管を収縮させて滲出を抑制し，組織の緊張・浮腫を軽減するため，状況によっては血行がかえって良好になり，また神経の感受性も鈍るため，炎症初期や炎症が高度のときに用いられる．

湿性冷罨法（冷湿布，リバノール水冷湿布など）と，乾性冷罨法（氷枕，氷嚢など）がある．氷枕，氷嚢使用時は必ずカバーを使い皮膚の湿潤を防ぐ．また，連続使用をする場合には，特に四肢の末端や耳介の凍傷に注意が必要である．手術創などに直接適用する場合は，殺菌力のあるリバノール水冷湿布が用いられる．

鎮痛・消炎用貼付剤は手軽に使用できるが，使用の際は皮膚のかぶれに注意が必要である．

6 酸素療法

A 酸素療法の理論

1 呼吸の生理

　呼吸とは生体が外界から酸素を摂取し，外界に二酸化炭素を排除する機能をいう．肺胞内空気と血液の間で行われる**外呼吸**と，血液と組織の間で行われる**内呼吸**の2種類がある．空気中には約21%の酸素が含まれており，その分圧は約1/5気圧，160Torr（mmHg）である．したがって，100%酸素を吸入すると酸素分圧は5倍の1気圧，酸素が50%のガスでも1/2気圧となり，外呼吸によって血液内に移行する酸素は著明に増加する．

　安静時呼吸の際，1回に出入りする空気の量（1回換気量 tidal volume）は10ml/kg（体重1kg当たり10ml）である．体重50kgの人で約500mlであるが，鼻腔，咽頭，喉頭，気管，気管支の気道容積（解剖学的死腔）が約150mlあり，実際に肺胞に達してガス交換に関与する空気の量は約350mlにすぎない．重症患者で呼吸が浅い場合などには，この死腔は相対的に増加し有効な換気量は著しく減少する．したがって，この場合は100%の酸素を呼吸しても肺胞内の酸素濃度は100%に達することはない．

2 低酸素症

　動脈血中の酸素が減少した状態を低酸素血症（hypoxemia）といい，その結果生じる組織の酸素欠乏状態を低酸素症（hypoxia）あるいは無酸素症（anoxia）という．酸素欠乏に対する障害の程度は組織によって大きく差があり，脳や脊髄はきわめて障害を受けやすい．

1）低酸素症の成因と分類

（1）酸素欠乏性低酸素症
①**吸気中の酸素濃度低下**：密室での酸欠状態，高山など吸入する空気の酸素濃度が低いために起きるもの．
②**肺胞低換気**：呼吸抑制，呼吸麻痺，気道閉塞，窒息など肺胞内酸素濃度が低下して起きるもの．
③**換気血流比の不均等**：無気肺，気胸，シャントなど肺胞内の酸素濃度は正常であるが，換気されない肺の血流が悪く効率が悪い場合．
④**拡散障害**：肺水腫，急性呼吸促迫症候群（ARDS），肺炎など肺胞で

のガス交換（拡散）が障害されて起きるもの．

(2) 貧血性低酸素症

Hb濃度の低下，異常ヘモグロビンの増加（一酸化炭素中毒など）によって酸素の運搬が障害されるもの．

(3) うっ血（循環不全）性低酸素症

組織の血行障害（ショック，動脈閉塞，静脈閉塞等）による低酸素症．

(4) 組織中毒性低酸素症

組織が運ばれた酸素を利用できないもの，シアン中毒などがこれにあたる．

(5) 需要性低酸素症

組織の酸素需要増大によるもの，高熱，甲状腺機能亢進症など．

2）低酸素症の症状と診断

(1) 症　状

低酸素症が生じると呼吸困難やチアノーゼ，冷汗，意識障害などの症状がみられる．二酸化炭素（CO_2）濃度が上昇すると呼吸中枢が刺激され，呼吸数の増加，血圧上昇が起こり，さらに進行すると意識が消失する（CO_2ナルコーシス CO_2 narcosis）．

(2) 診　断

血液の酸素飽和度（SaO_2），動脈血酸素分圧（PaO_2），二酸化炭素分圧（$PaCO_2$），pHの測定を行えば低酸素症の程度を定量的に知ることができる．PaO_2が60Torr以下の場合は酸素療法の適応である．

B 酸素療法の実際

1 自発呼吸による酸素療法（酸素吸入）

意識，自発呼吸のある場合の酸素療法は，通常酸素吸入の形で施行される．酸素濃度を上げ過ぎるとかえって呼吸が抑制され，二酸化炭素の蓄積が起きることがあるので注意する．

1）経鼻カニューレ

両側鼻腔にプラスチックカニューレを浅く挿入して酸素を吸入する方法で，3〜4 l/分の流量で25〜30%の酸素濃度が得られる．不快感は少ないが，5 l/分を超えると鼻咽腔粘膜の刺激，乾燥などを引き起こす．また口呼吸では効果が落ちる．

図1-7 ●フェイスマスク

図1-8 ●ベンチュリーマスク

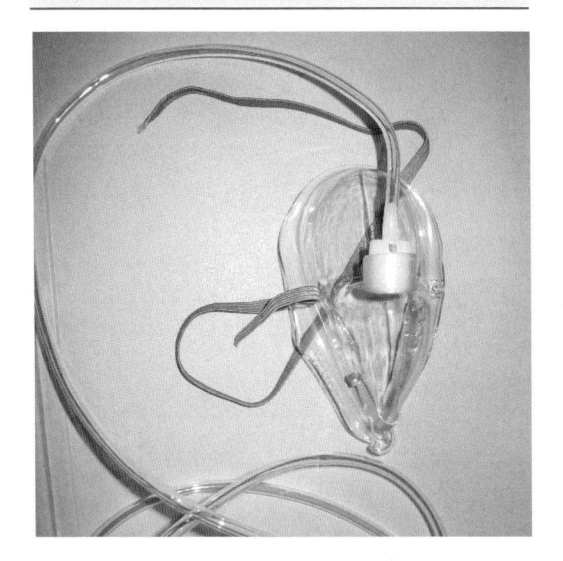

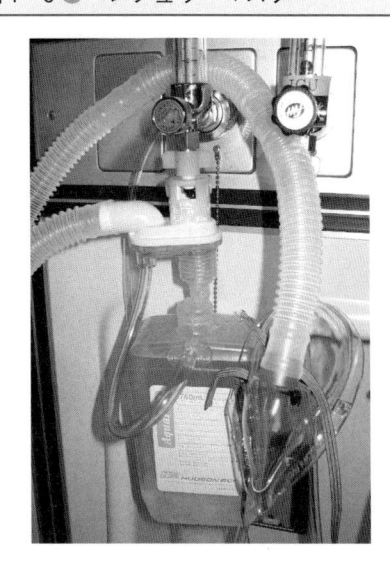

2）フェイスマスク（図1-7）

プラスチックのマスクで鼻，口を覆う方法で，酸素流量4〜5 l/分で30〜40％のO_2濃度が得られる．不快感は比較的少ないが，低換気では二酸化炭素が蓄積しやすく，高濃度の酸素は与えられないなどの欠点がある．

3）ベンチュリーマスク（図1-8）

通常6 l/分の酸素を流す．酸素のジェット流により周囲から空気が吸い込まれ，流入量の調節により24〜100％までの酸素濃度に調節でき，加湿も可能であるが，低換気では二酸化炭素が蓄積しやすい．

4）酸素テント

10〜15 l/分の流量で50〜60％の酸素濃度が得られ，湿度，温度の調節が可能であるが，テントの気密性の影響が大きく一定の酸素濃度を保ちにくい，また経済性，医療事故（火気による熱傷）などの理由から最近はほとんど使用されていない．

2　レスピレーターを用いる酸素療法

自発呼吸がない場合や，意識や自発呼吸があっても通常の酸素吸入では十分な動脈血酸素分圧や二酸化炭素の排出が得られず，呼吸困難が強い場合は，気管挿管または気管切開（1週間以上のレスピレーターによる呼吸管理が必要な場合は気管挿管よりも管理が容易）により気道を確保し，レスピレーターによる人工呼吸管理を行いながら酸素療法を行う．

成人では1回換気量10m*l*/kg，呼吸数12〜16回とし，酸素濃度は動脈血酸素分圧が100前後になるように設定するが，長期間の高濃度酸素吸入は肺の障害を引き起こすので，速やかに酸素濃度を60％以下にできるように管理し，cmV（持続的強制換気）からIMV（間欠的強制換気）を経て自発呼吸による管理へと移行させる．レスピレーター管理については別章を参照してほしい．

C 高圧酸素療法

1 方　法

　高圧酸素療法とは，大気中より高い圧で酸素を与える方法で，高圧タンクや高圧室に患者を収容し，純酸素または空気で加圧する，部屋の大きさは様々で，1人用のものから中で手術が行える大型のものまである．

2 適　用

①一酸化炭素中毒患者など：高圧酸素吸入により血中のヘモグロビンと結合させる以外に血漿中に物理的に溶解する酸素を増加させ治療する．
②イレウス，潜函病，空気塞栓：加圧による器械的圧縮効果により消化管内や体内の気泡の容積を縮小させ治癒を図る．
③ガス壊疽，破傷風による嫌気性菌感染症
④重症熱傷，凍傷など末梢循環障害
⑤慢性の動脈閉塞性疾患

D 酸素療法に伴う障害

1 火災と爆発

　酸素療法，特に高圧酸素療法で最も注意しなくてはならないのは防火と防爆である．酸素療法実施中の病室では，喫煙や懐炉（かいろ）の使用は厳禁で，医療用も含めて電気器具の取り扱いにも注意しなくてはならない．合成繊維製品は静電気を起こしやすく，そのスパークも高圧酸素室では爆発の原因になりうる．これらの事故はしばしば致命傷に至るので，常に防災に対する意識をもつことが重要である．

2 CO₂ナルコーシス（二酸化炭素昏睡）

　慢性肺気腫，急性呼吸器感染症，モルヒネなどの薬剤使用，肺水腫などで肺換気量が減少し，動脈血中の二酸化炭素の蓄積，酸素の不足が生じた場合，呼吸中枢の二酸化炭素に対する感受性が減少し，呼吸は低酸素による刺激によってのみ維持される．このような患者に高濃度の酸素を与えると，酸素欠乏が改善されるとともに無呼吸となり，血中二酸化炭素濃度はさらに増加して患者は昏睡に陥る．この状態を**CO₂ナルコーシス**という．この場合は単に酸素を与えるだけでなく，換気量を増大させて二酸化炭素の排出を図らなくてはならない．

3 酸素中毒

　高圧または酸素濃度60％以上での酸素吸入にて，肺および神経系に障害が起こる．

① **肺障害**：肺の充血，浮腫が起こり，肺活量が減少し，呼吸困難を訴える．
② **神経系**：悪心・嘔吐，四肢の知覚異常，口唇や眼瞼の攣縮，全身痙攣，意識障害などが起こる．

4 水晶体後部線維増殖

　新生児，特に未熟児が酸素の過剰供給を受けると，未熟な網膜血管は収縮を起こして閉塞し，やがて血管の新生，増殖をきたし，出血や網膜剝離，瘢痕化などを起こす（**未熟児網膜症**）．最終的には硝子体の中に線維組織を生じて水晶体の後面にも付着し，**水晶体後部線維増殖**（retrolental fibroplasia）となって著しい視力の減退から失明にまで至る．予防が非常に重要であり，酸素濃度を40％以下にとどめれば発症を防ぎうるとされる．

7 救急蘇生

　救急の心肺蘇生法では，**気道の確保**（air way），**人工呼吸**（breathing），**胸骨圧迫**（circulation）が基本となる．3つの頭文字をとって**救急蘇生のABC**という．

　1次救命処置（Basis life support；BLS）とは心肺停止状態ないしは心肺停止が切迫している患者に対し，最初の数分間に行うべき処置で，医療器具を用いる必要のない処置をいう．2次救命処置（Advanced life support；ALS）とは，心停止状態に際し，1次救命処置がなされた患者に，

さらにICU（集中治療室）などの高度専門部門へ引き渡すまでの様々な医療器材を用いた処置をいう．

A 気道確保と人工呼吸

1 気道確保

気道閉塞があると，人工呼吸を行っても十分な換気が得られないので，まず気道を確保しなくてはならない．

1）器具のない場合

異物や分泌物は，胸部の圧迫や叩打，あるいは用手的に除去し，肩下に枕を入れ，後頭部を屈曲させて下顎を挙上して舌根沈下を防ぐ．

2）器具のある場合

異物などがあれば除去し，経口的あるいは経鼻的にエアウェイを挿入し，気道を吸引する．必要に応じて気管挿管を行うが，これは最も確実な気道確保の方法である．気管切開は腫瘍による気道閉塞などのように挿管ができない場合を除くと，緊急処置として行われることは少ない．

2 人工呼吸

1）器具を用いない場合

器具のない場合や器具の準備ができるまでの間に行われる．**呼気吹き込み法**が一般的で，**口-口法**（mouth to mouth）と，**口-鼻法**（mouth to nose）があり（図1-9），術者の呼気を直接患者の肺に吹き込む方法で，呼気の酸素濃度は16～18％と大気（21％）よりも低いが，これを10～15回/分行うことで十分目的を達することができる．小児では口と鼻の両方から同時に呼気を吹き込む方法がとられる．

患者を仰向けに寝かせ，患者の頭の左側の位置に座り，左手を項の下に入れ，頸を持ち上げ右手で頭を後ろに反らせ，気道確保をした後，右手の母指と示指で患者の鼻をつまんで閉じ，呼気を吹き込む．

2）器具を用いる場合

緊急時にはエアウェイやレスキューチューブを用いて呼気吹き込み法を行うこともあるが，救急セットにはマスクやバッグ，挿管用具などが入っているので，通常はアンビューバッグ（図1-10）などの蘇生用バッグを

図1-9 ●呼気吹き込み式人工呼吸

口-口法　その①

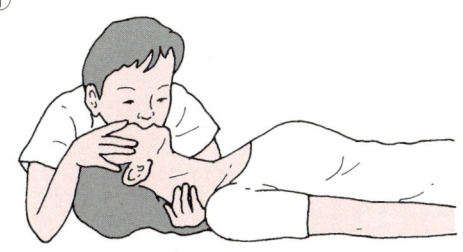

片手の母指と示指で鼻をつまみ，両手を使って頭部を後屈し口から息を吹き込む，胸の動きを観察する．

口-口法　その②

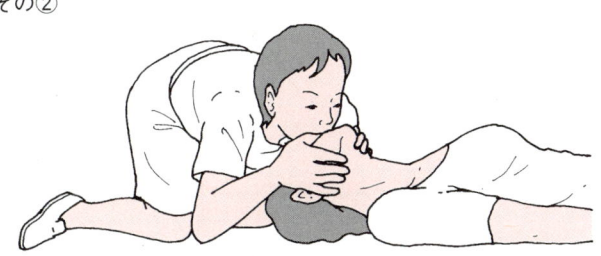

両手の母指で左右から鼻を挟み，残った指で下顎を拳上し，口から息を吹き込む．

口-鼻法

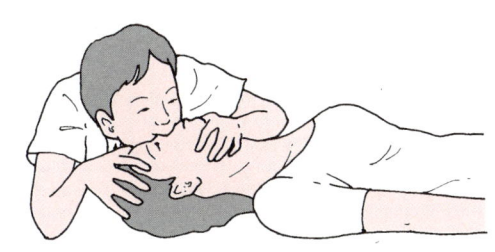

片手で口を閉じるように下顎を拳上，もう一方の手で頭部を後屈させ，鼻から息を吹き込む．

用いた用手的人工呼吸が行われる．これはマスクと非再呼吸式の弁および加圧用バッグからなり，酸素を送り込むこともできる．呼吸の回復が遅延する場合は，気管挿管を行い，バッグを使用するか人工呼吸器（図1-11）に接続し，間欠的陽圧換気法にて管理するほうが効率的である．

図1-10●アンビューバッグ

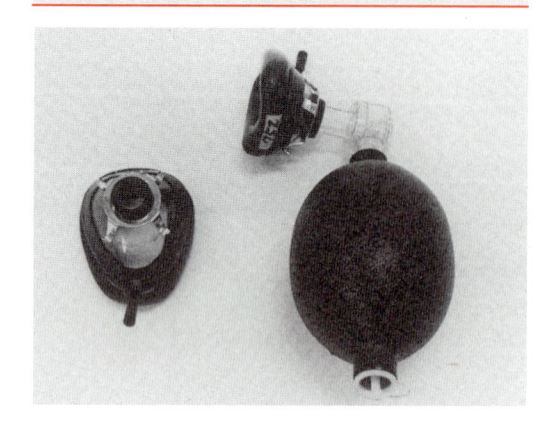

図1-11●サーボi・レスピレーター

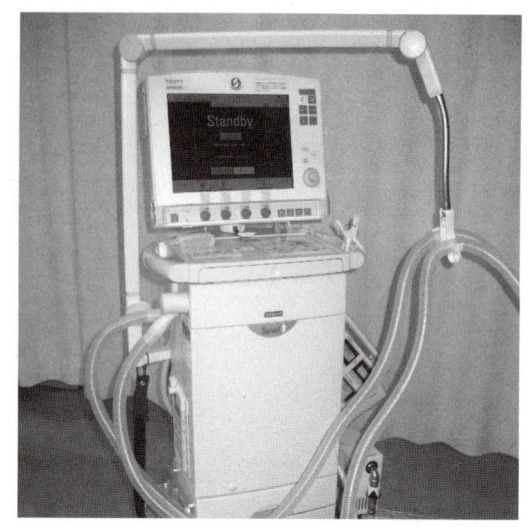

B 気管切開

1 種　類

　喉頭下で気管上部を切開し，カニューレ（図1-12）を挿入留置することを気管切開（tracheotomy/tracheostomy）といい，甲状腺の上部で切開する上気管切開，甲状腺峡部を切り離して行う中気管切開，甲状腺の下部で行う下気管切開があるが，通常は下気管切開が行われる．また，緊急で器具もそろっていない場合に，甲状軟骨と輪状軟骨の間で気管を切開する輪状甲状軟骨靱帯切開法が施行されることがある．簡単でカミソリと適当

図1-12●気管カニューレ

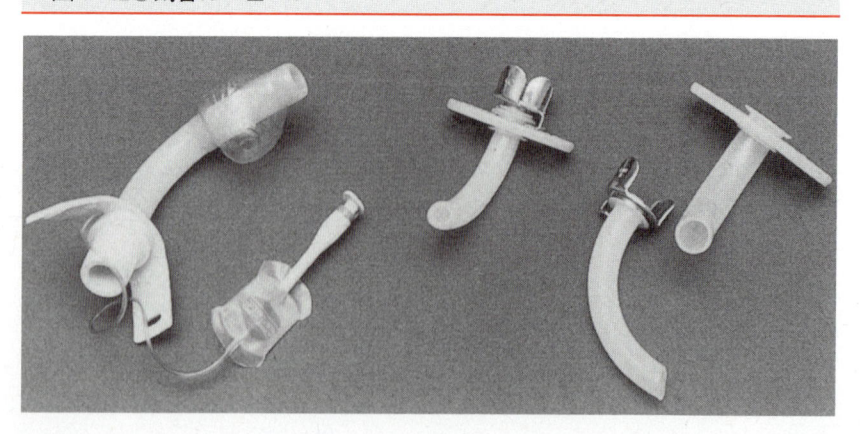

なチューブがあれば可能である．

2 │ 利点と欠点

　気管切開には，死腔が少なくなり，吸引やチューブの交換が簡単にでき，レスピレーターの脱着が容易にできる等の利点がある．欠点としては，発声が制限されることや，長期にカニューレを入れておくと粘膜の圧迫壊死から抜去後狭窄を起こしたり，切開部に瘢痕を残すことがある．

　短期間の気道確保には気管挿管が，長期の気道確保が必要な場合には気管切開が行われることが多い．

3 │ 気管切開の適用

1）上気道の閉塞

　腫瘍などによる上部気道の狭窄や閉塞がある場合は，閉塞部の下で気管切開するが，時には狭窄の上部で気管切開し狭窄部を押し広げるようにカニューレを挿入することもある．両側反回神経麻痺で声門が開かないときも適用となる．また，喉頭に炎症がある場合も長期の気管挿管で粘膜損傷から狭窄を起こす危険が高いので気管切開の適用となる．

2）慢性呼吸不全

　慢性呼吸不全などで，人工呼吸器を長期間装着する必要がある場合は，その間気管挿管で管理するのは困難であり，気管切開の適用となる．

3）呼吸麻痺

　脳血管障害，頸髄損傷，重症筋無力症，ポリオなどにより，人工呼吸器の長期装着が必要な場合にも適用となる．

4 │ 気管切開の手技

　緊急の場合は病室で局所麻酔下に施行されるが，できれば手術室で気管挿管による全身麻酔下に行うほうが安全である．

　気管カニューレは低圧カフ付きのシリコンゴム製のものが用いられる．カフにより血液の混入や誤嚥が防止でき，いつでもレスピレーターを装着できる．カニューレのサイズは挿入困難な場合も想定し3サイズほど準備しておく．患者の肩の下に枕を入れ頸部伸展位で開始する．輪状軟骨下の正中線上で縦切開，横切開でアプローチし，皮下組織を剝離し気管に到達する．第2～4気管軟骨で気管を切開しカニューレを挿入，気管内を吸引した後，皮膚の縫合，カニューレの固定を行う．

5　術後管理

　以前はカフ付きカニューレの場合，気道粘膜の圧迫壊死を防止するため，6〜8時間ごとにカフを緩める必要があったが，最近はカニューレの形態や材質が改良され，軟らかい持続低圧カフ付きのカニューレが使用されるようになり，カフに入る空気を必要最小限にしておけば，1週間程度はそのままでも気管粘膜の圧迫壊死を起こすことはなくなった．

　通常3日目以降はカニューレの交換が可能である．レスピレーター装着の必要がなければ，カフのない内筒付きのカニューレと交換する．内筒を抜いて気管口を塞げば発声が可能となる．内筒は時々抜いて清掃し，外筒も1〜2週間に1回は交換する．

　状態が改善し，気管切開の必要がなくなれば，内筒を除去し，カニューレを48時間ほど閉鎖し，呼吸障害がないことを確認してから抜去するのが安全である．抜去後の創は1週間くらいで閉鎖することが多い．

6　術後の看護

　カフ付きカニューレが挿入されている間は会話ができないので筆談の準備をする．また，痰の喀出が困難なので，消毒した吸引チューブを用いて無菌的・定期的に吸引する必要がある．喀痰によりガーゼや前胸部が汚染されやすいので，こまめにガーゼを交換し衣類や寝具が汚れないようタオルを掛けるなどの工夫をする．気管は乾燥しやすいので，できれば蒸留水などによるネブライザーで常時加湿するのが好ましい．内筒付きカニューレの場合は，同サイズの消毒した内筒を用意しておき，内筒が乾燥した分泌物などで閉塞しないよう，時々交換する．吸引に際し分泌物が乾燥固着して吸引管が入れにくいような場合は早めに内筒を交換する．

C　胸骨圧迫（心マッサージ）

1　心停止と胸骨圧迫の原則

1）心停止の原因

　心停止の原因は，心臓の運動が完全に止まった**心停止**と，心筋が細かい痙攣的収縮を示しながら心室全体の有効な収縮が起こらない**心室細動**の2つが主な原因である．

2）心停止への対応

　心停止が起きると呼吸停止も起こるので，胸骨圧迫と同時に人工呼吸も行う必要がある．胸骨圧迫の回数は100回/分を目安に行う．胸骨圧迫30回に人工呼吸を2回（小児・幼児・乳児患者においても同様）行う．脳に障害を残さないためには，心停止後3分以内に胸骨圧迫を始める必要がある．

2 胸骨圧迫

1）方　法

　床，地面（ベッドの場合は患者の背部に硬い板を敷く）に寝かせた患者の胸骨の下1/3の部分に両手の手掌基部を重ねるようにして当て，体重をかけて，脊柱に向かって胸骨下部が3～5cm沈むくらいに圧迫を繰り返す．

2）効　果

　胸骨圧迫が有効に施行されると，頸動脈や大腿動脈の拍動が触知できるようになり，60mmHg以上の血圧が得られ，散大していた瞳孔は収縮し，皮膚の色調がよくなる．複数の肋骨骨折や血気胸，心タンポナーデを伴う胸部外傷では禁忌とされている．

3 開胸式心マッサージ

　胸部の手術中ですでに開胸している場合や上腹部手術中以外にはあまり行われないが，胸部外傷などで胸骨圧迫が禁忌の場合や，胸骨圧迫で心臓の自律能が回復しない場合等に行われることがある．開胸していない場合は，左第4または第5肋間胸骨左縁から中腋窩線まで開胸し心膜を切開し，右手を心室の後方に挿入して，前方の左手あるいは胸骨後面に向かって心室を圧迫して心マッサージを行う．指や肋骨縁による心臓の損傷に注意する．

4 電気的除細動

1）除細動とは

　胸骨圧迫中に心室細動となったら，心臓に一過性に強い電流を流すと正常な収縮に戻ることがある．この方法を除細動あるいはカウンターショック（counter shock；CS）といい，除細動器を用いて施行する．

2）方　　法

体表から行う場合は心尖部と胸骨右縁第2肋間に電極を当て，200ジュール（J）から始めて400Jまでのエネルギーで除細動を行う．開胸して直接心臓に電極を当てる場合は，心臓用電極を用いて体表の場合の10％くらいのエネルギーで施行する．

3）自動体外式除細動器

自動体外式除細動器（automated external defibrillator；AED）とは，心電図のリズム解析を行うシステムと電気的除細動を音声で指示するシステムからなり，心室細動の状態を診断し，除細動を行う．

2004（平成16）年7月から自動体外式除細動器の使用が一般市民にも認められ，空港，駅など多くの人が集まる場所に設置されている．

5 その他の治療

このほか心臓の拍動再開後，再度の心停止を防ぐため，エピネフリン，塩酸ドブタミンなどのカテコールアミン，不整脈にはリドカイン，プロカインアミドなどの抗不整脈薬，アシドーシスに対しては炭酸水素ナトリウムなどが使用されるほか，輸液，酸素療法などが行われる．

8 包帯法

A 包帯の分類

包帯（bandage, dress）とは疾病治療の目的で患者に装着する各種衛生材料のことで，その装着法を**包帯法**（bandaging, dressing）という．最近は技術の発達により，品質的に進歩した包帯材料が多数開発され，適切な包帯を選択すればその装着法は手技的に著しく容易かつスピーディーになった．しかし包帯法に関する基礎的知識をおろそかにしてはならない．

患部の安静，固定に用いる各種の副子，ギプス包帯，牽引装置や身体欠損部を補填する義眼，義歯，義手，義足等も広義の包帯に属するが，ここでは詳細には触れない．

1）使用目的による分類

被覆包帯，支持包帯，圧迫包帯，固定包帯，牽引包帯，代償包帯など．

2）材料の種類による分類

巻軸帯，弾性巻軸帯（伸縮帯），管状網目包帯（スピード包帯），包帕，複製包帯，絆創膏包帯，副子包帯，ギプス包帯，牽引包帯など．

3）包帯の材質による分類

① **軟性物質**：木綿布，ガーゼ，綿，リント，フランネル，合成繊維布，不織布，紙，油紙など．
② **硬性物質**：硬ゴム，ポリエチレン，セルロイド，ガラス，木材，金属など．
③ **硬化物質**：ギプス，パラフィン，合成樹脂など．
④ **弾性物質**：ゴム，エラスチックファイバーなど．
⑤ **膠着物質**：絆創膏，コロジウム，粘着スプレーなど．

B 巻軸帯

1 一般的事項

巻軸帯（roller bandage）は細長い布片を巻いたもので，患者の被覆保持，固定，圧迫などの目的に用いられる（図1-13）．

1）材　　料

さらし木綿，ガーゼ，フランネル，合成繊維布など．

2）名　　称

巻軸帯の遊離端を尾（び），他端の巻いてあるほうを頭（とう）という．図のように一端から巻いたものを**単頭帯**といい，両端から中央に向かって巻き，両端に頭を有するものを**二頭帯**という．二頭帯はヒポクラテス帽子帯に使用される．

図1-13● 巻 軸 帯

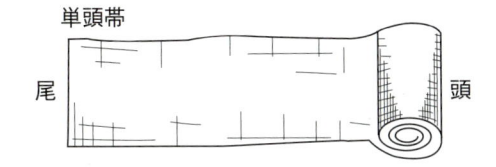

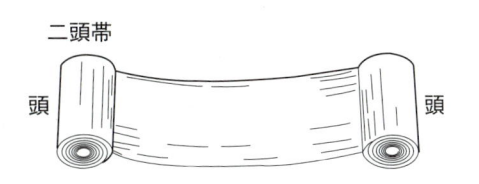

3）弾性巻軸帯（伸縮帯）

ポリウレタン弾性繊維を使って特殊な織り方をした巻軸帯で，縦方向に伸縮性を有し，また辺縁において糸のほつれを生じない．**軟性伸縮包帯**と**硬性伸縮包帯**の2種類があり，前者は薄くて軟らかく，約1.5倍の長さにまで伸び，体表によく適合するので，きわめて巻きやすい．硬性伸縮包帯は厚地で伸縮性が特に強く，引き伸ばしながら巻けば，相当な緊縛で巻くことができ，関節や脊柱の固定，すなわちサポーターの役目を果たさせることもできる．弾性巻軸帯を使用する場合には前腕や下腿でも折転の必要はなく，走行帯で十分目的を達しうる．

4）巻軸帯纏絡（てんらく）の一般法則

①部位に適した巻軸帯を選ぶ．
②環行をもって始まり，環行をもって終了する．
③皮膚の上を転がすようにして巻いていく．
④最初の環行の緩むのを防ぐため，帯の端を斜めに折り曲げ，第2の環行をその上に重ねる．
⑤血行を阻害しないように，また緩まないように，末梢部より中枢部に向かって巻く．
⑥皮膚の色や知覚を観察できるよう，なるべくからだの末梢部を露出しておく．
⑦2個以上連続して巻くときは，第2帯の端を第1帯の下に入れて巻き始める．こうすれば，ほどく際に後者の帯を発見しやすい．
⑧骨の露出している部位は褥瘡の発生を防ぐため，ガーゼなどを当て，圧迫を和らげる．
⑨関節の固定は患者の苦痛の少ない肢位で，しかも万一強直を起こしても最も使用に便利な肢位（良肢位）に保つ．たとえば膝関節は伸展位よりわずかに屈曲した状態がよく，また，肘関節は直角屈曲・回外回内中間位が適当である．
⑩巻き終わりは裂いて結ぶか，はさむか，包帯留めや絆創膏で留めるが，このとき結び目が創の上や臥床に際してベッドに当たるような位置にこないようにする．
⑪除去する際は巻き戻すかはさみで切るか，どちらにしても患部に直接手を触れないようにする．
⑫患部はなるべく動揺させないようにする．
⑬美的に，迅速に巻くよう心がける．

2 基本型

1）環行帯

すべての包帯の基礎となるもので，初めに巻いた上に，正しく次の包帯を全部重ね合わす巻き方である．

2）蛇行帯

ほぼその包帯の幅だけ空けて巻いていくのが通則とされている．副子などの固定の場合，材料を節約する意味で施される（図1-14①）．

3）走行帯（螺旋帯）

先に施した包帯に順次2/3の幅を重ねるように巻く方法である（図1-14②）．

4）折転帯

主として前腕や下腿のように円錐形をした部位に施し，包帯がずれないようにする巻き方である．各折転部が一直線にくるように配慮する（図1-14③）．

5）麦穂帯

8字帯の一種で，上行麦穂帯，下行麦穂帯に分けられ，主として関節部位を中心として施される．交差部位の反対側から見ると，単に2か所に環行帯を施した形に見える（図1-14④⑤）．

6）亀甲帯（扇状帯）

8字帯の一種であるが，肘関節，膝関節等の屈伸運動を保持しつつ被覆の目的を果たそうとするもので，離開亀甲帯，合閉亀甲帯の2種類に分けられる（図1-14⑥⑦）．

3 特殊型

1）帽子帯

頭部全体を被覆するもので，二頭帯を使用すると巻きやすい（ヒポクラテス帽子帯，図1-15①）．

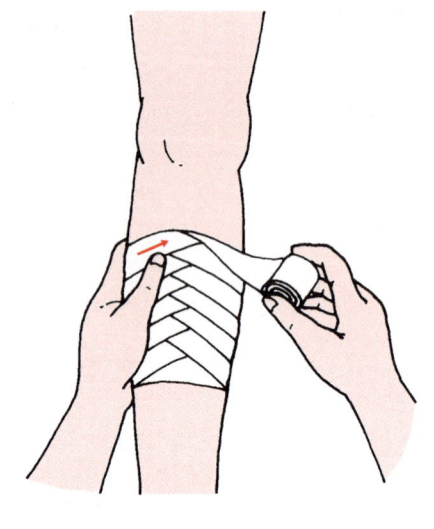

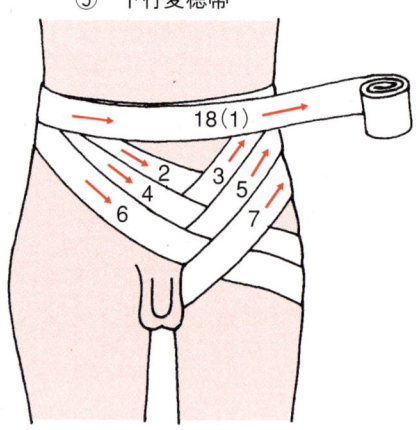

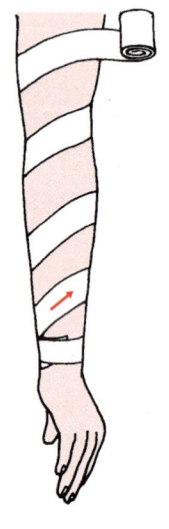

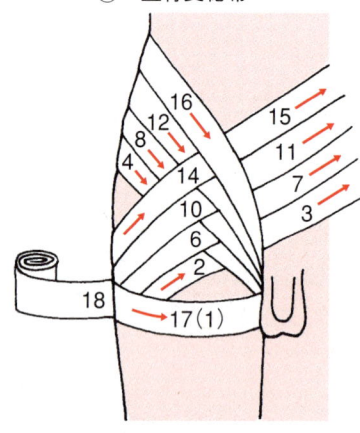

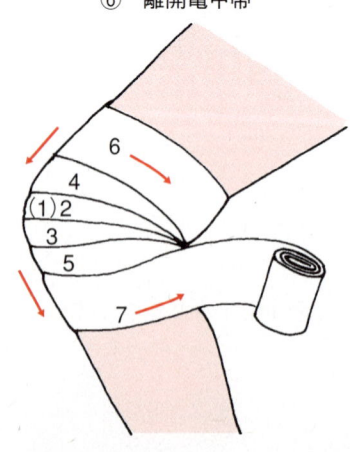

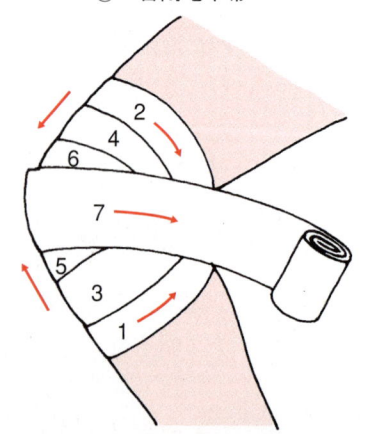

図1-14●巻軸帯の巻き方の基本型

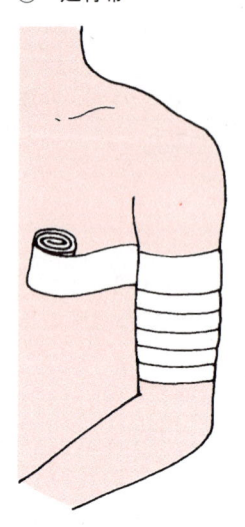

① 蛇行帯
② 走行帯
③ 折転帯
④ 上行麦穂帯
⑤ 下行麦穂帯
⑥ 離開亀甲帯
⑦ 合閉亀甲帯

64　第1章　外科看護技術

図1-15●巻軸帯の巻き方の特殊型

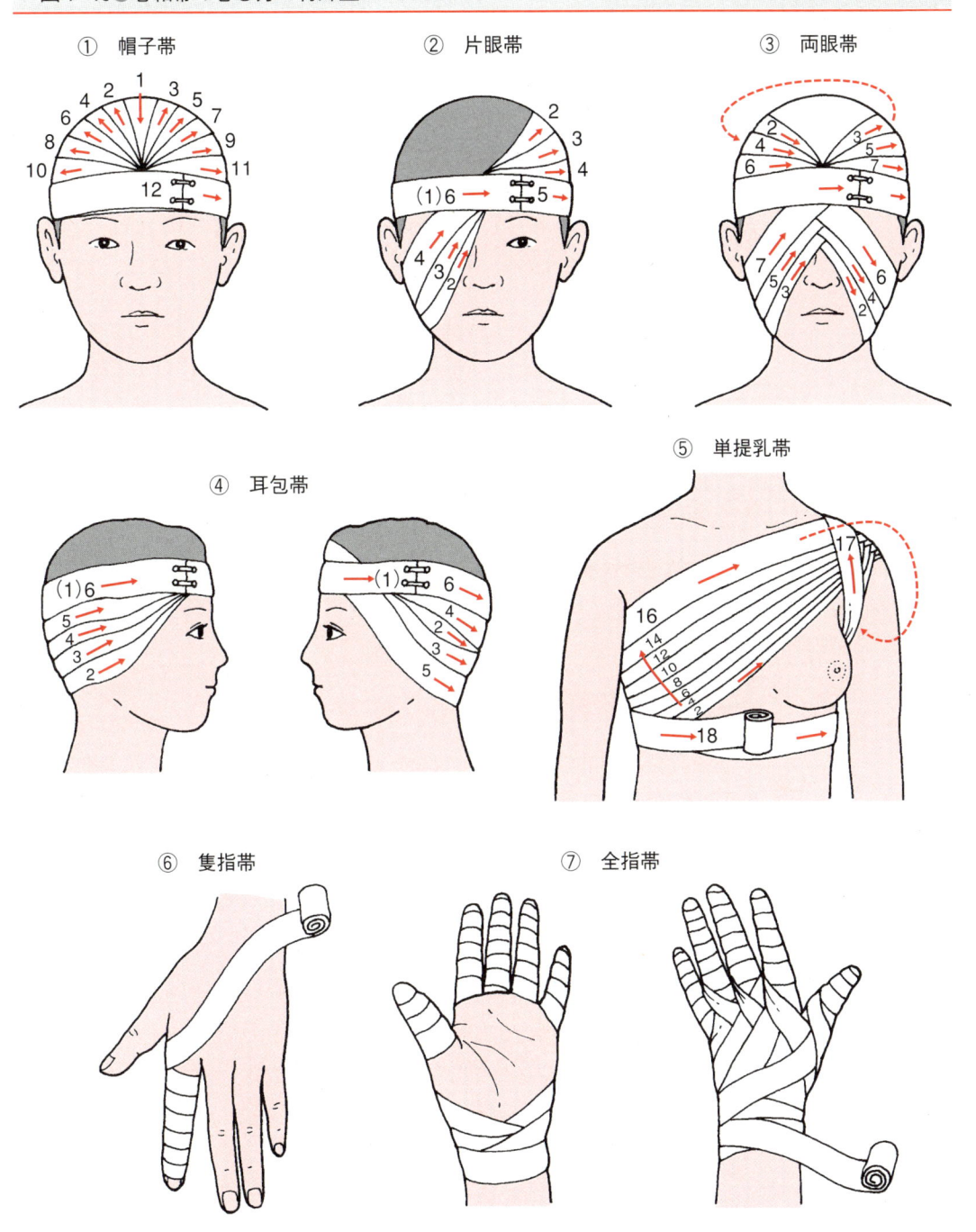

① 帽子帯　② 片眼帯　③ 両眼帯

④ 耳包帯　⑤ 単提乳帯

⑥ 隻指帯　⑦ 全指帯

2）片眼帯，両眼帯

目の手術後の安静，ガーゼ固定の目的に使われる（図1-15②③）．

8 包帯法　65

3）耳包帯

耳の手術後の安静，ガーゼ固定の目的に使われる（図1-15④）．

4）単提乳帯

一側の乳房手術後の被覆，高挙，圧迫などの目的に用いられる（図1-15⑤）．

5）隻指帯
　　せきし

指先の環行で始まり，走行帯で指の付け根まで覆い，手背（足背）から手関節（足関節）に固定し，包帯の抜け落ちるのを防ぐ．爪先を覆う場合は，まず指の長軸方向に2〜3回折り返しを重ねた後，走行帯に移る（図1-15⑥）．

6）全指帯

5）の隻指帯を全指に施すが，母指は最後に被覆し，手関節の環行で終わる（図1-15⑦）．

C スピード包帯

巻軸帯を理想的に巻くことは部位によっては相当困難で，熟練を要し，時間もかかる．最近はレテラ帯などの木綿とエラスチックファイバーを混ぜて編み，高度の伸縮性をもたせた管状包帯がスピード包帯として多く使われている．部位に応じて適当な幅のものを選んで使用する．

1）頭

5〜6号を使い，項部から頭頂を経て頤（おとがい）に至る長さをカットし，下端から約5cmの部分に横に切り込みを入れる．切り込みを前方に向けて頭からかぶせ，切り込みから顔を出させる．頭の上に余った包帯は1回ひねって裏返し，帽子のように上からかぶせて眉毛の上部に至らしめる（図1-16①）．さらに横に切り込みを加えて耳を出してもよい．

2）肩，腋窩

3〜4号を用い，肩幅より20cmほど長くカットし，ほぼ中央から健側に向かい縦に約20cmの切り込みを入れる．切り込みを上にして患側の手から腕の付け根まで挿入し，頭を健側の腕とともに切り込みから出す（図1-16②）．

図1-16 ● スピード包帯の巻き方

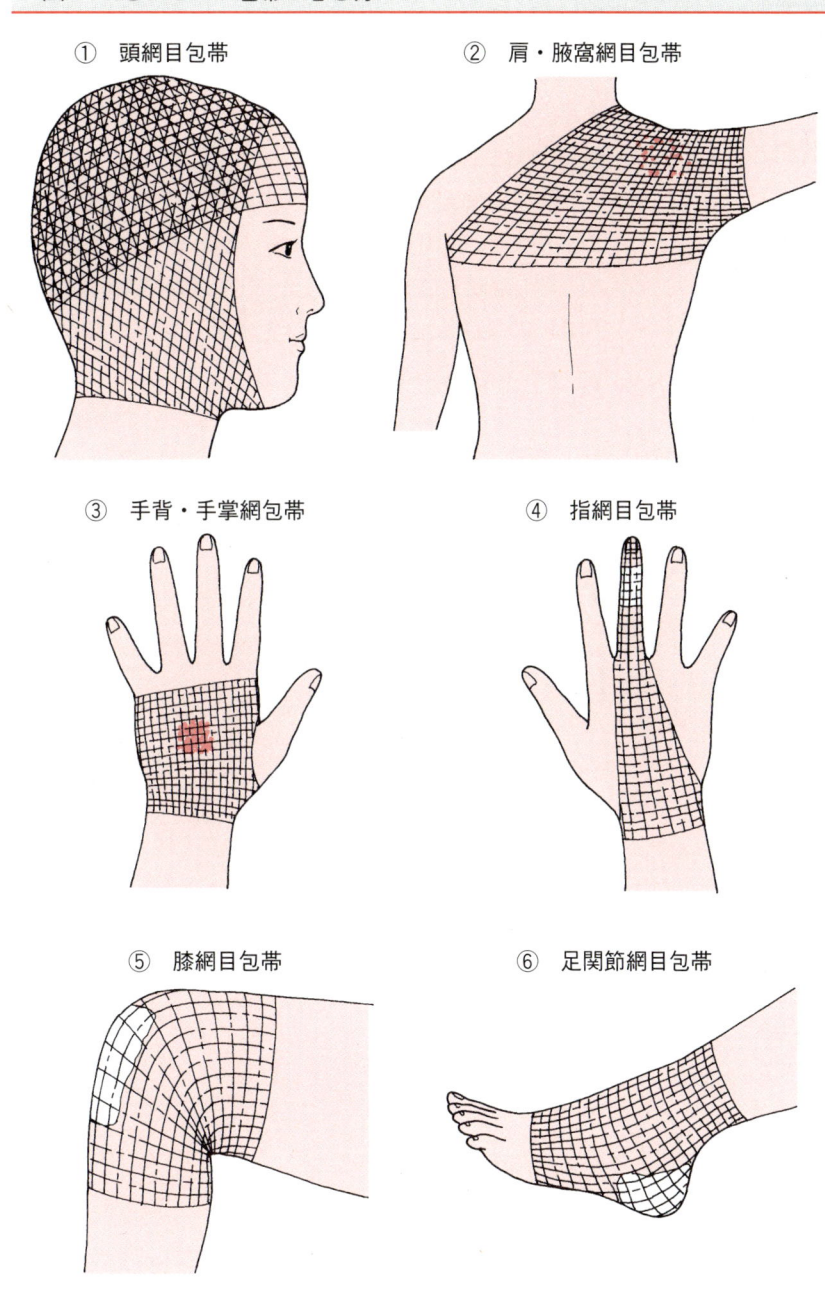

① 頭網目包帯
② 肩・腋窩網目包帯
③ 手背・手掌網包帯
④ 指網目包帯
⑤ 膝網目包帯
⑥ 足関節網目包帯

3）手背, 手掌

2号を用い，手関節から中指先端までの長さをカットし，中央部に5mmほどの切り込みを入れる．切り込みを母指側に向けて全指を挿入，母指のみを切り込みから出させる（図1-16③）．

4）指

0〜1号を用い，指だけを覆う場合は指の長さの2倍をカットし，指を挿入後，余っている先の部分を1回ねじって裏返し，指の基部まで2重にかぶせればよい．

手関節に固定するためには指の長さの3倍をカットし，1/3のところに5cmほどの切り込みを入れる．切り込みを手掌側に向けて切り込みに近いほうの端から患指を挿入し，患指以外の指は拳を握るように曲げて全体を切り込みから出す．患指の先に余っている包帯は1回ひねって裏返し，指の基部に達せしめる（図1-16④）．

なお，手用，指用等，適当な長さに切った製品も市販されている．

5）膝，足

適当な号数を選び足尖より嵌め込む（図1-16⑤⑥）．踵の部分に切り込みを入れ踵を出してもよい．

D 包　帕
ほう　はく

包帕とは布片をそのまま包帯の目的に使う布帕包帯で，使用法が簡単で

図1-17● 三角巾

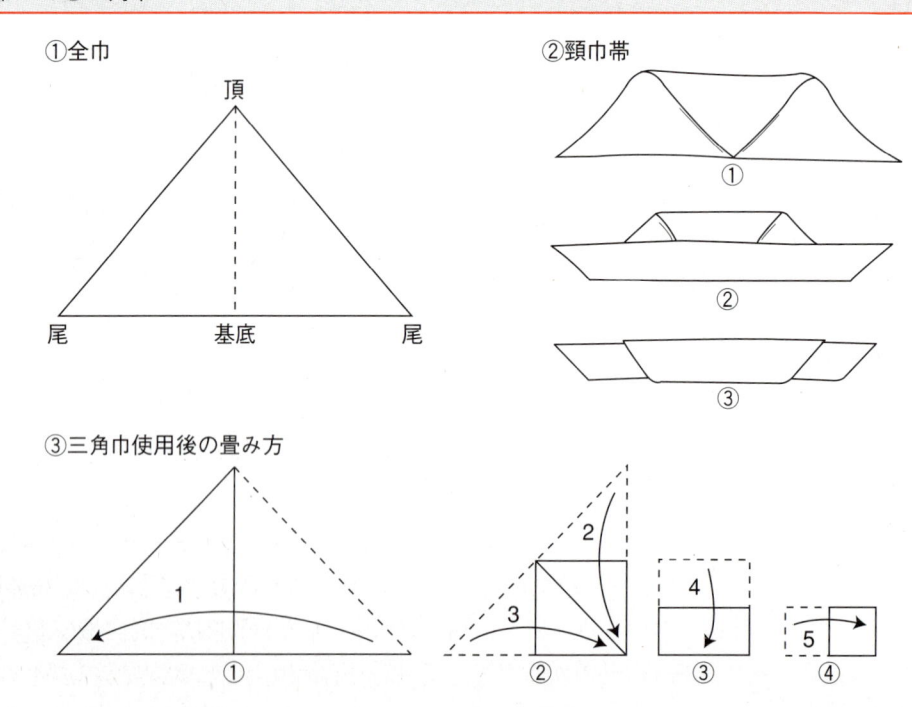

①全巾
②頸巾帯
③三角巾使用後の畳み方

68　第1章　外科看護技術

便利なため，巻軸帯の代わりにしばしば使用される．材料は木綿，キャラコなどのほか，伸縮性に富む弾性帯も圧迫，固定の目的で使用される．

1 三角巾（きん）

通常1m四方くらいの正方形の布を対角線で2つに切った直角二等辺三角形の布（**全巾**）で，**基底**，**頂**，**尾**（び）からなる（図1-17①）．

三角巾の基底中央を折り，両尾端を重ねた**半巾**として使用することもあり，あるいは折り畳んで**頸巾帯**として使用することもある（図1-17②）．

頸巾帯は安静，被覆，湿布の目的で，眼・耳・頭部・頬部・下顎等に多く用いられる．

三角巾をしまう場合の畳み方は図1-17③のように行う．

1）全巾使用法

図1-18①〜③参照．

2）半巾使用法

図1-18④⑤参照．

3）頸巾帯使用法

図1-18⑥〜⑨参照．

2 その他の包帕

1）腹　帯

長さ100〜120cm，幅20cmほどの布を3枚くらい重ね，中央部で約20cmを隔てて2か所を縫い合わせる．使用に際しては縫い合わせを背部におき，1枚ずつ前に回して左右の端を腹側に交互に重ねる．最外側の1枚は両端を3〜4裂に裂き（図1-19①），左右の相対するものを結び合わせてもよい．腹部，胸部など体幹の手術後や罨法の際に応用される．

2）乳房部包帕

長さ100〜120cm，幅約15cmの布を3枚ほど重ね1端よりおよそ1/3の部分で約20cm隔てて2か所を縫い合わせる．この縫い合わせた部分にさらに幅7cmほどの別の布を2枚重ねて直角に縫いつけ，T字帯様にする（図1-19②）．装着にはまず左右の帯を交互に重ね合わせて乳房部を覆い，次に縦の帯を患者の肩を越えて前方に回し，これを反復する．アップタイのような弾性帯を材料に使えば，圧迫包帯として乳房手術後の使用に適す

図1-18 ● 三角巾の使用法

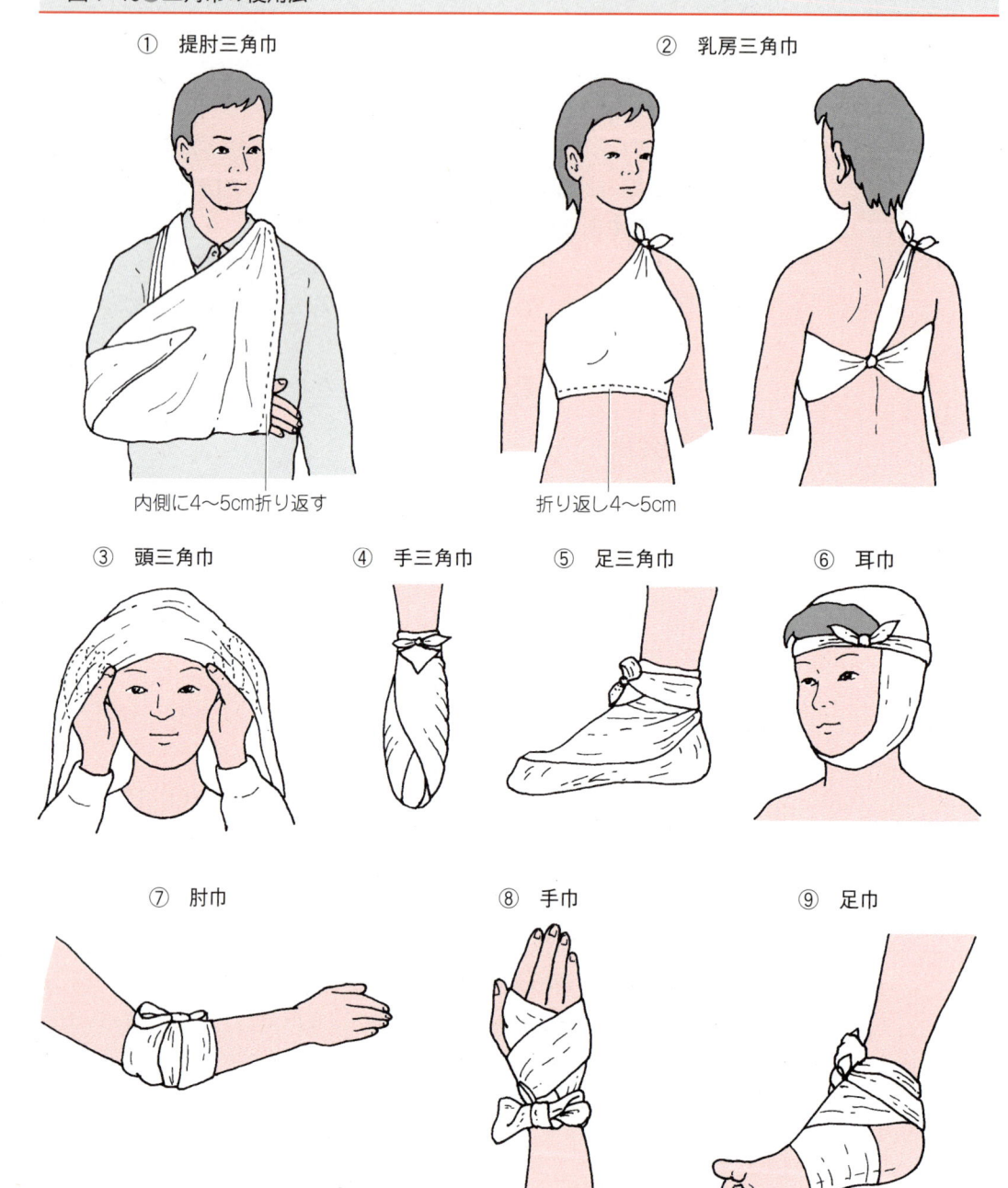

① 提肘三角巾
② 乳房三角巾

内側に4〜5cm折り返す
折り返し4〜5cm

③ 頭三角巾
④ 手三角巾
⑤ 足三角巾
⑥ 耳巾

⑦ 肘巾
⑧ 手巾
⑨ 足巾

る．

3）鼠径部包帛

　乳房包帛と同様に作られるが，幅はすべて7cm程度のものがよい（図1-

図1-19 ● 包　帕

①腹　帯　　　　　　　　　　②乳房部包帕

縫目

縫目

③鼠径部包帕　　　　　　　　④眼部包帕

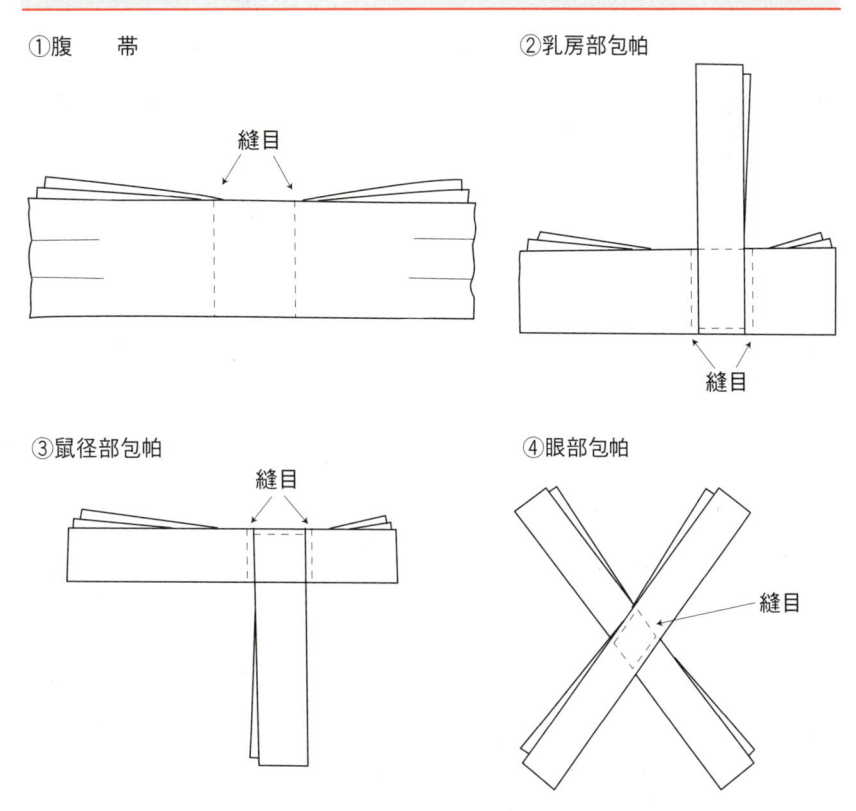

縫目

縫目

19③)．伸縮性のある弾性帯を材料に使えば，鼠径ヘルニア手術後の圧迫包帯として便利である．

4）眼部包帕

　長さ60～70cm，幅7cmの布を4枚作り，2枚ずつ重ね，中央で約60°の角度でX字形に交差するように縫い合わせる（図1-19④)．圧迫を必要とする場合は弾性帯を材料に使う．

E　複製包帯

　通常の巻軸帯や包帯では目的を達しにくい特殊な部位に応用するため，布以外に紐やプラスチック板，金属，革などを適宜組み合わせて作った包帯を**複製包帯**という．**T字帯**（図1-20）や**眼帯**（図1-21)，**マスク**などがしばしば用いられる．

図1-20 ● T字帯

ひもは腰部で
結べるだけの
長さにする

中央で2裂に

図1-21 ● 眼　　帯

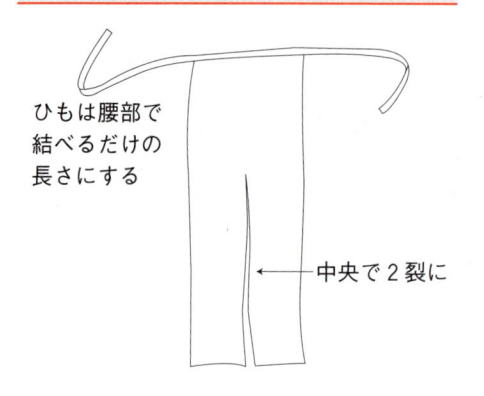

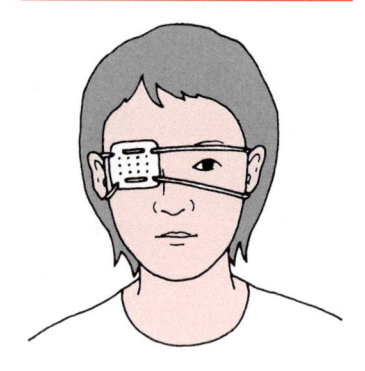

F　その他

1　自着性伸縮包帯

　布間に接着性があり，しかも伸縮性を有する**自着性伸縮包帯**（コーバン®，ガレンバンデージなど）は緩みやずれを生ぜず，長期間にわたって包帯としての機能を保つ理想的包帯である．弾力性があるため圧迫包帯として，また，捻挫に対する固定包帯として使われる場合もある（図1-22）．

2　胸　　帯

　綿とポリウレタンを素材とした伸縮性布で作られ，マジックテープで簡単に接着できるので着脱が容易である．胸部手術後などに使用すると便利である．多少の圧迫を加えられる（図1-23）．

図1-22 ● 手指に対する自着性伸縮包帯

図1-23 ● 胸　　帯

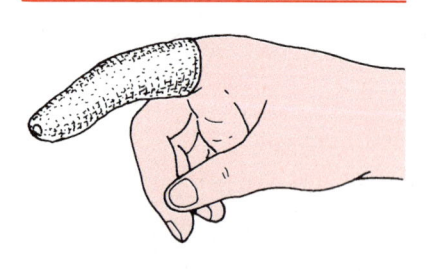

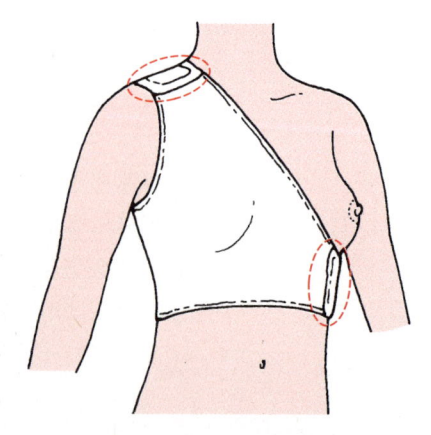

G 絆創膏包帯

1 一般的事項

創を覆ったガーゼまたはドレーン，カテーテル，輸液針，気管チューブの保持固定に，創面の接着や哆開(しかい)防止に，瘢痕拘縮の予防・矯正に，あるいは肋骨骨折のときの胸郭固定，四肢骨折の場合の牽引等，**絆創膏**の用途はきわめて広い．粘着力が十分で，しかも皮膚炎などの障害を起こさないものが望ましい．ある種の絆創膏で皮膚炎が発生したら，違う種類のものに替えてみる．

2 絆創膏の種類と用途

近年，絆創膏は著しく進歩し，従来使われてきた紙絆創膏のほかにも，伸縮性のあるもの，防水性のあるもの，皮膚呼吸ができ，かつ防水性のもの，スプレー状のものなど種々のものがある．

1）ポリウレタンフィルム滅菌絆創膏

半透明または透明で水分の透過性があり，しかも細菌を通さない．また，皮膚呼吸が可能で，かぶれが少ない．ビジダーム®のように粘着面にハイドロコロイドを用い多少の吸水性のあるものもある．伸縮性があり皮膚のように密着し，違和感が少ない．外からの観察がしやすく，点滴針の挿入部や発赤程度の褥瘡の皮膚の摩擦予防に多く用いられる．このほか既成のガーゼ付き滅菌絆創膏で対応しにくい創の固定などに用いられる．

バイオクルーシブ®，オプサイトウンド®，テガダーム®，カテリープ®などがある．

2）非防水性ガーゼ付き滅菌絆創膏

伸縮性のあるポリエステルやポリウレタン，コットンなどの不織布や非伸縮性不織布の中央に吸収性のある合成繊維やレーヨン，コットンなどが組み合わされた絆創膏，滲出液が少ない創面，中心静脈カテーテル挿入部に使用されたりする．

マイクロポア®，シルキーポア®，ハンザポーアステライル®，サージカルバンデージなどがある．

3）防水性ガーゼ付き滅菌絆創膏

ポリウレタンフィルムを使用した半透明や透明のもので，不透明で微細

な気孔をもたせた塩化ビニールなどの粘着部の中央に，吸水性のある合成繊維やレーヨン，コットンなどが組み合わされた絆創膏である．装着したまま入浴が可能で，滲出液が少ない創面や中心静脈カテーテル挿入部に使用されたりする．

デルマポア®，ハンザポーア・ステライルプラス®，エアストリップ®などがある．

4）ハイドロコロイドドレッシング

カルボキシルメチルセルロース，ペクチン，ゼラチン，ポリソブチレンなどが配合され，粘着性と多少の吸水性があり，表面に防水性をもたせたもので，滅菌されている．植皮の際の採皮部や熱傷，浅い褥瘡，潰瘍等の2次治癒をとるような創面の特定治療材料として用いられるドレッシング材である．保温，細菌の侵入防止，創面の浸潤環境保持等，創傷治癒を促進する環境づくりに効果がある．

デュオアクティブ®，カラヤヘッシブ®などがある．

5）粘着スプレー

アクリル樹脂がアルコールに溶解されたもので，皮膚面にスプレーすると短時間でアルコールが蒸散し，薄い皮膜が作られる．防水性があり滅菌されているため，清潔な創の近くに人工肛門などがあり，創が汚染される危険がある場合などの清潔な創の被覆に用いられる．新鮮な創面ではアルコールの刺激でしみるような痛みを感じることがある．

ノベクタンスプレー®などがある．

6）伸縮絆創膏

ポリエステルやポリウレタン，コットンなどの不織布，ゴム，エラスティックファイバーを編み込んだもので，粘着力が強く，伸縮性に富む．伸展させて貼ると局所に圧迫を加えることができるが，皮膚に牽引力がかかり水疱を生じやすい．屈曲の激しい関節部の固定，圧迫包帯の代用に用いられる．

エラスチコン®，アベントポア®などがある．

3 使用に際しての注意

①浸潤した皮膚や，粉末を散布した部位には粘着しにくい．
②有毛部は除毛して粘着をよくし，剥離に際しての患者の苦痛を軽減する．
③除去の際は皮膚を傷めないよう愛護的に行い，毛に粘着したときはベ

ンジンでふき取るか，毛をはさみで切る．
④反復して絆創膏を使用する際は，そのつど部位を多少変えて皮膚の障害を予防する．かぶれによる発赤，瘙痒感に対しては副腎皮質ホルモンを含む軟膏を塗布し，水疱が生じたら軟膏を塗布し，さらにガーゼで保護する．
⑤滅菌の施された特殊な絆創膏以外は創に直接添付することは避ける．

《参考文献》
・日本輸血学会ホームページ　http://www.yuketsu.gr.jp/

第2章
手術前の検査と看護

1 手術前の諸検査

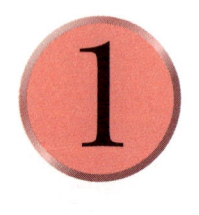

A 呼吸機能検査

　呼吸機能検査により患者の術前の呼吸機能を把握することは非常に大切である．気道系から吸入する全身麻酔の影響で痰の分泌が多くなるばかりでなく，開胸，開腹などの手術操作による呼吸筋の障害，さらに痛みによる咳嗽の低下などが出現し，術後無気肺，肺炎を誘発する．さらに重篤化すると呼吸不全となり術後人工呼吸管理が必要となることがある．このような状態を未然に防ぐためにも，術前の患者の呼吸状態を十分把握することにより術後看護すべきポイントを整理しておく必要がある．

1 自覚症状

　自覚症状のうち呼吸機能の低下を示す所見は，運動負荷をかけたときにみられる呼吸困難である．階段を昇るような負荷をかけたときに，どのように呼吸状態が変化するかを5段階に分けて評価したヒュー・ジョーンズの分類（表2-1）がある．近年呼吸検査法が発達したこともあり，自覚症状から患者評価をすることが少なくなったが，**Ⅳ度**，**Ⅴ度**の場合は十分制限した手術を行わなければならない．また，術後の合併症の頻度は非常に高い．

2 呼吸機能検査からみた評価

　全身麻酔による手術を行う患者に対して，緊急手術を除き，全例において呼吸機能検査を行う．この検査を術前に行う目的は，**①呼吸予備力の把握**，**②潜在性障害の発見**，**③術前の治療効果の判定**，**④術後肺合併症の予測**，などがあげられる．客観的に呼吸機能検査を行い，現在の患者の日常生活から現れる呼吸状態よりも，手術という大きな負担を予測した負荷をかけることによって呼吸状態を把握することが大切である．また，気管支喘息のある患者の治療薬投与前後での呼吸機能の変化がどのくらいあるか

表2-1 ● ヒュー・ジョーンズの分類

Ⅰ度：同年齢の健康者と同様に仕事・歩行・階段の上昇ができる．
Ⅱ度：同年齢の健康者と同様に歩けるが，坂や階段は健康者なみには登れない．
Ⅲ度：平地でも健康者のようには歩けないが，自分のペースでならば1.5km程度歩ける．
Ⅳ度：休みながらでないと50m程度以上歩けない．
Ⅴ度：話したり身の回りのことをするにも息切れがして，外出もできない．

を評価することも大切である．このような検査により術後起こりうる肺合併症を予測し，未然に防ぐことが大切である．以下に呼吸機能検査法を述べる．

1）肺活量

最大吸気位からできるだけ呼出しうる肺気量を肺活量という．実測肺活量÷予測肺活量を%VCとよぶ．肥満，横隔膜挙上などによる胸郭の拡張制限，血胸，気胸，胸水，肺炎，無気肺などの肺疾患で%VCが減少する．%VCが80%以下を拘束性障害とし，術後に肺の拡張が制限されて深呼吸が行いにくくなり，肺胞は虚脱して無気肺を生じやすくなる．

2）努力性肺活量，1秒量，1秒率

最大吸気から一気にできるだけ速やかに呼出させたときの肺活量を努力性肺活量という．最初の1秒間の呼出量を1秒量（$FEV_{1.0}$），この努力性肺活量に対する割合を1秒率（$\%FEV_{1.0}$）とする．$\%FEV_{1.0}$が70%以下は閉塞性障害といわれ，慢性気管支炎，肺気腫，気管支喘息などの慢性閉塞性肺疾患（chronic obstructive pulmonary disease；COPD）で減少する．$\%FEV_{1.0}$が50%以下の場合，術後肺合併症の発生の危険が高い．

3）最大中間呼気量

努力性肺活量曲線で最初の25%から75%までを呼出した時点までの平均呼出気流速度（l/秒）を最大中間呼気量（maximal mid-expiratory flow；MMF）という．この減少は$FEV_{1.0}$の減少と同様の意義をもっている．

4）フローボリューム曲線

最大吸気位から最大呼気位まで努力性呼出を行わせたとき，呼気流速（l/秒）を縦軸に，気量変化を横軸にとった曲線がフローボリューム曲線（flow-volume curve）である（図2-1）．末梢気道の病変検出に有用な検査である．この曲線では，呼出開始後まもなく最大流速（Vmax）に達し，その後は下降する．末梢気道閉塞の起きやすい肺気腫などではVmax後の流速は急激に低下し，低流速のまま残気量に達する．フローボリューム曲線の評価には，一般に50%や25%肺活量のところでの流速V_{50}，V_{25}が用いられる．V_{50}は3.5l/秒以上が，V_{25}は1.0l/秒以上が正常である．

5）機能的残気量，残気量

機能的残気量（functional residual capacity；FRC）とは正常呼吸終了時における肺容量をいい，これは安静呼気位においてガス交換にあずかる肺

図2-1 ● フローボリューム曲線

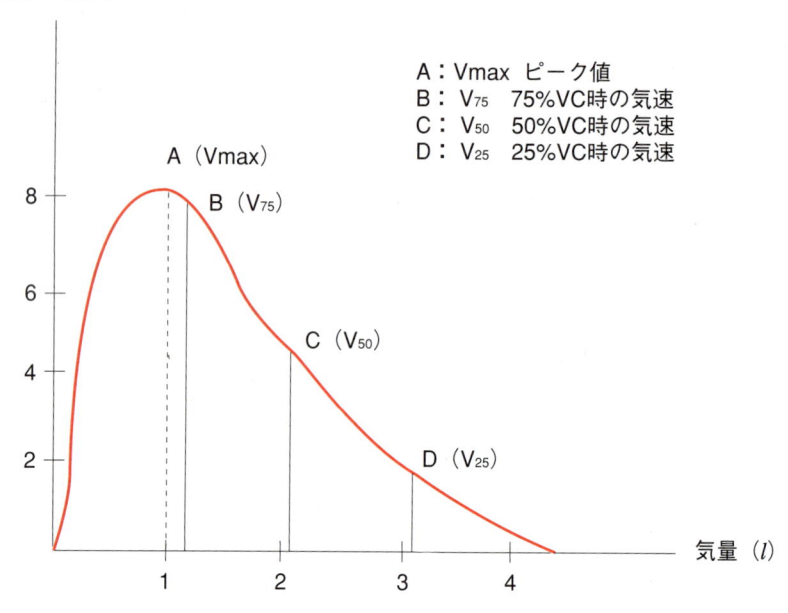

気速（*l*/秒）

A：Vmax ピーク値
B：V₇₅ 75%VC時の気速
C：V₅₀ 50%VC時の気速
D：V₂₅ 25%VC時の気速

気量（*l*）

内残存ガス量である．また，最大呼気後になお肺内に残存するガス量を残気量（residual volume；RV）という．

6）血液ガス

　動脈血ガス値は心臓と肺の病変，あるいはそれらの代償能力との総合結果を反映していると考えられる．したがって，心臓や肺に病変があったとしても何らかの代償機能が働いていると動脈血ガス値は正常の範囲にある．このため，術前の血液ガス測定は予備力の評価として必ずしも有効ではない．一方，血液ガス値が異常値のときは，肺ガス交換に障害があることが多い．

B 循環機能検査

サイトカイン：白血球成分のリンパ球，単球，マクロファージなどから分泌される物質の総称．遅延型過敏反応や標的細胞障害をはじめ，種々の細胞性免疫の発現，調整に関与する．呼吸・循環器系に及ぼす影響は大きい．

　手術後には神経系や様々なホルモン，サイトカイン*を介して心拍出量は増加し，組織の酸素やエネルギー基質の需要増加に応じる．この心拍出量の増加で心仕事量は亢進し，ひいては心筋の酸素やエネルギー基質の需要も高まる．しかし，高齢者や心機能に問題のある患者は心筋の酸素やエネルギーの需要と供給のバランスが崩れやすく，術後に不整脈が出現し，さらには心筋梗塞，心不全へと重篤な状態に陥ることがある．このため，術前患者の心機能の評価を的確に行わなければならない．既往歴，現症，

胸部X線写真,心電図から心臓疾患の有無を明らかにし,さらに詳しく心機能を評価するために心エコー,負荷心電図,ホルター心電図,心臓核医学検査,心臓カテーテルへと順々に行う.

1) 病　　歴

新機能評価には病歴がきわめて重要である.病歴をとるときにはまず日常生活での動悸,呼吸困難,胸痛発作,心不全の発症などを重点的に聞く.ニューヨーク心臓協会(New York Heart Association；NYHA)の分類(表2-2)は,このような臨床症状に基づいたものである.この分類の重症度と術後の死亡率はよく相関する.NYHA Ⅱ度以上の患者はさらに詳しい術前検査が必要である.

虚血性心疾患の既往歴もしっかり聞くことが必要である.どのような状況で狭心症が起きるのか,いつ心筋梗塞を起こしたのか,どんな種類の不整脈があるのか,過去の失神発作について聴取しておく必要がある.また,常用薬剤,特に降圧薬,利尿薬,抗不整脈薬,ジギタリスについて確かめておく.心疾患と関連の深い糖尿病と高血圧症についても病歴を確認しておく必要がある.

2) 身体所見

安静時の呼吸状態・脈拍数・不整脈・血圧を調べ,さらに心不全の徴候である頸静脈の怒張,浮腫,腹水の有無をみる.

3) 一般検査

心疾患の発見や評価に役立つ検査は,血算,血液電解質,血糖値,肝酵素,尿たんぱく,尿糖などがあげられる.また,心疾患が併存する場合は血液ガス分析を行う.PaO_2 50mmHg以下,$PaCO_2$ 50mmHg以上は**術後の心合併症**発症の危険性が高い.

表2-2 ●ニューヨーク心臓協会の分類

Ⅰ度：心疾患はあるけれども,体動に制約のないもので,日常生活でまったく症状がみられない.

Ⅱ度：心疾患があり,体動に軽い制約があるもの.安静時には症状はないが,日常生活で疲労・動悸・息切れ・胸痛を覚える.

Ⅲ度：心疾患があり,体動がかなり制約されている.安静時には症状はないが,軽い動きで疲労・動悸・息切れ・胸痛を覚える.

Ⅳ度：心疾患があり,わずかな体動で症状が現れる.安静時にも心不全・胸痛があり,身体の動きでそれらの症状が増強される.

4）胸部X線写真

術前には必ず胸部X線写真を撮る．胸部X線写真で心胸郭比が55％以上のときは心疾患が疑われる．また，心陰影の増強では心不全を疑う．

5）安静時心電図

心電図では不整脈，刺激伝道系異常，虚血性心疾患（心筋梗塞）を見落とさないようにする．

6）運動負荷心電図

運動負荷によって心電図に異常所見が誘発される．狭心症が疑わしいとき，または冠動脈疾患の重症度や予後を判定するとき運動負荷心電図をとる．マスター2段階試験，自転車エルゴメーター負荷試験，トレッドミル負荷試験がある．運動負荷時のSTの低下や上昇，QX/QT比，QT間隔，QRS幅，重症不整脈の出現，T波陰性化などからみた各種の判定基準がある（表2-3）．運動負荷でのST低下の増大は心筋虚血の程度の増加を示している．また，ST上昇やQX/QT比50％以上も心筋虚血を反映している．しかし，**心不全，急性心筋梗塞，不安定狭心症，重症不整脈，大動脈弁狭窄症**で負荷心電図は禁忌である．

7）ホルター心電図

24時間以上にわたって，1ないし2誘導を連続的に記録する心電図である．不整脈や虚血性心疾患の診断，評価にきわめて有用である．この検査に用いる心電図記録器はポータブル型で，磁気テープに心電図を記録し，分析装置にかけることによって不整脈の種類やその発生数，STの変化を分析する．日常生活をしながらの長時間の記録のため，患者の活動程度と関連する異常が見出される．

表2-3 ● マスター2段階試験の判定基準

1. ST低下に関係なく0.2mV以上
2. 虚血性ST低下（水平または下降型）が0.05mV以上
3. ST上昇（0.1mV以上）
4. Q波の一過性出現
5. 左脚ブロック，重症不整脈（上室性および心室性頻拍など）
6. T波（0.15mV以上）の逆転（陽性から陰転，陰性から陽転化）
7. 陰性U波の出現

8）心エコー

心疾患が疑われたとき，特に陳旧性心筋梗塞，狭心症，不整脈，伝導系障害があれば心エコーを行う．心エコーは患者に対して非侵襲性の検査であり，心肥大や弁膜症の有無，心筋梗塞による心筋の変化を明らかにすることができる．また，心拍出量や駆出率*（ejection fraction；EF）などの測定も可能である．

9）心筋核医学検査

^{201}Tlによる心筋のコールド・スポットスキャン，^{99m}Tc-PYPによるホット・スポットスキャン，^{99m}Tcによるブラッド・プールスキャンなどがある．スポットスキャンは心筋の壊死巣の描出に，ブラッド・プールスキャンは心筋壁の運動や駆出率，逆流率の測定に用いられる．

10）選択的冠動脈造影（CAG）検査

心エコーで心機能の低下が疑われる患者では選択的冠動脈造影検査によるさらに詳しい検査が必要となる．特に不安定狭心症や新鮮心筋梗塞では，この検査は必須である．また，陳旧性心筋梗塞で十分な負荷試験ができなかった患者でも選択的冠動脈造影検査の施行が望ましい．検査の所見によっては冠動脈の血行再建が必要と判断されることがある．

> **駆出率**：左室または右室において1回の拍出で心拡張終期容積と心収縮終期容積から算出する．駆出率＝（拡張終期容積－収縮終期容積）÷拡張終期容積×100である．正常値は67±8％で，40％未満の患者は予後不良とされている．

C 腎機能検査

腎臓の主な機能は生体の代謝の終末産物を排泄し，細胞外液量，細胞外液の浸透圧，電解質組成，酸塩基平衡を正常に保って，恒常性を維持することにある．

腎臓の機能単位は，左右腎合わせて150万に及ぶネフロン（糸球体と尿細管）と，これを取り囲む血管からなる．糸球体は一種の濾過器で分子量5000以下の物質と毎分120mlの濾過液（原尿）を作る．尿細管では抗利尿ホルモンとアルドステロン，心房性ナトリウム利尿ホルモンの影響下で水分，電解質が再吸収・排泄され，最終的に1日1000～1500mlの尿を作る．

手術や外傷などでは，腎機能の低下があると術中・術後の体液，電解質の調整機能が大きく乱れ，また，異化亢進による終末代謝産物の排泄が障害される．したがって，点滴におけるわずかな水分，電解質治療の誤りでも水分過多あるいは脱水状態を招きやすい．さらに腎臓は投与薬剤の排泄にも関与しており，術前・術後の投与薬剤が相対的に過多となりやすいため，術前の十分な機能評価を行う必要がある．

1）病　　歴

　浮腫，高血圧，呼吸困難，悪心，嘔吐，貧血などの訴えが潜在性腎障害の発見につながる．糖尿病，動脈硬化，前立腺肥大，既往腎疾患についても詳しい病歴をとる．すでに内科的治療を受けている患者ではその治療内容や期間を詳細に聴くことが必要である．

2）尿 所 見

　成人の1日尿量は1000〜1500mlである．腎障害では夜間尿，多飲・多尿がみられることがある．尿沈渣，比重も参考となる．1日4g以上の尿たんぱくが出ているときは腎疾患を疑う．

3）生化学検査

　血液および尿の生化学検査を行う．電解質，**血清尿素窒素（BUN）**，クレアチニンは腎機能障害発見にはよいスクリーニング検査である．血清尿素窒素は消化管出血や異化亢進などの腎障害以外でも高値を示すことがあるので注意が必要である．

4）クレアチニンクリアランス（Ccr）

　クレアチニンクリアランスは糸球体機能を反映し，糸球体濾過値*（glomerular filtration rate；GFR）に近似するといわれている．その算出法を以下に示す（Ucr：尿中クレアチニン濃度，Pcr：血清クレアチニン濃度，U：24時間尿量）．

　　　Ccr＝Ucr×U／Pcr

　正常値は100ml/分である．低値の場合は，蓄尿がうまくできなかったことによることがあるので，日を改めて再検査する必要がある．手術危険度の評価で重要なのは腎機能としての糸球体濾過量の減少の程度である．したがって，クレアチニンクリアランスが50ml/分を超える場合は手術に対して特に問題とならないが，50ml/分以下の腎機能低下例では術中・術後に腎機能が一層低下し腎不全に進展する危険性がある（表2-4）．特にクレアチニンクリアランスが10〜15ml/分以下の重症腎不全患者の手術を

糸球体濾過値：単位時間に糸球体で濾過される血漿水分量を意味する．イヌリンやチオ硫酸ナトリウムなど，体内で代謝されずに糸球体で自由に濾過されるが，尿細管では吸収も分泌も受けない物質を使用して測定する．両者とも外因性物質であるため，日常的に内因性のクレアチニンを用いるクリアランス法が一般的である．

表2-4● 腎機能検査から見た手術危険度

クレアチニンクリアランス（Ccr） ＞50ml/分	特に問題なし
＜30〜50ml/分	厳重な注意が必要
＜15〜30ml/分	術後腎不全の危険性大
＜10〜15ml/分	透析療法の必要性大

行う場合は，必ず**血液透析**の準備をして手術を行う必要がある．

5）PSP排泄試験

　フェノールスルホンフタレイン（phenolsulfonphthalein；PSP）は体内で変化を受けずに，ほとんどが腎臓から排泄される．その6％が糸球体から，残りは尿細管から排泄される．したがって，PSP排泄試験は腎循環動態や近位尿細管機能をよく反映する．実際の方法は早朝排尿後に約500mlの水分を摂取させた後，30分後にPSP試薬1.0mlを静注する．その後，15，30，60，120分後に排泄させた後，各々PSP排泄率を測定する．しかし，PSP試験は採尿の誤差範囲が大きく信頼性は低い．また，腎機能の評価にはクレアチニンクリアランスが普及したことなどからPSP検査の意義は低くなり，汎用されなくなった．

D 血液・電解質検査

1 ナトリウム（Na）

　ナトリウムはクロールと並び細胞外液の主要な構成因子で，ナトリウムが**陽性イオン**の大部分を，クロールが**陰性イオン**のほぼ2／3を占め，細胞外液の量，浸透圧の維持に重要な役割を演ずる以外に種々の酵素の作用発現に関与する．**表2-5**に体液，分泌物の電解質構成を示す．食事中の食塩として10～15g／日，ナトリウムとして170～255mEq／日を摂取する．**排泄経路**は，正常では汗と尿，病的喪失として下痢や嘔吐による消化液がある．腎は生体の主要な電解質バランスの要となる．尿中に排泄されるナトリウムは糸球体濾過量のわずか1％で，残る99％は尿細管で再吸収される．

1）低ナトリウム血症

(1) 代償性または見かけ上の低ナトリウム血症

　ブドウ糖，尿素など浸透圧物質が血中に増加し，細胞内液が外液に移動し希釈されて生じる病態で原因の除去によりナトリウム濃度は正常化する．

(2) 体内ナトリウムは増加するがそれを上回る水の増加による低ナトリウム血症

　ネフローゼ，肝硬変，うっ血性心不全などが実例で，浮腫や腹水を伴う．たとえば，ネフローゼ症候群で糸球体基底膜よりたんぱくを喪失し，これに伴い膠質浸透圧低下，循環血液量減少となり，腎でナトリウムの再吸収

表2-5 ●体液，分泌物の電解質構成

	量	イオン濃度（mEq/l）			
		Na+	K+	Cl-	HCO3-
細胞外液	20%・体重				
血清	5%・体重	140	5	103	24
組織間液	15%・体重	145	5	116	27
細胞内液	40%・体重	20	125	20	10
分泌，排泄量（ml/日）					
唾液	700	10	25	10	10
胃液	2000	60	10	100	27
胆汁液	500	140	6	100	40
膵液	700	140	6	70	100
腸液	2500	100	5	100	30
糞便（固形）	100	5	5	10	10
（水様）	500〜5000	20	20	15	
汗	500〜1000	80	5	80	
尿	1500〜2000	60	40	70	

が亢進する．一方で抗利尿ホルモン（ADH）とアルドステロンの増加があるため，水とナトリウムの過剰貯留をきたすこととなる．

(3) 体内総ナトリウム量の減少を伴う低ナトリウム血症

消化器外科でみられる頻度が最も高いもので，体液喪失の際に水に比べて電解質の喪失が有意なときにみられる．細胞外液の浸透圧は低下して，水が細胞内に移動し，細胞外液と循環血流量が減少し，低血圧やショックをきたし，重症では痙攣や昏睡に至るが，口渇や口腔粘膜乾燥はない．原疾患の確認，治療はもちろん，低ナトリウム血症の治療として0.9％塩化ナトリウムや重症例には高張塩化ナトリウムの点滴で対処する．

(4) 体内総ナトリウム量の正常な低ナトリウム血症

細胞外液量としては正常かあるいは軽度増加を呈するが，脱水も浮腫もみられない．低ナトリウム血症があるのに尿中ナトリウム排泄が多いのが特徴で，**副腎皮質不全**と**甲状腺機能低下症**などがある．それぞれステロイド，甲状腺ホルモンの投与で対処する．

2）高ナトリウム血症

(1) 体内総ナトリウム量の減少する群

過剰発汗や小児にみられる低張性消化液喪失による場合，浸透圧利尿薬の使用による高浸透圧非ケトン性昏睡などでみられる．

(2) 体内総ナトリウム量の不変な群

水の欠乏で血漿浸透圧が上昇するが，抗利尿ホルモン分泌や渇中枢刺激が正常に作動すれば回復する．中枢性尿崩症は抗利尿ホルモン（バソプレシン）投与で改善する．

(3) 体内総ナトリウム量の増加する群

原発性アルドステロン症，クッシング症候群などである．高ナトリウム血症の症状は中枢神経症状が主で，嗜眠，錯乱，せん妄，昏睡，脳出血，筋力低下，反射亢進などがあげられる．

2 カリウム（K）

カリウムは細胞内液の主要イオンで細胞外液のナトリウムと対比される．生体総カリウム量は3500mEq/lでナトリウムの4000mEq/lにほぼ匹敵する．**生体総カリウム量**の95%以上は細胞内に分布する（表2-5）．細胞内外のカリウム分布に影響する最大の因子は水素イオン，つまり酸塩基平衡の状態であって，細胞外液のアシドーシスでは過剰のH^+が細胞内K^+と交換して緩衝され高カリウム血症に，アルカローシスでは逆の効果をもたらす．この平衡が正常の場合に血清K^+で生体のカリウムプールを推測でき，たとえば生体の全カリウムの10%が失われると血清K^+値は4 mEq/lから3 mEq/lに低下する．

1）低カリウム血症

低カリウム血症の原因は表2-6のようにまとめることができる．嘔吐，下痢，ドレナージなどからくる体液の喪失は，水，塩化ナトリウム，塩化水素喪失によるアルカローシス，脱水による2次的アルドステロン血症から腎でもカリウム排泄が増し，著しい低カリウム血症となる．

低カリウム血症は心血管，神経，筋，消化管，代謝物質など生体にきわめて多様な影響をもたらす．肝のグリコーゲン合成や耐糖能低下，消化管運動低下と麻痺性イレウス，心電図変化，ジギタリス中毒誘発，不整脈などが出現する．さらに神経筋肉系には，食欲不振，便秘，嗜眠，疲労，抑うつ，見当識障害などに影響がみられる．

治療原則は原疾患の治療とカリウム補給である．経口摂取可能な患者にはカリウムを豊富に含む食品や経口薬を投与するが，経口摂取できない患者の場合は点滴に頼ることが多い．補正速度は10mEq/時以内ならモニターの必要はないが，30～40mEq/時くらいに増したときは注意深い監視が必要である．**輸液剤のカリウム濃度**は40mEq/l以上にしてはならない．1時間に20mEq，1日200mEq以内が安全で，この割合で不足量を補正することが望ましい．

表2-6 ●低カリウム血症の原因

1. 摂取不足
2. 消化管より喪失
    a. 嘔吐
    b. 胆管・膵管・腸よりの瘻孔，ドレナージ
    c. 下痢（炎症，吸収不良．下剤使用）
3. 腎より喪失
    a. 下垂体・副腎系の異常
    b. 腎障害
    c. 利尿薬使用
    d. その他：高マグネシウム血症，高カルシウム血症，甲状腺機能亢進症
4. 細胞内へのカリウム移行
    a. アルカローシス
    b. 低カリウム血症性周期性四肢麻痺
    c. ブドウ糖＋インスリン療法
    d. ビタミンB_{12}投与
5. 大量の発汗

2）高カリウム血症

　高カリウム血症の原因を表2-7にまとめた．体たんぱくの崩壊を伴う各種のストレス時の高カリウム血症，大量輸血や内出血時のカリウム増加

表2-7 ●高カリウム血症の原因

1. 体たんぱく質の崩壊
    a. 摂取エネルギーの不足：食欲不振，摂取困難
    b. 低酸素血症：心不全，肺不全，ショック
    c. ストレス：発熱，寒冷，ステロイド薬の投与
    d. 組織破壊：外傷，手術，感染
2. 内，外因子カリウム負荷
    a. 外因性：消化管出血・高カリウム食・カリウム剤投与
    b. 内因性：体内溶血，保存血・冷凍血の輸血
3. 血液pHの低下（アシドーシス）
4. 副腎皮質機能不全
    a. アジソン病クリーゼ
    b. アルドステロン欠乏症
5. 腎性カリウム排泄障害
    a. 抗アルドステロン薬の投与
    b. 急性腎不全
    c. 慢性腎不全の末期（尿毒症など）

などは，腎機能が障害されない限り臨床的には問題にならない．最も主要なものは腎不全に伴う高カリウム血症である．急性，慢性の乏・無尿期，抗アルドステロン薬の投与例などがその実例である．しばしば生命の危険を伴い緊急処置が必要となる．

3 カルシウム（Ca）

カルシウムは体内の約2％，成人男子の場合約1kg含まれている．その99％は骨内の有機物のマトリックスに硬く組み込まれており，残りの1％が体液中に液状で存在する．血清カルシウムは成人男子9.8±0.8mg/dl，女子9.6±0.7mg/dlで，その33％はたんぱく質と非拡散性に複合体を，12％はクエン酸などと錯塩をつくり，残りの55％がイオン状態Ca^{2+}である．カルシウム濃度はカルシウム代謝ホルモンとよばれる**副甲状腺ホルモン，活性型ビタミンD，カルシトニン**により，以下のように調整されている．

①副甲状腺ホルモン：カルシウム低下に刺激されて，腎のカルシウム再吸収，骨での放出，活性型ビタミン合成・分泌の機序でカルシウム濃度を上昇させる．

②活性型ビタミンD：カルシウム低下で刺激され，腸からの吸収と骨からの放出促進でカルシウム濃度を上昇させる．

③カルシトニン：カルシウム上昇に刺激されて甲状腺の傍濾胞細胞から分泌され，骨からのカルシウム放出を抑制してカルシウム濃度を低下させる．

1）高カルシウム血症（10.5mg/dl 以上）

高カルシウム血症の原因には，副甲状腺機能亢進，悪性腫瘍，甲状腺機能亢進，ビタミンD中毒，サルコイドーシス，副腎不全，利尿薬投与などがある．臨床症状を表2-8に示した．治療として原疾患がコントロールされるまで，大量輸液と利尿薬で脱水を改善することが大切である．

表2-8 ● 高カルシウム血症に伴う臨床症状

消化器症状	食欲不振，悪心・嘔吐，便秘，腹痛
精神症状	情動障害，抑うつ，無欲状態，全身倦怠，無気力，記銘力低下，見当識障害，錯乱
神経・筋障害	筋力低下，筋弛緩，腱反射減弱
腎障害	多飲，多尿，尿濃縮力低下，腎結石
心電図	QT間隔短縮，ST分画消失，房室ブロック

表2-9 ●低カルシウム血症に伴う臨床症状

神経・筋症状	テタニー，てんかん，腱反射の亢進，知覚異常
精神症状	情緒障害（いらいら，感情の動揺，抑うつ），記銘力低下，錯乱，妄想，幻覚
心電図	QT間隔延長，ST分画延長

2）低カルシウム血症（8.5g/dl 以下）

　低たんぱく血症により結合型カルシウムが低下した見かけ上の低カルシウム血症と，実際にCa^{2+}の低下するものとに大別される．甲状腺摘除後一過性の低カルシウム，副甲状腺機能低下，長期の脂肪性下痢，急性膵炎，血清リン（P）上昇などが原因として考えられる．急激に低下する場合は8〜8.5mg/dl程度の低下でも明らかに臨床症状を呈するが，慢性に生じた場合は5〜6mg/dlでもほとんど無症状のことがある．主な症状を表2-9に示す．テタニー*の頻発する急性の低カルシウム血症の緊急処置は8.5%グルコン酸カルシウム（カルチコール®）か，10%塩化カルシウムを静注することである．一方，慢性の低カルシウム血症には食事中のカルシウム増量，カルシウム剤の経口投与，活性化ビタミンDなどで対処し，原疾患の治療を進める．

テタニー：いわゆる"助産婦様手位"で知覚異常を伴う骨格筋の攣縮現象で，顔面の痙攣もみられ，重症では咽頭筋攣縮も出現する．

4 マグネシウム（Mg）

　生体内で7番目に多いミネラルで体内総量は21〜28g．その50%は不溶性の形で骨に，45%は細胞内に陽イオンとして，残りの5%は細胞外液の陽イオンとして存在する．血漿マグネシウム濃度は1.62±0.1mg/dlで，その1/3はたんぱくと結合し，2/3はフリーの形で存在する．通常は食事内で主に緑色野菜のクロロフィル中に含まれる．調節ホルモンについては不明である．マグネシウムはほとんどすべての酵素の補因子として必須であり，種々の物質代謝，エネルギー産生やホルモン分泌に関与している．

1）高マグネシウム血症

　ほとんど常に腎不全が原因で，腎での排泄力低下による．主な症状は全身倦怠，反射消失，筋力低下，血圧低下，鎮静である．高カリウム血症に酷似し，心電図変化を伴う．治療は腎不全に対するものが主で，血液・腹膜透析が行われる．

2）低マグネシウム血症

　アルコール中毒症，吸収不良症候群，長期の胃腸管吸引，原発性副甲状

腺機能亢進，糖尿病性昏睡，などで出現する．神経過敏，羽ばたき振戦，頻脈，不整脈，高血圧などの症状を呈する．

E 肝機能検査

術前に肝障害が認められる患者のリスクは，術後肝障害の増悪，手術からの全般的回復の遅れ，出血傾向などがある．さらに多臓器不全の引き金となることもあり，最悪の場合には肝不全に陥り死の転帰をとる可能性もある．したがって，術前に肝機能障害の程度をできるだけ正確に評価し，それに見合う手術適応の決定と，術中・術後の管理が必要である．

1）ビリルビン

血清ビリルビンは直接型（抱合型）と間接型（非抱合型）に分類される．基準値は総ビリルビン0.2〜1.0mg/dl，直接ビリルビン0.4mg/dl以下であり，総ビリルビンから直接ビリルビンを減じたものが間接ビリルビンである．各種肝・胆道疾患や溶血性貧血の鑑別診断に有用なだけでなく，肝・胆道疾患の経過観察および重症度・予後判定にも必須の検査である．

2）血清酵素

(1) AST，ALT

急性肝炎をはじめ急性肝障害ではAST（アスパラギン酸アミノトランスフェラーゼ；aspartate aminotransferase），ALT（アラニンアミノトランスフェラーゼ；alanine aminotransferase）は500単位以上の著明な上昇を示す．慢性肝炎，肥満による脂肪肝ではAST＜ALT，肝硬変，肝癌，アルコール性肝障害ではAST＞ALTの傾向がみられる．

(2) 乳酸脱水素酵素

乳酸脱水素酵素（lactate dehydrogenase；LDH）は生体内各組織に広く分布する可溶性分画の酵素であり，細胞障害により血中に逸脱する．肝疾患に対する特異性は少ないが，急性肝炎ではAST，ALTと平行して上昇する．慢性肝炎，肝硬変では正常範囲にとどまることが多いが，原発性および転移性肝癌では上昇する．

(3) γグルタミルトランスペプチダーゼ

γグルタミルトランスペプチダーゼ（γ-glutamyl transpeptidase；γ-GTP）は肝細胞膜の毛細胆管膜に局在している．胆汁がうっ滞するときに上昇する．また，アルコール性肝障害ではエタノールによる酵素誘導によりγグルタミルトランスペプチダーゼの生成が亢進するのでアルコール摂取量との間に相関がみられる．

3）血液凝固因子

ほとんどの血液凝固因子は肝細胞で産生されるため，その変動は肝実質障害の程度を反映している．測定法としてプロトロンビン時間（PT：I，II，V，VII，X因子），ヘパプラスチン試験（HPT：I，II，VII，X因子），トロンボ試験（TT：I，II，V，VII，IX，X因子）が用いられる．これらの凝固因子は半減期が短いため，急性肝炎，肝硬変の重症度判定に役立つ．なお，第II，VII，IX，X因子はビタミンK依存因子であり，胆汁うっ滞にビタミンKの吸収障害が生じるとこれらの検査値は低下する．

4）色素負荷試験

ICG（インドシアニン・グリーン；indocyanine green）試験は0.5mg/kg体重のICGを肘静脈より静注し，15分後の停滞率（ICG15），または血中消失率（ICGK）を求める．基準値はICG15が10％以下，ICGKが0.168～0.206である．**肝実質障害**とともに**有効肝血流量**を反映するので肝臓の重症度，予後判定に有用である．

5）超音波検査

一般に広く用いられている腹部超音波断層法のほか，腹部超音波カラードップラー法，CO_2超音波法，超音波内視鏡による検査がある．腹部超音波断層法はからだの表面より超音波を放射して，内部の構造に基づいて生ずるいろいろな反射を画像に構築して，構造の変化をみるものである．術前肝臓全体の評価は大切で，肝硬変では肝右葉の萎縮，肝表面の凹凸不整，辺縁鈍化などの所見がみられる．脂肪肝では肝実質のbright liver（ギラギラした実質エコー），肝臓と腎臓のコントラストの違いなどが特徴的な所見である．また，胆石，胆囊炎の診断にも有用である．

6）CT

CT（computed tomography）とは，体内に放射したX線の吸収度に基づいて組織の構造を画像化した診断方法である．肝を含めた腹部の全体像がわかるので，肝疾患でのルーチンの検査となっている．肝癌，肝転移などの限局した疾患を診断するのみならず，肝葉の萎縮，変形，脾腫などのび漫性肝疾患を診断するにも有用である．また，超音波検査と同様に胆道疾患（胆石症，胆囊炎，胆囊癌など）の診断にも有用である．

7）MRI

MRI（magnetic resonance imaging）とは，人体を静止場において電磁

波を放射し，組織中の水素に共鳴を起こさせ，次いで静止場の状態に戻る時間を計測し，その値から組織の性状を画像化する方法である．MRIを用いて血管や胆道の状態をきれいに描出することが可能となり，前者をMRアンギオグラフィー（MRA），後者をMRCP（MR cholangiopancreatography）とよんでいる．

8）その他

血管造影（angiography），胆道造影（cholangiography），内視鏡的逆行性胆道膵管造影（endoscopic retrograde cholangiopancreatography；ERCP），肝生検，腹腔鏡などにより肝胆道系の状態をより詳細に検査する方法がある．

F 内分泌検査

外科患者に併存する代表的な内分泌系異常は，糖尿病，副腎皮質機能低下，甲状腺疾患などである．これらの患者の多くは既往歴の聴取や入院時の一般検査，原病の性質で病変の併存が明らかになることが多いが，臨床的に症状として現れない異常が，手術侵襲で顕在化する場合も多い．したがって，術前に内分泌検査を行う必要がある．

1 糖尿病ならびに耐糖能異常

糖尿病とは，インスリン作用の不足に基づく糖代謝異常を特徴とする疾患で，食生活の欧米化や生活様式の変化，高齢社会への移行などを反映してわが国でも増加傾向にある．糖尿病患者は手術侵襲下には生体の代謝が激しく変動するため，糖尿病が適切に管理されないと各種の重篤な合併症をもたらす．糖尿病に必要な検査は，診断に直結するものと糖尿病のコントロールの良し悪しを判断するもの，合併症の検査の3つに大別される．診断に直結するものとしては空腹時血糖，75g OGTTが，重症度やコントロールの良し悪しの判定にはグリコヘモグロビン（HbA1, HbA1c），フルクトサミン，1日尿糖，1日血糖曲線が，合併症には眼底（糖尿病網膜症），腎機能（糖尿病腎症），心電図などがそれぞれ重視される．75g経口ブドウ糖負荷試験（75g OGTT）では，2時間血糖値が200mg/dl以上を示すものを糖尿病と診断する．すでに糖尿病と診断されて治療中の患者，**空腹時血糖**が140mg/dl以上や**任意時刻血糖**200mg/dl以上の患者に安易に手術を行うと，これを契機にこれまでの血糖のコントロールが乱れ，最悪の場合には昏睡を誘発しかねないため注意が必要である．術前の準備として，糖尿病患者は尿糖の1日量を5g以下に維持し，尿ケトン体陰性，空腹時血

糖100～140mg/dlにコントロールする必要がある．そのためにはインスリンを導入しなければならないことがある．

2 副腎皮質機能不全

　術前にステロイド薬を投与されている患者が増加している．炎症性腸疾患，喘息，膠原病などの慢性疾患患者は長期にわたりステロイド薬を内服している場合が多い．また，進行性消化器癌患者で癌の転移のために副腎不全に陥る患者もある．このような慢性副腎機能不全を見過ごして手術が行われると，術後急性副腎不全となって不幸な転帰をとることがある．

　副腎皮質から糖質コルチコイド（コルチゾール），鉱質コルチコイド（アルドステロン），性コルチコイド（アンドロゲン）が分泌される．このうち外科侵襲時には**コルチゾール**と**アルドステロン**が重要な役割を果たす．コルチゾールは視床下部で作られた副腎皮質刺激ホルモン放出因子（corticotropin releasing factor；CRF）が下垂体前葉を刺激し，副腎皮質刺激ホルモン（adrenocorticotropic hormone；ACTH）を放出させ，これが副腎皮質に作用して分泌される．正常時の成人のコルチゾール分泌量は20mg/日であるが，最大ストレス下では240～300mg/日にも達する．コルチゾールは糖新生や脂肪分解，たんぱく崩壊を亢進させてエネルギー代謝に関与するとともに，カテコールアミンと協同して血圧を調整している．アルドステロンも外科侵襲で分泌が亢進する．この分泌の一部は副腎皮質刺激ホルモンにも影響されるが，主にレニン－アンギオテンシン系で調節されている．また，血清カリウム値の上昇もアルドステロン分泌を促す．アルドステロンの作用は腎尿細管におけるナトリウムの吸収やカリウムの排泄を支配している．術後には主にナトリウムを体内に貯留して血液量を維持するのに役立っている．したがって，副腎皮質機能低下症では手術などの外科侵襲が加わると，これらのホルモンの急激な需要増加に対応しえず，急性副腎不全に陥る．

　副腎皮質機能低下には原発性と続発性がある．副腎そのものの病変でホルモン産生が低下する原発性副腎皮質機能低下症には，アジソン病のほか，副腎摘出，副腎への癌浸潤，抗凝固療法や感染による副腎出血，特発性副腎出血などがある．このタイプではコルチゾールとアルドステロンの両者の低下と，副腎皮質刺激ホルモンの分泌亢進がみられる．一方，間脳－脳下垂体系障害による続発性副腎皮質機能低下症の主な原因は，長期にわたる副腎皮質ホルモン薬の投与である．こちらではコルチゾールと副腎皮質刺激ホルモンの分泌は低下しているが，アルドステロン分泌は保たれていることが多い．

1）症状と検査所見

　副腎皮質機能低下症の症状は，コルチゾール低下によるものとアルドステロン低下によるものに大別される（表2-10）．原発性の代表であるアジソン病では精神症状，皮膚の色素沈着，低血圧，低ナトリウム血症，高カリウム血症が特徴的である．特に進行癌や抗凝固療法中の患者が低ナトリウム血症や高カリウム血症，低血圧を示したときは，副腎への癌転移や出血を疑う．これに対し，ステロイド薬投与中はこのような特徴的な症状を示すことなく，症状から副腎機能不全を示すことは難しい．むしろステロイド薬の投与中止で初めて症状が出現する．

2）ホルモン検査

　説明のつけがたい低ナトリウム血症，高カリウム血症，低塩素血症，低血糖，好酸球増多があれば，必ず副腎機能低下を疑う．次いで血漿アルドステロンとアンドロゲン，尿中の17-OHCSと17-KS（17-ケトステロイド）の測定を行う．原発性か続発性かの鑑別に副腎皮質刺激ホルモンやメトピロン®を投与して，血漿中のコルチゾール濃度や尿中17-OHCS濃度の増加をみる試験もある．

表2-10 ●副腎皮質機能低下症の症状

a）コルチゾール低下の臨床症状
　1）消化器症状
　　　食欲不振，低酸症（胃酸減少症），悪心・嘔吐，体重減少
　2）精神症状
　　　活力減退，錯乱，無気力，精神病，無関心
　3）エネルギー代謝
　　　糖新生低下，肝グリコーゲン喪失，脂肪動員および利用の低下，空腹時低血糖
　4）心・血管・腎症状
　　　昇圧反応低下，低血圧
　5）下垂体
　　　副腎皮質刺激ホルモン（ACTH）とメラニン細胞刺激ホルモン（MSH）分泌の
　　　非抑制による皮膚粘膜の色素沈着
　6）ストレスに対する抵抗力低下

b）アルドステロン低下の臨床症状
　1）ナトリウム貯留不能
　　　細胞外液の低下，腎前性高窒素血症，体重減少，レニン産生増加，体液量減少，
　　　昇圧薬に対する昇圧反応低下，低血圧，衰弱，ショック
　2）カリウムおよび水素イオンの腎分泌の低下
　　　高カリウム血症，軽度のアシドーシス，心収縮停止

3）ステロイド薬使用例の評価

　ステロイド薬使用例では，現在も継続投与中の患者に関しては，副腎皮質機能低下の状態にあるものとして考えて対処する．長期投与後に中止すると，まず副腎皮質刺激ホルモンの分泌は回復するが，副腎のステロイド産生能の回復は遅れ，その回復には投与中止後9〜12か月を要する．また，使用の既往歴のある者では，投与の量と時期，期間が問題となる．正常時の1日分泌量に等しい**ヒドロコルチゾン20mg/日**以上を2週間にわたって投与する必要がある．

4）急性副腎不全の診断と対策

　慢性副腎皮質機能低下例の手術などのストレス負荷，あるいは腹部手術の副腎の損傷が急性副腎不全を引き起こす．特徴的な症状は，**頻脈，低血圧，発熱**である．これらの症状はストレス後72時間以内に出現することが多い．次いで錯乱，昏睡状態，ショックへと進む．この際の血圧低下はカテコールアミン投与に反応しがたく，ステロイド薬を併用して初めて改善される．検査所見ではすでに慢性副腎皮質機能低下でも述べたような低ナトリウム血症，高カリウム血症，低血糖，アシドーシス，高血清尿素窒素（BUN）がみられる．また，手術後やショックではほとんど消失してしまう末梢血中の好酸球が50/mm^{3}以上あれば，急性副腎不全が示唆される．

3　甲状腺機能低下症

　甲状腺機能低下症では心筋収縮力や呼吸筋力が低下する．このうち呼吸機能では，換気力の低下や低酸素血症に対する換気反応の減弱が知られていることに加え，水分排泄の異常，代謝率や中枢神経系などの低下も指摘されている．また，低体温，心不全，呼吸不全，徐脈と多彩な症状を呈するほか，低ナトリウム血症，低血糖，低酸素血症がみられる．

　甲状腺機能低下症の症状は，無気力，寒がり，知的活動の減衰，皮膚乾燥，嗄声などである．また，既往歴に慢性甲状腺炎，甲状腺摘除術，抗甲状腺薬投与，^{131}I投与がある場合も，甲状腺機能低下を疑ってみる．心電図上のT波の平坦化や逆転，洞性徐脈，そして，高コレステロール値でも本症が疑われる．

　ホルモン検査としては，血中甲状腺ホルモン（T_4・T_3），甲状腺刺激ホルモン（TSH）を測定する．原発性では**血中甲状腺ホルモンは低値**で，**血中甲状腺刺激ホルモンは高値**となる．下垂体前葉の障害による2次性のものでは，血中甲状腺ホルモン，甲状腺刺激ホルモンともに低値である．

4 | 甲状腺機能亢進症

　未治療の甲状腺機能亢進症では酸素消費量亢進や自律神経失調，中枢神経緊張などがみられる．手術や感染症などを契機に甲状腺クリーゼに陥ることがある．この甲状腺クリーゼの発症機序は明らかでないが，血中甲状腺ホルモンの異常な増加によるとする甲状腺ホルモン過剰説，カテコールアミン分泌の関与を重視する副腎髄質ホルモン説，副腎皮質機能低下と関連づける副腎皮質ホルモン説などがある．

　頻脈，**不整脈**，**脈圧の拡大**，**手指振戦**，**発汗過多**の症状があれば本症を疑う．身体所見では，甲状腺を触知する．無治療の甲状腺機能亢進症では手術侵襲に耐えられず，発熱，意識障害，心房心室細動，ショックなどの症状を呈し，死亡率も高い甲状腺クリーゼが発症する．

② 手術前の看護

　ここでは手術が決定してから患者が手術室へ入室するまでの期間に必要な看護について述べる．

　手術には予定された手術と緊急手術とがあるが，どちらの場合も手術や麻酔による侵襲に耐えられるよう患者が心身の準備を整え手術に臨むことが大切である．手術前の検査は患者の身体面の評価に欠かせないものであり，手術前後に必要な説明と訓練を含んでいる．術前オリエンテーションは，術後の経過を左右する重要なものである．これらを通じて，手術に対して患者および家族の気持ちが前向きになるようサポートする必要がある．

A 入院時の看護

1 | 入院前および当日の準備

1）情報収集

　入院前日までに，種々の記録物から患者の情報を得ることができる．手術を受ける患者は外来で必要な検査を済ませ，手術日が決定し入院することがほとんどである．事前に記録物から情報を収集すると，入院時の面接をスムーズに進めることができる．初回入院でない場合には，前回の入院病歴も重要な情報源となる．

入院当日に，患者および家族から看護上必要な情報を聴取する．このとき，患者や家族の話を傾聴し，不安や緊張を軽減するよう努めることが大切である．

　データベースに沿って情報を整理し，看護上の問題がないかアセスメントする．

(1) 情 報 源

　外来診療録，入院病歴，入院診療計画書，入院指示票，患者および家族．

(2) 情報内容

　氏名，年齢，診断名，予定術式，感染症の有無，血液データ，外来で行った検査の結果，予定入院期間，患者の心理状態，家族構成，社会的役割，病室の希望など．

2　入院時オリエンテーション

　多くの患者は病院での生活に不安を抱きながら入院してくる．まして手術目的で入院する患者の場合は強い不安や緊張感を抱いていることが多いため，入院生活に必要な情報を提供し，安心感を与えるような落ち着いた態度で入院時のオリエンテーションを行うことが重要である．

1）入院時オリエンテーションの内容

(1) 受け持ち看護師の自己紹介
(2) 看護提供システムについて

　チーム・ナーシングやプライマリ・ナーシングなど．

(3) 病棟の構造と使用方法

　ナース・ステーション，トイレ，バスルーム，洗面所，外部からの連絡方法など．

(4) 病室とその設備や備品の使い方

　部屋番号，ナース・コール，冷蔵庫，空調，照明器具，テレビなどの使用方法など．

(5) 同室者の紹介
(6) 病院のルール

　外泊・外出について，貴重品の管理，禁煙，携帯電話使用上の注意，会計方法など．

(7) 病棟の日課

　起床時間，消灯時間，面会時間，食事など．

B 検査に伴う看護

　手術前の検査は術前の患者の医学的問題を明確にするために欠かせないものであり，手術や麻酔による侵襲に対する予備能力やリスクファクターを評価するために行う．

　検査の種類は予定された手術により様々であるが，主に呼吸機能，循環機能，肝機能，腎機能，栄養・代謝の検査を行う．

　実施する検査について，事前に医師からその目的や方法を説明する．侵襲的検査の場合には，検査の合併症についても十分に説明したうえで患者の同意を得る必要があり，同意書に署名を残す場合もある．患者の同意が得られたら，検査前日までに検査の予定時間，前処置などについて看護師から説明する．

C 手術に臨む患者の心身の準備と看護

1 術前オリエンテーション

　手術の日程が決定したら，事前に必要な準備を行うためにオリエンテーションを行う．

1）術前オリエンテーションの目的

　①手術当日までのスケジュールを説明し，患者の協力を得る．
　②術後の回復過程や実施予定の処置について説明し，理解を得る．
　③術後合併症の予防の重要性とそのために必要な準備について説明し，理解を得る．

2）術前オリエンテーションの方法

　パンフレットや患者用クリニカルパス，ビデオなどを用いて術前・術後のスケジュールを説明する．患者がイメージしやすいように時間経過に沿って説明することが大切である．また必要時，術後の状況を設定して疑似体験させたり，術後に必要な深呼吸の方法やからだの動かし方などの訓練を行ったりする．

　医師からの患者への手術についての説明内容を把握し，必要な場合には患者と共に家族またはキーパーソンへも術前オリエンテーションを行う．質問に対しては丁寧に対応し，不安や疑問が残らないようにする．場合によっては，あらためて主治医，麻酔科医，手術室看護師などから直接説明

する機会を設ける．

　一般的な術前オリエンテーションの内容を以下に示す．

(1) 手術日，開始時間，予定所要時間，手術室への入室時間，移送方法
(2) 麻酔の種類
(3) 手術前日・当日の処置内容と実施時間
(4) 術後の状態

術後の疼痛コントロールや体内に留置されるカテーテル類の部位や本数について説明する．また，ストーマに使用する器材などは実物を患者に見せて説明する．

(5) 術後の回復過程

術式を踏まえて，術後の安静度，飲水，食事開始の目安，離床の計画などについて説明する．

(6) 術後に帰室する病室

集中治療室や回復室へ入室する場合は，入室期間についても説明する．

(7) 術前の訓練

① 深呼吸訓練

術後の肺合併症予防のために欠かせない．

〈深呼吸訓練の種類〉

- インセンティブ・スパイロメトリを用いた最大吸気維持訓練
　術後の無気肺の予防に有効なゆったりとした長い深呼吸を練習する．
- 深呼吸法
　1時間ごとに最大吸気を5～6秒保持する腹式呼吸を5～10回連続する練習を行う．

② 排痰訓練

有効な排痰には末梢気管に貯留した痰を中枢気道に移動させるために，ハッフィングが有効である．ハッフィングは最大に息を吸った後に，声門と口を開いて，一気にハーッと強制的に息を吐き出すものである．ハッフィングの後に，咳により痰を喀出することができる．

③ 禁　煙

喫煙は肺機能を低下させる．また，気道分泌物の増加による術後の肺合併症を起こしやすいため，手術1か月前からの禁煙が望ましい．入院時に禁煙について確認する．

④ 術後のからだの動かし方について

床上での運動や早期離床の必要性（肺合併症・静脈血栓などの循環障害の予防や排泄障害・筋力低下の予防）について説明する．また，下肢の膝立運動やベッド柵などを使って側臥位になったり，側臥位から起き上がったりする練習を行う．

⑤　含嗽の練習

含嗽用膿盆，コップ，ストローを用いる．含嗽時に誤嚥しないよう側臥位で少しベッドの頭側を挙上して行う．含んだ水が咽頭まで達すると誤嚥しやすいため，すすぐのは口腔内にとどめる．膿盆に出すときは，口角からゆっくり流し出すように説明する．

⑥　家族の面会について

手術の時間に合わせて面会できることを伝え，通常の面会時間以外になる場合は，必要な手続きについて説明する．また，手術終了までの待機場所と連絡方法について確認する．

⑦　必要物品の準備

術式，術後の安静度などを考慮のうえ，必要な物品について説明し，手術前日まで準備状況を確認する．一般的にはタオル，ティッシュペーパー，洗面用具，寝衣，下着などを準備する．

2　術前の準備

1）手術前日の準備

(1) 最終検査結果の確認

血液型，採血結果（凝固，血算，生化学，血液ガス分析），胸部X線写真，心電図，呼吸機能，手術部位の画像データなど，手術に必要な検査結果がそろっているか確認する．

(2) 手術同意書の確認

患者は医師から手術や合併症について十分な説明を受けて，納得し同意した場合に手術同意書に署名する．手術同意書に患者の署名があることを確認する．

(3) 除　毛

医師の指示範囲を除毛する．電気かみそりまたは除毛クリームを用いて除毛する．

(4) 臍の清潔

腹部の手術で臍に切開創が及ぶ場合などには，術後の創感染を予防するために，オリーブオイルに浸した綿棒で清拭して臍の汚れを取り除く．汚れが強い場合は，オリーブオイルを臍に数滴滴下し，しばらく放置してから行うと除去しやすい．

(5) 身体の清潔

術後しばらくは入浴できないので，手術前日に入浴と洗髪を行う．腹部の手術の場合には，臍の中の油分（オリーブオイル）と汚れを十分に取り除くように説明する．入浴できない患者の場合は，清拭や洗髪を必要時介

助する．手術当日の洗面後は，クリームなどを付けないように説明する．男性の場合は髭剃りを必ず行う．

(6) 食事制限

消化管の手術の場合には手術数日前から，食止めとすることが多い．医師の指示に従って患者に説明する．消化管以外の手術では，手術前日の夕食後から食止めで，21時以降は飲水も不可となる場合が多い．自己管理が難しい患者の場合は，家族にも十分に説明し，ベッド周囲に食品を置かないなどの協力を依頼する．

(7) 輸　　液

栄養状態の悪い患者や消化管の手術の場合には，手術の数日前から中心静脈栄養を行うことが多い．医師の指示により輸液を実施する．

(8) 下剤や浣腸

消化管の手術では腸洗浄を目的に，下剤の与薬や浣腸を行う．日常から便秘傾向にある患者の場合には，緩下薬などについて医師に相談する．消化管以外の手術では，夕食後2時間に緩下薬を服用することが多い．

(9) 睡眠薬の服用

手術前夜に不安を軽減し，十分な睡眠がとれるように，主治医や麻酔科医の指示により就寝前に睡眠薬を与薬することがある．初めて睡眠薬を使用する患者の場合には，ベッドからの転落，歩行時の転倒に十分に注意し，必要時ベッド柵や尿器の準備などの安全対策を行う．

2）手術当日の準備

(1) 絶飲絶食

起床時に食事や飲水ができないことを再度確認する．手術当日は患者の緊張が強いため，ふだんは自己管理していることも確認する必要がある．

(2) 清潔・整容

全身麻酔では特に口腔内の清潔が重要である．また，男性の場合には髭剃りについても確認する．

(3) 浣　　腸

麻酔の種類や術式によって，医師が指示する浣腸の種類は異なる．浣腸は，トイレに近い処置室などのベッドを使用し，患者を左側臥位にして実施する．トイレに間に合わない場合に備え，ベッドサイドにポータブルトイレまたは便器を準備しておくこともある．前夜に服用した緩下薬と浣腸の作用により，排泄時に急激に腹腔内圧が低下し，血圧低下を起こすことがある．特に高齢者の場合には十分に注意する．

(4) 輸　　液

医師の指示により輸液を開始し，時間内に指示量を正確に輸液する．

(5) 最終排泄時間
手術入室直前の排泄時間を確認する．

(6) 更　衣
病院で定められた手術着に着替え，めがね，コンタクトレンズ，時計，指輪，ネックレス，義歯，補聴器，ヘアピンなどは取り外す．患者確認用のリストバンドなどは必ず身につけておく．更衣後の保温に十分注意する．

(7) 前投薬
前投薬の指示がある場合，投与後に安静が保てるようにその他の処置がすべて終了してから実施する．投与前後にバイタルサインを測定する．血圧低下などバイタルサインに大きな変化がみられた場合には速やかに医師に報告する．

(8) 家族との面会
手術前処置のため時間的余裕がないことが多いが，可能な限り患者と家族が共に過ごす環境をつくるように配慮する．

(9) 準備完了の確認
チェックリストなどを用いてすべての準備が完了したか否かを確認する．

3）手術室への引き継ぎ

(1) 手術室に持参する物品
チャート（外来チャート，入院チャート），X線写真，その他（特殊薬品など）の物品とともに患者を手術室に搬送する．搬送に際しては，指定された手術室到着時間を厳守する．

(2) 搬送方法
ストレッチャー，ベッド，車椅子など手術に応じて指定された方法で搬送する．

(3) 手術室への申し送りの内容
手術室へ引き継ぐ際は，患者自身にフルネームを名乗ってもらうとともに，患者が身につけている患者確認用リストバンドなどを医師と看護師など複数が読み上げ，患者本人であることを確認する．同時に，持参したチャートやX線写真などについても，手術を受ける患者のものであることを確認する．

〈申し送る項目〉
・氏名，予定術式，血液型，アレルギーの有無
・手術当日の輸液量や排泄量
・浣腸，その他の処置の内容と結果
・前投薬と投与前後のバイタルサイン
・手術当日の患者の心理状態

⑷ 家　　族

　手術室入り口まで患者を見送った後，病棟の面会ホールなどで待機するように説明する．

第3章

麻酔と看護

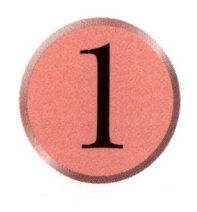

1 麻酔における術前チェックの実際

A 術前回診

　患者の信頼を得ることが最も重要である．術前回診の際には服装，挨拶，言葉遣いには十分注意する．

1 診療録

以下のようなことをチェックする．
① 年齢，身長，体重：投与する薬剤量，使用する器材のサイズ（気管チューブのサイズなど）の目安となる．
② 日常生活の程度（制限はあるか，走れるか，階段を上れるかなど）
③ ふだんの血圧，脈拍，熱などバイタルサイン
④ 胸部・腹部Ｘ線写真
⑤ 呼吸機能：特に1秒量1000 ml以下は要注意である．
⑥ 心機能：安静時心電図に異常があれば負荷心電図，心エコーなども必要である．
⑦ 肝・腎機能，内分泌，凝固能
⑧ 薬の服用歴
⑨ 術式の把握

2 問診と診察

　一とおりの病歴聴取をする．現病歴，既往歴の把握と過去の麻酔歴，家族の麻酔異常，薬物アレルギー，気管支喘息の有無のチェックをする．開口障害はないか，頸部後屈はできるか（開口障害や頸部後屈困難は挿管困難の可能性がある），義歯や歯槽膿漏（歯が動揺して気管挿管時に損傷する可能性がある）の有無も必ず確認する．打聴診，脈拍数，呼吸数，血圧測定なども必要に応じて行う．

3 麻酔同意書と麻酔説明書

　麻酔手技，リスク，絶飲食，術後の状態などについても説明する．十分説明をしたうえで（インフォームドコンセント），麻酔同意書に署名をしてもらい，麻酔説明書も渡す．

4 麻酔前投薬・術前輸液・内服薬の指示

　必要に応じて麻酔前投薬の指示を出す．しかし，最近では麻酔前投薬は出さないことも多い．これは，最近の麻酔では麻酔前投薬の意義が薄れている（特に硫酸アトロピン）ことによる．また，病棟での注射ミスをなくす目的もあるし，何よりも患者自身が自分で意思表示できるため患者取り違えを予防できるという意義が大きい．さらに，オンコールといって前の手術が終わってから次の手術を入れる場合，前投薬がなければ患者の受け入れと送り出しがスムーズに行われるというメリットもある．

〈予定手術での前投薬の例〉
　硫酸アトロピン0.5mg（1.0ml）＋ミダゾラム2mg（0.4ml）（筋注，入室30分前に）

〈絶飲食の指示の例〉
食事：前日の夕食まで
飲水：前日の21時まで

〈術前輸液の例〉
午後開始なら朝より輸液（100ml/時程度）が必要．

B　術前リスクの評価

　術前回診で得られた情報をもとに術前評価を行う．米国麻酔学会（American Society of Anesthesiologists；ASA）のリスクファクター（表3-1），喘息，術前投薬歴，過去の麻酔歴，器官ごとの術前評価，身体所見の聴取，緊急手術かどうかなどの情報をもとに評価し，麻酔計画を立てる．

表3-1 ● 米国麻酔学会のリスクファクター（全身状態 physical status）

PS1：（手術となる原因以外は）健康な患者
PS2：軽度の全身疾患をもつ患者
PS3：重度の全身疾患をもつ患者
PS4：生命を脅かすような重度の全身疾患をもつ患者
PS5：手術なしでは生存不可能な瀕死状態の患者
E：緊急手術（たとえば，PS2Eのように表示する）

C 合併症のある患者の術前評価

1 呼吸器疾患患者

1）気管支喘息

聴診所見（喘鳴の有無と程度），発作の季節・程度・治療，最終発作の時期，内服薬などをチェックする．

血液ガス，呼吸機能検査を評価する．

2）肺機能障害

(1) 分　類
- 閉塞性疾患：肺気腫，慢性気管支炎など．
- 拘束性疾患：肺線維症，肺切除後の患者，胸水貯留，高度肥満など．

(2) 術前評価

呼吸困難の程度の評価としてはヒュー・ジョーンズの分類（表 2-1 参照）を参考にする．

咳・痰の程度，喫煙歴（6 週間以上の禁煙は術後肺合併症の頻度を低下させる）をチェックし，聴診所見，胸部X線写真の評価をする．

血液ガスで PaO_2 55～60mmHg，$PaCO_2$ 45～50mmHg以下はリスクが高い．また，呼吸機能検査で肺活量1.5 l 以下，1 秒量 1 l 以下はリスクが高い．

2 循環器疾患患者

血圧がコントロールされているか，内服薬は何を処方されているかをチェックする．循環器の薬は原則として手術当日朝まで内服させる．

臨床症状としては，狭心症，うっ血性心不全，不整脈，心筋梗塞，心雑音の有無をチェックする．

胸部X線で心拡大，肺水腫，胸水の有無をチェックする．安静時心電図で異常が認められた場合は，負荷心電図や心エコーの検査を追加する．負荷心電図が陽性であれば，冠動脈造影も考える．

不整脈のある患者では，不整脈の種類，基礎疾患の有無，心疾患，内服薬をチェックする．ペースメーカー装着者の麻酔では，ペースメーカーの型を確認しておく．

代表的な新機能の分類としては米国心臓協会（American Heart Association）機能分類（表 3-2）がある．

非心臓手術で，術後心臓合併症を起こす危険因子としては，以下の項目

表3-2 ●米国心臓協会機能分類

クラス1：身体的活動を制限する必要のない心臓病患者で，日常生活における身体活動の程度では，疲れ，動悸，息切れ，狭心痛が起こらないもの．
クラス2：身体的活動を軽度ないし中等度に制限しなければならないもの．安静にしていればなんともないが，日常生活において普通の身体活動の程度でも疲れ，動悸，息切れ，狭心痛を起こすもの．
クラス3：身体的活動が著明に制限されているもの．安静には何の愁訴もないが，日常生活において普通以下の身体活動の程度でも疲れ，動悸，息切れ，狭心痛を起こすもの．
クラス4：軽い身体的活動の程度で必ず愁訴を生じる患者．安静にしていても心不全の症状や狭心痛があり，少しでも安静を外し軽い身体活動を行うと，愁訴が増強するもの．

に注意する．

①70歳以上の高齢者
②術前6か月以内の心筋梗塞の病歴
③心電図異常（1分間5個以上の心室性期外収縮など）
④血液ガス異常（PaO_2＜60mmHg または $PaCO_2$＞50mmHg）
⑤腎機能障害
⑥慢性肝疾患の所見
⑦長期臥床
⑧手術の種類（開腹手術，開胸手術，大動脈の手術，緊急手術はリスクが高い）

3 糖尿病患者

糖尿病歴が長く，コントロール不良であればあるほど腎障害，自律神経障害などの合併症が重篤になる．

治療は食事療法のみか，経口糖尿病薬かインスリンを使用しているかなどをチェックする．経口糖尿病薬を投与されている患者では，術直前は投与しない．インスリンを投与されている患者では，朝の血糖値により即効性インスリンを投与する．

4 肝疾患患者

多くの揮発性麻酔薬，静脈麻酔薬，非脱分極性筋弛緩薬は肝代謝されるので，肝機能が高度に障害されると，効果の遷延が問題となる．硬膜外麻酔や脊椎麻酔では，凝固障害も問題となる．

5 腎疾患患者

電解質異常をチェックする．術前輸液は慎重に行い，腎不全患者ではカ

リウムを含む輸液は使用しない．

2 麻酔の種類とその進め方

A 麻酔の種類

1 全身麻酔

投与された全身麻酔薬が吸収され全身的に作用して，無痛と意識消失をもたらすもので，投与経路によって次のように分類される．

①**吸入麻酔**：麻酔ガス（笑気など）や揮発性麻酔薬を使う麻酔．吸入麻酔はさらにマスクによる全身麻酔と気管挿管による全身麻酔とに分けることができる．
②**静脈麻酔**：静脈注射（点滴）によって麻酔薬を投与する．
③**直腸麻酔**：直腸内に麻酔薬を投与する．
④**筋注麻酔**：筋肉内に麻酔薬を投与する．

③と④は，主に小児で塩酸ケタミンなどの全身麻酔薬を用いて行われるのみである．以下，全身麻酔の項目では，①と②について述べる．

2 局所麻酔

末梢神経（およびその周囲）に局所麻酔薬を注入して無痛を得るもので，意識は保たれたままである．神経遮断部位によって次のように分類される．

①**表面麻酔**：局所麻酔薬を粘膜表面に噴霧したり，塗ったりして無痛を得る．
②**浸潤麻酔**：皮下などに局所麻酔薬を注入して無痛を得る．
③**脊椎麻酔**：クモ膜下腔に局所麻酔薬を注入して無痛を得る．通常1回の注入だけで行われる．
④**硬膜外麻酔**：硬膜外腔に局所麻酔薬を注入して無痛を得る．細いチューブを留置して持続的に鎮痛を得ることも可能（術後硬膜外鎮痛法）．全身麻酔と併用されることも多い．
⑤**末梢神経ブロック**：腕神経叢ブロック，坐骨神経ブロック，肋間神経ブロックなど．

③〜⑤はまとめて**伝達麻酔**ともよばれる．

B 全身麻酔の準備（基本機材）

1 麻酔器

　麻酔器は，最も基本的にはガス供給機構と呼吸回路の2つの部分よりなる（図3-1）．さらに，これらに人工呼吸器や各種モニターも組み込まれているのが普通である．

1）ガス供給機構

　パイピングはピンインデックスシステム（酸素：緑，笑気：青，空気：黄）により，異なるガスの供給口には接続できないようになっている．

(1) 減圧弁

　ボンベまたは配管の高圧を作動圧（$3 \sim 5 \, kg/cm^2$）に減圧する．

(2) 流量計

　テーパーになった筒内と，中に入っている円柱または球との間隙がガス流量によって決まることを利用している．各種ガス専用の流量計を用いなければならない．流量はローター浮子の上縁，またはボール浮子の中点で読む．通常笑気 $4l$ ＋酸素 $2l$（合計 $6l$）で維持することが多いが，必ずしも $6l$ の総流量にこだわる必要はない．

(3) 気化器

　各種揮発性麻酔薬専用の気化器を用いる．残量を常にチェックする．

〈吸入麻酔薬の補充〉

図3-1 ●麻酔器の構造

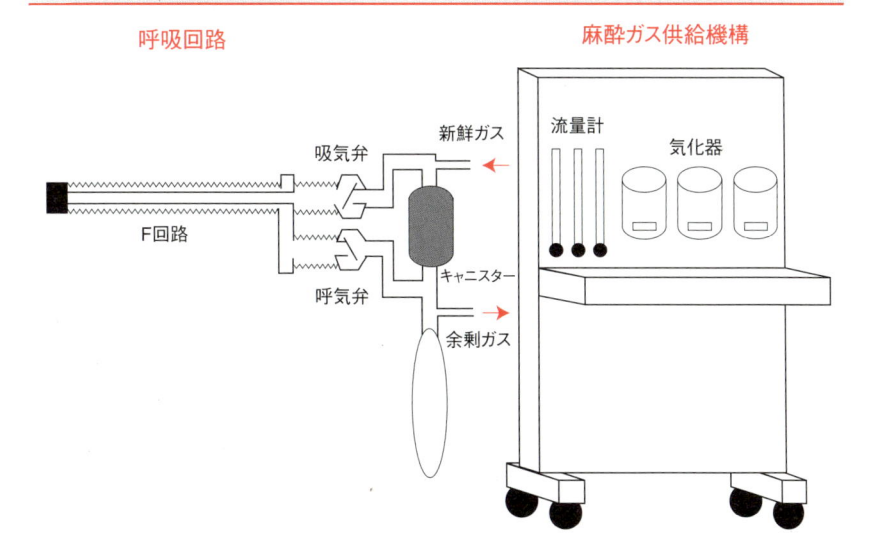

気化器のダイヤルを"オフ"の状態にし，専用のコネクター（セボフルラン：黄，イソフルラン：紫）を用いて，あるいは直接気化器の注入口に麻酔薬を注入する．注入後はきちんと注入栓を閉める．麻酔中に補充した場合は，再び気化器のダイヤルを回して吸入麻酔薬投与を開始することを忘れないようにする．

(4) 酸素フラッシュ弁

このボタンが押されると，流量計や気化器をバイパスして酸素が直接呼吸回路へ供給される．バッグの虚脱を防ぐときや，呼吸回路内の麻酔薬を早く追い出すときなどに用いる．

(5) 安全装置

酸素供給圧が下がった場合に笑気の供給が絶たれる機構（フェイルセイフ機構）や，酸素と笑気の割合が1対3以下では供給できない機構などが組み込まれている．

(6) 排気弁（ポップオフバルブ，APLバルブ）

呼吸回路を循環する麻酔ガスの一部を余剰ガスとして排出する圧を調節する．バッグを使って徒手で陽圧換気をするとき，このポップオフバルブの開き具合を調節して適切な吸気圧で換気ができるようにする．

※自発呼吸のときには，完全に"開"く．人工呼吸器使用中は，最近の麻酔器ではどちらでもよい場合が多いが，一応"閉"める．

2）呼吸回路

呼吸回路には何種類かあるが，通常全身麻酔で使われるのは，半閉鎖循環式である．一定量の混合ガス（酸素＋吸入麻酔薬）が供給され，余剰ガスは排出される．

〈リークテスト〉

ポップオフバルブを"閉"の状態にし，F回路の口を手でふさぎ，回路内に酸素を流してバッグを膨らませ，回路内圧は30cmH$_2$Oまで上げる．酸素流量をオフにし，この状態でしばらく保持する．回路内圧が自然に低下するようであれば，回路にリークがある．

3）バッグ

新生児0.5l，幼児1l，小児2l，成人3～4lの大きさを用意する．

4）人工呼吸器

従量式（volume-limited）と従圧式（pressure-limited）がある．

電源は必ず入れておくこと．1回換気量と換気回数（成人で10ml/kg×8～12回）をセットしておく．

〈アラーム〉
・低圧アラーム：呼吸回路がどこかで外れている，リーク，1回換気量が少ない．
・高圧アラーム：気道の閉塞・狭窄，片肺挿管，痰のつまり，呼吸回路の閉塞・狭窄，1回換気量が多すぎる．

2 喉頭鏡*

新生児はNo.0，2歳未満はNo.1，2〜8歳はNo.2，9歳以上はNo.3の大きさのブレードを用意する．

> **喉頭鏡**：気管挿管を行う際に，喉頭展開を行う道具．ブレードで喉頭蓋付着部の舌根を挙上して声門を確認する．

3 気管チューブ

経口用，経鼻用，気管切開孔用，左右分離換気用（ダブルルーメンチューブ：ブロンコキャス®など，気管支ブロッカーチューブ：ユニベント®），スパイラルチューブ（顔面，頭頸部の手術で使用），RAEチューブなどの種類がある．小児ではカフなしチューブを用いる．

カフを1回膨らませて破れがないかチェックし，その後完全に虚脱させておく．外側にキシロカイン®ゼリーを塗布しておく．スタイレットを入れ，先端はチューブから決して出ないように後ろのストッパーで調整する．

成人男子で内径8.0〜8.5 mm，成人女子で7.5〜8.0 mmの内径サイズを用意する（経口用）．小児は，[4＋年齢/4] mmの式で内径サイズの目安とする．また，門歯部でのチューブ固定の深さは，成人で20〜23 cm，小児で[12＋年齢/2] cmである．

4 ラリンジアルマスク

マスク状カフを咽頭内で膨らませて気道を確保する．原則として，体表手術の全身麻酔に用いる．男性は#5または#4，女性は#4または#3のサイズを用いる．

5 吸引器

即座に使用できるよう，吸引チューブは手元においておく．

6 その他の一般的器具

マスク，エアウェイ，バイトブロック，聴診器，固定用テープ，加湿器（人工鼻），ヘッドバンド，吸引カテーテルを準備する．

経鼻挿管時は，通常の準備に加えてマギール鉗子，エピネフリン生食（エピネフリンを生理食塩水で希釈したもの；鼻出血の予防のため）を用意する．

7 フル・ストマック（胃充満）のとき

　喉頭は嚥下時に喉頭蓋でふさがれることで異物の気管への進入を防いでいる．しかし全身麻酔で正常な排出機能が消失し，しかも胃内容が充満している場合は，嘔吐すると誤嚥の危険がある．これを防ぐためには，意識下挿管するか，以下のようにクラッシュインダクションを行う．

　通常の準備に加えて，太めの吸引を用意する．必ず気管チューブにスタイレットを入れておき，カフ用注射器も付けておく．麻酔導入5分前から十分酸素化をしておき，入眠後に輪状軟骨を圧迫しながら，換気せずに挿管する．挿管が確認されたら，カフを膨らませた後，輪状軟骨圧迫を解除する．

C 全身麻酔の準備（基本薬品）

1）チオペンタールナトリウム（ラボナール®）

　1A＝500mg，20mlの蒸留水に溶解すると25mg/ml．導入量は3〜5mg/kg．

2）臭化ベクロニウム（マスキュラックス®）

　1V＝10mg，初回投与量：0.1〜0.2mg/kg．

3）クエン酸フェンタニル（フェンタネスト®）

　1A＝0.1mg，2ml．通常原液のまま使う．導入時0.5〜1A使用することが多い．術後硬膜外麻酔にも使用する．

4）塩酸エフェドリン（α＆β刺激薬）

　1A＝40mg，生理食塩水9mlを加えて10mlとし，1mlずつ使用する．硬膜外麻酔や脊椎麻酔を行うときには必ず塩酸エフェドリンを用意しておく．

5）プロポフォール

　1A＝200mg，導入量は2mg/kg前後．吸入麻酔薬を使わずに，プロポフォールと鎮痛薬（フェンタニル，ペンタゾシンなど）のみで行う全身麻酔（全静脈麻酔；TIVA）も可能である．

6）その他の昇圧薬

　ネオシネジン®（α刺激薬）は，1 A＝1 mg，塩酸エフェドリンと同様に生理食塩水9 mlを加えて10 mlとし，1 mlずつ使用する．

　塩酸ドパミン，塩酸ドブタミン，ノルエピネフリン，エピネフリンなどはシリンジポンプを用いて持続的に使用する．

7）降　圧　薬

　塩酸ニカルジピン（ペルジピン®；カルシウム拮抗薬）などを用意しておく．

8）臭化パンクロニウム（ミオブロック®）

　1 A＝4 mg，2 ml

9）塩酸モルヒネ

　1 A＝10 mg，1 ml．心臓手術などでは静脈投与で使用される．硬膜外麻酔にも使用する（遅発性呼吸抑制に注意）．

D　患者管理，モニター

　手術の侵襲による有害反応に対処していくことが患者管理であり，そのためには人体からの情報をモニターしなくてはならない．

1）心　電　図

　手術中のモニターとしては，不整脈が確認しやすいので，II誘導を通常使用する．心筋虚血のモニターとして胸部誘導も用いられる．

2）血　　　圧

　聴診法，振動法などもあるが，最近ではほとんど自動血圧計を使う．直接測定法（動脈内カテーテルによる）は，心臓・大血管手術，大出血，長時間手術では適応となる．

3）パルスオキシメーター

　"動脈血の脈動成分を分析"して動脈血酸素飽和度を測定する．無侵襲，連続，リアルタイムモニターである．酸素解離曲線の性質から飽和度が100％に近いところでは情報は多くないが，PaO_2が80 mmHg以下，飽和度で95％を下回るようになると有用性が急激に増す．

4）尿　　量

膀胱留置カテーテルによる．

1時間当たり1 ml/kg以上の尿量を確保する．

5）気道内圧モニター

特に人工呼吸の際に，人工呼吸器の接続不良などによる換気障害を検出する．

6）酸素濃度モニター

回路内酸素濃度は原則として30％以上に保つ．

7）出 血 量

ガーゼの計量によっている．

出血の見えにくい症例や他の体液，洗浄用の生理食塩水の混入する症例では不正確になりやすい．

8）体　　温

直腸または食道で測定する．または，外耳に挿入して鼓膜の温度を測る方法もある．

高体温は悪性高熱の一症状であるが，初発症状であることは少ない．低体温は代謝障害や麻酔薬作用の遷延を招く．

9）カプノグラム

呼気に含まれる二酸化炭素をモニターすれば呼吸の確認になる．気管挿管の最も確実な確認方法である．

心拍出量が低下したり，肺空気栓塞が起こると変化が検出できる．

麻酔ガスの測定も同時に行うことも多い．

10）中心静脈圧

大出血の予想される症例や，体液バランスに注意する必要のある症例などで適応となる．

カテーテル挿入は，内頸静脈，外頸静脈，鎖骨下静脈，肘静脈，大腿静脈などから行う．

正常値は自発呼吸であれば5 cmH$_2$O，人工呼吸であれば10cmH$_2$O．

低下は循環血液量減少，上昇は循環血液量増加・心機能低下などを示唆する．

11）血液ガス

大手術，長時間手術，特に開胸手術や心臓手術，肺疾患患者，肥満患者などでは，チェックする必要がある．PO_2，PCO_2のほかにpH，HCO_3，BE（塩基過剰 base excess），酸素飽和度なども計算される．

12）筋弛緩モニター

筋弛緩薬の作用に問題の予想される症例（腎障害，電解質異常，神経・筋疾患など）ではモニターする必要がある．

13）心拍出量，肺動脈圧モニター

心機能や肺循環・末梢循環に問題のある症例で適応となる．

肺動脈に挿入したスワン-ガンツ・カテーテルを利用して測定する．カテーテルは先端に風船がついていて，血流に乗って肺動脈に到達する．十分に進めて風船を膨らませれば楔入圧となる．これは，ほぼ左房圧に等しい．肺動脈圧は20/10mmHg以下が正常値である．心拍出量は体表面積（平方メートルで表す）で割って心係数とする．

心係数＝心拍出量/体表面積
心係数の正常値は$3.4 l/分/m^2$

14）脳　　波

麻酔深度，脳循環の評価に利用されることがある．

15）経食道心エコー

心臓の動きや大動脈の血流に関して有用な情報を得る．

E　全身麻酔の導入

以下に全身麻酔の導入過程を示す．
①酸素吸入（$6 l$くらい）をする．
②マスキュラックス®，フェンタネスト®，ラボナール®を静脈注射する．
③入眠確認後，バッグ・マスクにて人工呼吸をし，胸が持ち上っているか否かを確認する．
④吸入麻酔薬（セボフルランなら3〜5％）を開始する．
⑤筋弛緩が得られ，適切な麻酔深度が得られたら挿管操作に移る．
以下に挿管操作の手順を示す．
①挿管に必要な物（喉頭鏡，挿管チューブ，カフ用注射器，聴診器）が

すべてそばにあり，介助してくれる医師，看護師がいることを確認してから行う．
② sniffing position（左手で顎を上げ，右手で頭を後屈させる）をとる．
③左手母指で下顎を押し開く．
④左手で喉頭鏡を舌の右から入れ，舌をのけるように正中へもっていく．
⑤喉頭蓋を探す．喉頭蓋が見えたら，その根元に喉頭鏡の先端をかけ，喉頭鏡を上へ持ち上げるようにして，展開する．
⑥声帯が見えたら右手でチューブを優しく挿入する．
⑦スタイレットを看護師に抜いてもらう．カフが声帯を1〜2cm越えるのを見るまで声帯から目を離さない．
⑧カフを5ml前後で膨らませてもらう．
⑨L字，蛇管をつけ，バッグをもむ，胸の挙上を確認する．聴診器で左右の呼吸音を確認する．カプノメーターの波形を確認する．チューブの深さを確認し，テープで固定する（外回り看護師が行う）．

F 全身麻酔の術中管理

以下に全身麻酔の術中管理として必要なことを示す．
①手術開始前に吸入麻酔濃度を上げたり，持続硬膜外麻酔に薬液を注入して，麻酔深度を十分にしておく．
②モニター（血圧，心拍，心電図，体温，SaO_2，$ETCO_2$，体温）の観察をする．
③輸液，尿量のチェックをする．
④術野を見て，手術の進行，出血を観察する．
⑤このようなチェックを定期的に行って，麻酔記録用紙に記録する．
⑥重症例や長時間手術では，観血的動脈圧測定（Aライン）を入れて血液ガスを測定する．
⑦糖尿病症例では血糖チェックをする．術中は250mg/dlくらいまでは放置してもよい．

〈プロポフォールによる麻酔維持〉

プロポフォールを導入した後，10mg/kg/時で開始し，8→6mg/kg/時に下げていく．プロポフォールには鎮痛作用はないので，麻薬や笑気，硬膜外ブロックなどとの組み合わせで用いられることが多い．鎮静薬として使用する場合は，2〜4mg/kg/時程度（年齢や状態で変化）で維持できる．

1 術中輸液製剤

(1) 血清や細胞外液とほぼ同じ電解質組成のもの（細胞外液製剤）

乳酸加リンゲル液，酢酸リンゲル液など．

(2) 代用血漿製剤
ヒドロキシエチルデンプンなど．

(3) 維 持 液
尿と不感蒸泄（発汗と呼気）で失われる水分と主な電解質＋最小限の糖を補充する．

(4) 血漿製剤
感染防止のため加熱処理されており，凝固因子は含まれない．アルブミン4％相当含有製剤など．

〈術中輸液の目安〉
①欠乏量＋維持量＋出血補充分＋サードスペース移行分，が基本である．
②初めの1時間は多めに入れる（欠乏量：術前脱水分を補充）．
③術中の維持量：2〜3ml/kg/時，体重60kgであれば120〜180ml/時
④開腹術ではやや多めの7〜10ml/kg/時で維持する．
⑤出血量に対しては，その3倍程度の細胞外液製剤で補う．
⑥出血が増えればまず代用血漿製剤，次いで血漿製剤などを用いる．
⑦初めから大量出血（1000ml以上）が予想されるときは，輸血ルートをもう一つ確保して大量輸血セットを用意するのが望ましい．
⑧血液は血液加温器で加温しながら輸血する．

2 術中合併症

1）不整脈—特に心室性期外収縮（PVC）

低酸素血症，低換気をまず除外する．それで治らないときは静注用2％塩酸リドカインを1〜2mg/kg静脈内投与を行う．不整脈のタイプにより使用する抗不整脈薬も異なる．

(1) 徐 脈
低酸素血症，低換気，深麻酔をまず除外する．副交感神経系の刺激操作（目，咽喉頭，腹部内臓牽引，肺リンパ節郭清など）によることが多い．操作を中断，もしくは操作を止められないときは硫酸アトロピンを0.2〜0.3mg静脈注射する．

(2) 頻 脈
低酸素血症，低換気を除外する．ほとんどが相対的に麻酔深度が浅い場合か循環血液量低下のことが多い．前者であれば血圧上昇，後者であれば低下または脈圧減少を伴う．

2）動脈血酸素飽和度の低下

吸入気の酸素濃度は保たれているか，胸は持ち上がっているか，麻酔回路やチューブが外れていないか，折れ曲がっていないか，チューブが抜けていないか，片側挿管，無気肺，気胸はないか，喀痰はたまっていないか，血圧が下がっていないかなど，考えられることをチェックする．呼吸音，心音を聴診器でチェックし，血圧，脈拍，心電図モニターをチェックする．

3）血圧下降

原因に対する治療（たとえば，出血に対する輸液・輸血）を行う．昇圧薬などを必要に応じて投与する．

4）血圧上昇

ほとんどは手術侵襲に比べて相対的な麻酔深度が浅いためだが，麻酔を深くしても下がらないときは降圧薬の投与を考慮する．

G 全身麻酔の終了

術後の鎮痛も考慮して，硬膜外カテーテルがあれば硬膜外注入を，なければ鎮痛薬（フェンタニル0.5～1.0ml，またはインドメタシン坐薬など）を麻酔終了前に投与しておく．

筋弛緩薬を使用した場合は，拮抗薬（成人であれば硫酸アトロピン：ワゴスチグミン® = 1 mg：2 mg）を投与し，その後に麻酔を醒ます．

口腔内と気管内を十分に吸引し，覚醒していれば，十分な酸素化の後に抜管する．

抜管後はマスクで酸素投与し，呼吸状態を観察．

〈麻酔覚醒の判断基準〉
①意識が回復していること（開眼，手を握る・開くなどの命令に従える）．
②十分な換気量があり，呼吸パターンが規則的である．努力性呼吸ではない．
③気道吸引を行ったとき，十分な咳嗽反射（咳）が出る．
④抜管しても気道閉塞を生じる心配がないこと．

H 回復室（リカバリー室）

回復室に患者を運んだら，まず酸素を吸入させる．

1）疼　　痛

　手術終了直前に疼痛対策をしておくことが望ましい．坐薬（インドメタシン25～50mg），フェンタニル25～50μg（i.v.）などを投与．

2）悪心・嘔吐

　吐きそうであれば，首を横に向けて膿盆を当てる．ドロペリドールまたはメトクロプラミドなどを静注する．

3）麻酔記録，コスト票の整理

　最終バイタルサイン，意識状態の確認，悪心・嘔吐の有無を記録する．
　使用した薬剤，輸液量，輸血量，尿量，出血量，麻酔レベル（腰椎麻酔の場合）などを記載する．

〈回復室退室の判断基準〉
① すべてのバイタルサインが安定していること．
② 十分に意識が回復していること．
③ 低体温になっていないこと．
④ 筋弛緩薬の作用から十分に回復していること．

I 脊椎麻酔

〈準備〉
　麻酔器はいつでも使えるようにしておく．それ以外に脊椎麻酔針，昇圧薬（塩酸エフェドリンなど），硫酸アトロピンなどを用意する．
　薬剤：脊椎麻酔用0.5％塩酸ブピバカイン（高比重と等比重とがある），塩酸テトラカイン（20mg；10％糖液4mlで溶解すれば高比重液として使用できる）．

〈手順〉
　L2以下，通常L3/4またはL4/5で穿刺する．脊椎麻酔針を進め，髄液が戻ってくることを確認して，薬剤をゆっくり注入する．
　血圧，心拍数，麻酔レベルをチェックする．

J 硬膜外麻酔

〈準備〉
　全身麻酔の用意（リークテスト含む）も一応必要である．
　硬膜外カテーテルにつなげる持続注入装置を用意する．

局所麻酔薬：1％および2％塩酸メピバカイン，0.25％および0.5％塩酸ブピバカイン，0.2％塩酸ロピバカイン（術後鎮痛用）．

〈刺入点〉

上腹部手術：T7/8〜T10/11

下腹部手術：T12/L1〜L1/2

呼吸器外科：T4/5〜T7/8

下肢，婦人科，泌尿器科の手術：L1/2〜L4/5

〈手順〉

穿刺部周囲を浸潤麻酔した後，硬膜外を穿刺する．正中穿刺が難しい場合は，正中線から傍正中穿刺法で行う．抵抗消失法用注射器をつけて（空気または生理食塩水を満たす），内筒を押しながらさらに針を進めると抵抗が消失する．ここが硬膜外腔である．

カテーテルを挿入（針の長さ10cm＋頭側向きに5cm程度）し，カテーテルを抜かないように注意して，硬膜外針を抜去する．

カテーテルをテープで固定する．

〈硬膜外オピオイド〉

特に術後鎮痛のため，硬膜外麻酔にフェンタネスト®または塩酸モルヒネを併用することが多い．

K 術後回診

- 麻酔および手術に関連した合併症がないかどうかを中心に診察する．
- 創部痛はどうか，硬膜外ブロックは有効か，麻痺，しびれ，違和感はないか（特に硬膜外・腰椎麻酔時）．
- 術中覚醒はなかったか．

L 内科的合併症のある患者の麻酔方法

1 呼吸器疾患患者の麻酔

1）気管支喘息

術前からのβ刺激薬，アミノフィリン，副腎皮質ステロイド薬などは継続する．

吸入麻酔薬には強力な気管支拡張作用がある．気管支収縮を誘発する薬物（サクシニルコリン，β遮断薬など）は避ける．喘息患者の麻酔導入にはプロポフォールのほうがラボナール®よりもよいという証拠はない（十

分な量を使用して浅麻酔を避けるようにすればどちらも使用可能）．発作時には，アミノフィリンを 5 mg/kg/30 分静注後，0.5〜1.0mg/kg/時で持続静注する．副腎皮質ステロイド薬，β_2-アドレナリン受容体刺激薬も使用される．

2）肺機能障害

可能であれば，硬膜外麻酔，腰椎麻酔，神経ブロックなどの局所麻酔法を選択する．

全身麻酔では，適切な換気設定で，吸入気の加温・加湿も行う．定期的に吸引を行い，無気肺の防止に努める．

定期的に血液ガス分析を行い，完全な麻酔覚醒と筋力回復を待ってから抜管する．術後は強力な鎮痛（硬膜外麻酔など）と理学療法が必要である．

2 高血圧患者の麻酔

高血圧のみではAラインの適用とはならない．著しい血圧の変動が予測されるときに適応となる．

麻酔中は，適切な血圧を得るために，血管作動薬は必要に応じて投与する．高血圧患者は高めの血圧で臓器血流が維持されているので，血圧を下げ過ぎないことが重要である．

3 心疾患者の麻酔

必要であれば肺動脈カテーテル（スワン-ガンツ・カテーテル）を挿入する．経食道エコーは心筋虚血，心機能のよいモニターである．カテコールアミンの投与が予想される場合は中心静脈ラインを確保しておく．症例によっては，導入前にAラインを確保し，循環動態をモニターする．

麻酔中は，動脈血酸素飽和度，冠血流の維持に努め，血圧・心拍数の変動を避ける．

適切な血管拡張薬や，カテコールアミンなどの薬剤を用いて，循環動態の維持に努める．

術後の疼痛対策をしっかり行い，血圧の上昇を防ぐ．術後 3 日目に最も心筋梗塞が多いとされ，術後も酸素，冠血管拡張薬の投与を行う．

4 糖尿病患者の麻酔

手術中は 1〜2 時間ごとに血糖をチェックする．血糖は100〜200mg/dlでコントロールし，血糖が250mg/dl以上になったら治療を開始する．

 250〜300mg/dl　インスリン 6 単位
 300〜350mg/dl　インスリン 8 単位

350〜400mg/dl　インスリン12単位
400mg/dl以上　持続投与でコントロール

低血糖には50％グルコース10〜20mlを静注する．カリウムの補正も必要があれば行う．

3 術後疼痛コントロール

　術後痛は手術の種類や部位によって，その程度は強いものから弱いものまで様々である．また，疼痛を感じる程度は個人差も大きく，一般的には高齢者は若年者よりも術後痛は弱いとされている．しかし，術後痛管理は，手術創治癒を促進するために，そして心血管・肺合併症を減少させるために重要であるとともに，適切な術後痛管理によって患者の生活の質（quality of life；QOL）を向上させることが期待される．また近年，周術期の肺血栓塞栓症の報告が増加している．肺血栓塞栓症の90〜95％が下肢から骨盤の深部静脈血栓症に起因するとされる．深部静脈血栓症発症の原因に静脈うっ滞があり，術後はできるだけ術後痛を取り除いて早期離床させることが望ましい．

A 術後鎮痛法の種類

　術後痛管理は，投与ルートの選択，投与薬剤の選択，投与量の選択の3つの要素で組み立てられる．

1 鎮痛薬の全身投与

　軽度の術後痛では，抗炎症鎮痛薬が頻用される．強い術後痛にはオピオイドが効果的であるが，呼吸抑制などの副作用のため投与量と投与間隔に制限がある．

1）内服薬

　手術部位が体表局所に限局していて入院を必要としない場合などは，内服の消炎鎮痛薬を主として使用することが普通である．また，入院による手術でも，経口摂取が可能になれば内服薬も併用される．

2）坐　薬

　局所麻酔のみによる手術以外の多くの場合，全身麻酔や脊椎麻酔，硬膜外麻酔による手術直後はしばらく絶食となるため，内服薬は服用できない．

しかも坐薬は内服薬に比べて時間的に速く効くため，術後の疼痛時指示として頻用されている．消炎鎮痛薬の坐薬を投与することが多い．インドメタシン（インダシン®）またはジクロフェナクナトリウム（ボルタレン®）25～50mgを直腸内に挿入する．

3）筋肉注射薬

坐薬と同様，経口摂取ができない手術直後の疼痛に対して用いられることが多い．また，坐薬と同様，内服薬より速効性効果を示す．ペンタゾシン（ソセゴン®15～30mg）などの非麻薬系オピオイドが使用されることが多い．

4）静脈注射薬

坐薬や筋肉注射よりも速効性効果を示し，手術直後の疼痛に対しても用いられる．患者調節鎮痛法（patient controlled analgesia；PCA）として用いられることもある．PCAでは，マイクロコンピュータのついた高性能の注入ポンプを用い，あらかじめ設定したプログラムのもとに，患者がボタンを押すと一定量の鎮痛薬が直ちに投与される方法である．ディスポーザブルの持続注入器を用いたPCAも存在する．疼痛の受容は個人差が大きく，疼痛のコントロールは患者自身が行うのが最も満足度が高いという理論であり，欧米では普及している．日本での普及は今後の課題である．

PCAの利点が十分に生かされるためには，適切な投与量の設定と痛いときには遠慮なくボタンを押すことができる状況にある患者と医療従事者への教育が必要である．しかし，高齢者で理解力の低下した患者や，医療スタッフがPCAに不慣れなときなどは，持続注入（continuous infusion；CI）を中心とした投与法が用いられる．

2 硬膜外鎮痛法

頸部以下の手術では，硬膜外鎮痛法（epidural analgesia）を用いることが可能である．多くの施設において術中から硬膜外麻酔を併用する麻酔法が行われ，術後痛管理も硬膜外麻酔法を主体とした方法で行われている．携帯用持続注入器（シュアフューザーA®，バクスターインフューザー®，DIBカテーテル®など）を用いて，持続的に硬膜外腔に局所麻酔薬やオピオイドを注入する方法が行われる．

1）局所麻酔薬

下肢に大量の血液をシフトさせる硬膜外麻酔では副作用として血圧低下があるが，特に高齢者においては，脱水や動脈硬化などの要因も加わり，

短時間に高度な低下を招きやすく，脳虚血，心筋虚血を起こす原因となりうる．そこで，硬膜外麻酔に使用される局所麻酔薬を低濃度にすることにより血圧低下を防ぐことができる．高齢者では，輸液負荷がうっ血性心不全を引き起こす可能性があるため，輸液量を抑える意味でも局所麻酔薬を低濃度にする必要がある．新しい局所麻酔薬として，塩酸ロピバカインが使用されるようになり，運動神経遮断効果が弱いという特徴を生かして，術後早期からの離床，活動が行えると期待されている．塩酸ロピバカインは塩酸ブピバカインがラセミ体であるのに対し，S体のみを製剤化した局所麻酔薬で作用持続は塩酸ブピバカインと同等に長く，知覚神経選択性が高く，心毒性が少ない，中毒安全域が広いといった特徴をもつ．

2）硬膜外オピオイド鎮痛法

局所麻酔薬のみによる硬膜外鎮痛法では，副作用として低血圧や運動麻痺，排尿障害（腰部硬膜外鎮痛法）などをきたしやすい．その点，硬膜外オピオイド鎮痛法では血圧低下や運動麻痺などは少なく，鎮痛作用もかなり強力であり，優れた術後鎮痛法である．しかし，後になって呼吸抑制が起こりうるので注意する必要がある．

使用するオピオイドとしては，塩酸モルヒネ，フェンタニル，塩酸ブプレノルフィンなどが用いられるが，それぞれ一長一短がある．塩酸モルヒネのような水溶性オピオイドは，脊髄への透過性が低く，クリアランスが少ないため，作用発現が遅く，持続は長い．しかし，髄液中を頭側へ移行して遅発性呼吸抑制を起こす危険性がある．フェンタニル，塩酸ブプレノルフィンなどの脂溶性オピオイドは，作用発現が早く，持続は短く，遅発性呼吸抑制を起こしにくい．しかし，硬膜外からは全身的に吸収されてしまい，全身投与と必要量が変わらなくなる．

実際の使用法としては，塩酸ブピバカイン（0.125～0.25％マーカイン® 2～5 ml/時）などの局所麻酔薬または生理食塩水とともに注入する．塩酸モルヒネの硬膜外投与量は3～6 mg/24時間であるが，効果発現に時間を要するので，手術終了2時間程度前に2 mg前後をワンショット投与する．硬膜外鎮痛法でも静注鎮痛法と同様に自己調節硬膜外鎮痛（patient controlled epidural analgesia；PCEA）を用いることも可能である．

3）硬膜外鎮痛法の合併症

上述した低血圧，呼吸抑制以外に，瘙痒感，悪心・嘔吐，排尿障害などのオピオイド特有の副作用はやはり存在する．モルヒネをたとえば腰椎レベルに投与しても，かゆみは全身性に発現する．これらの副作用の頻度はモルヒネよりもフェンタニルのほうが少ないとされる．対症的に抗ヒスタ

ミン薬や制吐薬などを投与することが多いが，麻薬拮抗薬が必要になることもある．また，頻度は少ないものの，クモ膜下腔誤穿刺や，硬膜外血腫，硬膜外膿瘍など重大な合併症もある．高齢者では症状がはっきりしないこともあるので，注意する必要がある．

3 その他の神経ブロック

呼吸循環系の余力の少ない高齢者に対しては，より侵襲の少ない術後痛管理が必要であり，患側のみの神経ブロックは交感神経を完全にブロックしない点で硬膜外麻酔よりも有利なことがある．胸腹部手術に対しては肋間神経ブロックが有効である．1肋間当たり0.5％塩酸ブピバカイン2～4 mlを注入する．上肢の手術では腕神経叢ブロック，下肢の手術では，坐骨神経ブロックなどを行うことがある．神経ブロックでは使用する局所麻酔薬が大量となりやすいので，局所麻酔薬中毒に注意する必要がある．

4 精神的疼痛ケア

中枢神経系には痛みを感じる系のほかに，痛覚抑制系が存在していると考えられ，十分な睡眠，気晴らし，共感，理解，気分の高揚などによって，痛みの閾値を上げることができる．逆に，不快感，不眠，疲労，不安，恐れ，怒り，うつ状態は，痛みの閾値を下げると考えられている．患者との十分なコミュニケーションや，時にはプラシーボ（偽薬）投与でも疼痛抑制に有効な場合もある．

B 各種手術別の術後鎮痛法の実際

1 開腹手術

特に上腹部手術の場合，疼痛は心肺機能に負担をかけ，血圧の上昇や不整脈を誘発したり，疼痛のため深呼吸を拒否し，無気肺や肺炎を起こしたりする．そのため患者には疼痛を我慢させずに十分な除痛を行う必要がある．上述した硬膜外術後鎮痛法が中心となる．

2 開胸手術

開胸に伴う手術侵襲は非常に大きく，創痛による苦痛が強く，不安，不眠をきたす．また肺拡張が得られにくく，肺合併症を起こしやすいため疼痛コントロールが重要である．最近は内視鏡下手術が増加しており，開胸手術に比べれば侵襲は小さいと考えられるが，術後痛対策はやはり重要である．硬膜外術後鎮痛法が中心となるが，血圧低下をきたしやすいので注

意する．

3 心臓・血管手術

　人工心肺を使用する手術ではヘパリンによる硬膜外血腫形成の危険から，硬膜外カテーテルを挿入しないことが多いが，術前にあらかじめ挿入しておいて術後鎮痛に使用している施設もある．また，最近，人工心肺を使用しない心臓手術（off pump CABG）が増加しており，今後さらに硬膜外鎮痛法の適応が検討されていくものと考えられる．

　術後も気管チューブが挿入されることが多く，苦痛や欲求などの訴えを会話で表現できないため，筆談などでコミュニケーションを図り，疼痛対策などが遅れないようにする必要がある．また，長時間の不眠・不安や恐怖心，様々なモニター類による刺激など，創部の苦痛のほかにも様々なストレス因子が存在しており，精神的ケアも重要である．

4 頭頸部手術（眼科，耳鼻科，形成外科，口腔外科）

　眼科手術は高齢者が多く，白内障手術などは球後神経ブロックにより行われることが多いが，網膜剥離手術のように比較的長時間の手術では全身麻酔が行われる．術後鎮痛法としては，鎮痛薬の注射，座薬とともに，比較的早期の経口摂取が可能なため経口投与も行われる．

　咽頭・喉頭全摘術，舌癌手術のように術後長期間経口摂取が不可能になる症例では，静注法または皮下注法によるPCAもよい適応である．

5 整形外科手術

　軽度の術後痛では，抗炎症鎮痛薬の内服が頻用される．強い術後痛にはオピオイドが効果的であるが，呼吸抑制に注意する．下肢の手術には硬膜外麻酔による術後痛管理を行うことができる．その他の神経ブロックも，適応があれば施行する．しかし，伝達麻酔は術後鎮痛に有利な反面，末梢循環障害や神経障害の徴候（疼痛，しびれ，運動麻痺など）を見逃してしまう危険性があるので，十分注意が必要である．神経ブロックが不可能な手術では，静注法または皮下注法による術後鎮痛も考慮する．

4 麻酔に伴う看護

　麻酔導入から手術中，手術後の麻酔覚醒まで，麻酔に関するすべてを専門とする麻酔科医が患者の管理にあたる．看護師は，麻酔科医に協力し，患者の生命を安全に保つため，麻酔に関する知識を十分に理解し，その準

備と介助にあたることが必要である．

A 麻酔介助時の留意点

（1）患者に実施される麻酔法を理解し，必要物品を準備する．使用される薬品の大部分は，劇薬，毒薬などの危険な薬品であり，その準備や管理には特に十分な知識をもって対応する．
（2）麻酔法によって起こりうる合併症を知り，早期に発見できるよう注意深く患者を観察する．異常を認めた場合は直ちに麻酔科医に報告する．
（3）麻酔が安定するまで患者のそばを離れず，偶発事故の予防，合併症併発に対する処置などに敏速に対応できるようにする．
（4）麻酔科医と共に患者の管理にあたり，急変時にはすぐに対応できるようにする．特に高齢者や全身状態が悪い患者の場合などは，事前に麻酔科医と十分な打ち合わせをして介助にあたる．

B 麻酔導入前の看護

1）患者の状態の把握

（1）術前訪問により患者の手術に対する危険度を把握し，患者入室までに必要物品を準備する．
（2）緊急手術は患者の状態が悪い場合が多いので，状態変化に特に注意する．

2）環境の調整

（1）麻酔器や患者監視モニター，薬品カートなど麻酔に必要な物品を準備する．麻酔器は，患者入室までに必ず麻酔科医による点検作業が行われなければならない．
（2）室温を適温に保つ．患者の体温低下を防ぐため，ブランケットなど保温できるものを準備し，入室時から保温に努める．
（3）患者がリラックスできるようなBGMをかけておく．

3）前 投 薬

前投薬は，患者の精神面の安定を図るとともに麻酔の導入を円滑にする目的で行われる．ただし，最近では，その効果よりも前投薬による偶発的事故を防ぐことが重要視され，前投薬を実施していない施設も多い．

前投薬は，麻酔科医が術前回診を行い，患者の全身状態を把握したうえで指示する．前投薬を投与する場合は，以下のことに留意する．
　①前投薬の施行時間と薬剤および投与量を確認する．
　②前投薬施行後の観察を十分に行い，バイタルサインの変化や副作用の出現に注意する．
　③投与後，患者が移動時にふらつきなどで転倒・転落を起こさないよう十分注意する．

4）患者監視モニター

　麻酔中は患者の全身状態を把握するため，血圧や脈拍，酸素飽和度，観血的動脈圧，呼気終末二酸化炭素濃度など様々なデータを監視するモニターを装着する．各種モニターの装着を正しく行い，その波形や数値が示す意味を理解しなければならない．

5）静脈経路の確保

　静脈内留置カテーテルは，麻酔導入前に最低でも1本は挿入される．挿入時は，十分に滴下速度を保てることを確認し，しっかりと固定する．

6）精神的援助

　手術室入室から麻酔導入までは，個人差もあるが不安や緊張が強い．患者に合わせた言葉をかけ，不安の軽減に努める．また，大きな物音を立てないことや不必要な露出を避けることも大切である．

C 各種麻酔時の看護

1 全身麻酔

1）麻酔導入時の看護

（1）気管挿管に備え，血液中の酸素化を図るために**マスク法**で酸素が投与される．患者には，マスクからは酸素が流れていることを説明し，楽に呼吸するよう促す．また，必ず経皮的酸素飽和度モニターを装着する．

（2）静脈内留置カテーテルより静脈麻酔薬，筋弛緩薬などが投与されるため，静脈内留置カテーテル挿入部は観察できるように露出しておく．また，転落しないように患者に説明してから上肢や下肢を固定する．

（3）多くの患者は不安が高まる時期にあるため，静かに声をかけてリラックスさせる．手を握るなどタッチングも効果的である．
（4）導入開始後は，患者のそばを離れず，円滑に気管挿管の介助に移れるようにする．患者の急な変化にも敏速に対応できるように血圧や脈拍などをモニター上で観察する．
（5）麻酔科医が静脈麻酔薬および筋弛緩薬を投与し，患者に声をかけて意識の消失を確認する．看護師はそれを妨げるような声かけを行わない．
（6）患者の意識消失後，麻酔科医は直ちにマスクで人工呼吸を行う．看護師は，患者の胸腹部を露出させて胸郭の動きが見えるようにする．

2）気管挿管時の看護

（1）気管チューブはあらかじめ患者に合ったサイズを準備しておく．準備は麻酔科医が行うが，必ず一度カフを膨らませて漏れがないことを確認する必要がある．また，喉頭鏡はライトがつくことを確認しておく．
（2）気道内分泌物をすぐに吸引できるように，あらかじめ吸引器を準備しておく．
（3）気管挿管を行う前に必ず，血圧，脈拍，酸素飽和度を確認する．
（4）麻酔科医に必要物品を渡す．介助中も脈拍や血圧などモニター上の変化に注意し，異常があれば麻酔科医に報告する．
（5）気管チューブが挿入されたら，麻酔科医がチューブと麻酔器を接続する．聴診器で左右の肺の呼吸音を確認し，チューブの深さを決めるので，この間，看護師はチューブが抜けないように把持しておく．
（6）気管チューブのカフを注射器で膨らませた後，チューブを患者の口縁に絆創膏でしっかり固定する．
（7）血圧を測定するとともに，心電図上に変化の有無，酸素飽和度が維持できているか否かを観察する．

3）麻酔維持中の看護

麻酔の維持および管理は麻酔科医が行う．看護師は麻酔科医と協力し，患者の全身状態の観察，管理を行う．

（1）患者監視モニターにより，バイタルサインを観察する．麻酔中は，最低でも5分おきにバイタルサインを測定する．また，モニター上の数値や波形だけでなく，直接患者に触れて四肢の冷感や脈圧，チアノーゼの有無などを観察することも重要である．

（2）適宜，出血量を測定して麻酔科医に報告する．出血量が多い場合，輸血を行うこともあるので，必要時その準備や介助を行う．

（3）尿量は麻酔科医が観察しやすいように，排尿バッグを麻酔科医のそばに置く．やむを得ず，麻酔科医から見えない位置に置く場合，看護師は適宜尿量を麻酔科医に報告する．麻酔科医は出血量や尿量を考慮し，輸液や輸血の量・速度を調節するので，正確な測定が必要である．

（4）必要時，動脈血ガス分析などの検査を行うので，その準備や介助にあたる．検査データは，バイタルサインとともに患者の全身状態を把握するうえで重要である．各検査項目の正常値を理解し，患者の状態変化を把握できるようにする．

（5）患者の体位変換や手術台を操作するときは，麻酔科医と協力して気管チューブや輸液ルートの安全を確認しながら行う．

4）麻酔終了時および抜管後の看護

（1）麻酔終了後，患者の自発呼吸が出現するのを確認する．患者に深呼吸を促して十分な胸郭の動きがあるか否かを観察する．呼気終末二酸化炭素濃度，酸素飽和度も指標となる．

（2）気管チューブを抜管するには，自発呼吸の出現のほか，以下のことが必要である．患者に刺激を与え，十分に観察を行う．

①瞳孔反射，睫毛反射の出現
②嚥下反射，咳嗽反射の出現
③筋弛緩からの回復（手を握る，頸部を挙上するなど）
④指示に応じる（開眼，開口，深呼吸など）

（3）意識が戻ると突然動き出すこともあるので，ベッドからの転落やチューブ抜去などの事故を防止するため，患者のそばから離れないようにする．上肢や下肢，体幹の抑制も必要である．

（4）抜管に備え，吸引器を再点検し，吸引チューブを準備する．

（5）開胸手術や呼吸機能の低下した患者の場合，動脈血ガス分析結果や胸部X線撮影により，抜管の判断を行う．挿管したままであっても意識は戻りつつあるので，患者に説明してから検査を行う．

（6）気管内や口腔内の分泌物を十分に吸引した後，カフの空気を抜いて静かに抜管する．抜管は麻酔科医が行うので，看護師はその介助を行う．抜管後は，直ちにマスクを当て酸素を投与する．

（7）血圧，脈拍，呼吸の状態，胸郭の動き，チアノーゼの有無などを観察する．抜管後に呼吸抑制や喉頭痙攣を起こすことがあるので，注意深く観察する．

（8）患者の状態が落ち着き，麻酔科医の許可が出たら，患者を回復室に移送する．

2 脊椎麻酔（腰椎麻酔）

クモ膜下腔に局所麻酔薬を注入して，脊髄の前根と後根（自律，知覚および運動神経）を遮断させる麻酔法である．腹部以下の手術，特に下腹部，下肢，会陰部手術に適する．

1）脊椎麻酔の準備

（1）患者入室前に脊椎麻酔に必要な物品を準備しておく．急変に備え，気管挿管物品や吸引器の準備，麻酔器の点検も必要である．
（2）脊椎麻酔用のセットをワゴンの上に準備する．セットは無菌操作で取り扱う．
（3）麻酔科医に指示された脊椎麻酔薬を準備する．

2）脊椎麻酔実施時の看護

（1）患者に協力してもらい，体位をとる（図3-2）．術前訪問時にどのような体位をとるのか説明し，実際に練習してもらっておくとよい．
①患者に側臥位になってもらう．棘突起間をできるだけ広げるため，頸部を曲げ，膝を抱えるようにして身体を前屈させる．
②頸部が水平になるように枕を移動させる．上方の肩が前方に過度に傾き，脊椎がねじれる傾向があるので注意する．
③脊柱が水平になるような体位を維持するため，看護師は患者の肩と殿部を抱えるようにして支える．

図3-2 ●腰椎麻酔時の体位

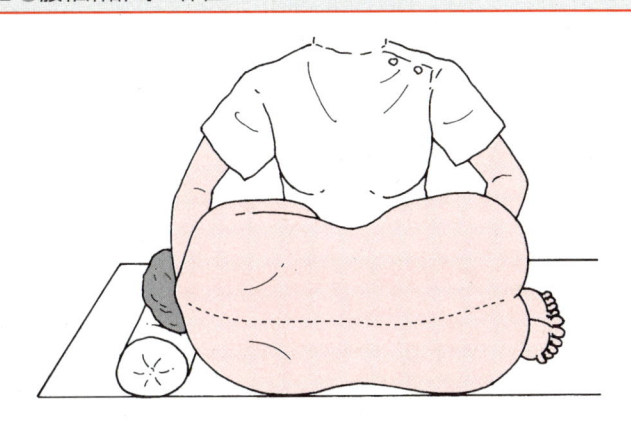

④男性は肩幅が広く，女性は骨盤が広いため，脊柱が水平になるように体格に合わせて手術台を調節する．
（2）麻酔中は急に動かないよう説明する．
（3）麻酔中でも患者には，疼痛や気分不快などがあれば遠慮なく訴えるよう促す．
（4）針を刺すときや薬液を注入するときは，驚いて動かないように前もって声をかける．
（5）麻酔中は，血圧や脈拍の変化とともに患者の顔色，表情なども注意して観察する．
（6）痛みはないか，あとどのくらいで終了するかなど声をかけ，不安の軽減に努める．
（7）薬液の注入が終了し，針を抜いたら，患者を静かに仰臥位に戻す．患者自身のいきみや体動で髄液圧が変化し，脊椎麻酔合併症を引き起こすこともあるので，力を抜いているように説明する．
（8）血圧，脈拍を測定し，一般状態を観察する．
（9）麻酔科医により，麻酔効果の判定が行われる．脊椎麻酔薬には，低比重薬，等比重薬，高比重薬がある．麻酔域は比重と体位に関係するため，それぞれの特性を理解し，介助にあたる．

3）麻酔維持中（手術中）の看護

（1）基本的には全身麻酔維持中の看護に準ずるが，患者の意識があるため，言葉をかけるなどの精神的援助も大切である．
（2）血圧低下，徐脈，呼吸抑制など合併症の早期発見に努め，敏速に対応できるようにする．特に麻酔直後は頻繁（2〜5分おき）にバイタルサインを測定する．
（3）酸素投与を行う場合もあるので，麻酔科医の指示により必要物品を準備する．経皮的酸素飽和度の測定も必要である．
（4）交感神経抑制により末梢血管が拡張することで，寒気を訴えることがあるため，十分な保温を行う．
（5）手術中でも，疼痛や気分不快などがあれば遠慮なく訴えるよう促す．訴えがあった場合は麻酔科医と協力して速やかに対応する．

4）麻酔終了後（手術後）の看護

　麻酔科医が麻酔域の確認を行う．看護師は，引き続き5分おきにバイタルサインを測定する．また，症状の観察を行うとともに，ねぎらいの言葉をかける．

3 硬膜外麻酔

　硬膜外腔に局所麻酔薬を注入し，脊髄の前根と後根を遮断する麻酔法で，基本的には脊椎麻酔と同じものである．脊椎麻酔では困難な胸部手術や上腹部の手術にも適応する．一般に，全身麻酔と併用されることが多い．

　注入方法は，**1回注入法**と，硬膜外腔に細いチューブを留置して随時薬液を注入する**持続注入法**がある．多くの場合，持続注入法を用いて術後の痛みのコントロールにも利用される．

1）硬膜外麻酔の準備

（1）患者入室前に硬膜外麻酔に必要な物品を準備しておく．硬膜外麻酔のみの場合も気管挿管物品，吸引器，麻酔器の点検は必要である．
（2）硬膜外麻酔セットをワゴン上に準備し，無菌操作で取り扱う．
（3）麻酔薬は麻酔科医に指示されたものを準備する．

2）硬膜外麻酔実施時の看護

（1）麻酔体位は，脊椎麻酔時と同様である．患者が体位を保持できるように身体を支える．
（2）脊椎麻酔に比べると手技が難しく，時間もかかる．バイタルサインの変化に注意するとともに，適宜声をかけ，患者の不安を取り除く．
（3）穿刺針は，脊椎麻酔のものよりも太く，痛みや違和感を感じやすい．あらかじめ，少し痛みがあることや押されるような違和感を感じることを説明しておく．
（4）局所麻酔薬が注入されたら，不快感や下肢のしびれの有無などを確認する．
（5）硬膜外にチューブを挿入し穿刺針を抜いたら，患者にチューブが挿入されたことを伝え，からだの力を抜くよう促す．ただし，チューブが固定されるまでは，動かずにいるよう説明する．
（6）麻酔科医が適切なチューブの位置を決める．看護師は麻酔科医と協力してチューブの固定を行う．チューブが抜けないように，また，手術中に麻酔薬を容易に注入できるように，挿入部から肩の高さまでチューブを脊椎に沿わせてテープで固定する．
（7）チューブが抜けないよう注意しながら，静かに仰臥位に戻す．
（8）患者を仰臥位に戻したら，直ちに血圧，脈拍を測定する．

3）麻酔維持中（手術中）の看護

（1）基本的には全身麻酔時の看護に準ずる．硬膜外麻酔のみの場合は，

患者の意識があるため，精神的援助も忘れてはならない．
（2）手術中は，定期的に局所麻酔薬を追加注入する．バイタルサインを注意して観察し，血圧低下などの合併症の早期発見に努める．
（3）硬膜外腔は血管が豊富で，多量の局所麻酔薬を使用することにより局所麻酔薬中毒を起こすことがある．麻酔薬の種類・投与量・投与時間を把握し，全身状態の観察を行う．

4）麻酔終了後（手術後）の看護

（1）バイタルサインの観察とともに痛みの程度を確認する．痛みの訴えがあれば，手術中と同様に局所麻酔薬が追加注入される．局所麻酔追加後は，その効果を確認するとともに血圧低下に注意する．
（2）術後の疼痛コントロールのため，留置したチューブにディスポーザブルの携帯型注入ポンプを接続し，持続的に一定量を注入することが多い．ポンプ内の麻酔薬の種類と量，設定注入量を確認する．
（3）患者には，留置したチューブより持続的に局所麻酔薬が注入されていることを説明する．
（4）患者移動時は，チューブが抜けないように注意する．

4 伝達麻酔時の看護

伝達麻酔は，手術部位や疼痛部位などを支配する神経内あるいは神経周囲に局所麻酔薬を注入することにより，神経の伝導を遮断する麻酔法である．**神経ブロック**ともいわれる．
① 患者入室前に必要な物品を準備しておく．
② 患者には，穿刺中は急に動かないように説明する．
③ 麻酔中から麻酔後まで，バイタルサインおよび一般状態，痛みの有無と程度，しびれの有無と程度を観察する．

D 麻酔時の患者観察のポイント

麻酔中には，様々な合併症を起こしやすい．患者の全身状態を観察するとともに起こりうる合併症を予測し，麻酔科医，術者と協力して未然に防ぐように対応する．合併症を予測し，早期に発見するには，常に患者の全身状態を観察し，その変化に注意を向ける．また，手術の進行状況についても把握しておく必要がある．

1 患者入室時から麻酔導入まで

（1）バイタルサインおよび一般状態，前投薬が実施されていればその

効果と副作用の有無を観察する．心電図を装着し，必ずその波形を確認する．
(2) 患者の表情や態度などから緊張が強くないか，優しく言葉をかけながら観察する．
(3) 義歯は，気管挿管時や急変時に気道閉塞の原因となりうるため，必ず取り外す．また，ぐらついている歯がないか確認する．
(4) 気管挿管の刺激により，血圧の上昇や不整脈の出現がみられるため，注意して観察する．モニターは必ずアラーム設定を行い，モニター画面が見えない位置にいても異常に気づけるようにする．
(5) 膀胱内留置カテーテルを挿入した場合は，必ず尿の流出，色，性状を確認しておく．
(6) 手術体位をとる際は，呼吸を抑制していないか注意する．

2 手術中

(1) バイタルサインの変動に注意する．以下のようなデータから患者の状態を把握する．
①心電図
②血圧
③動脈圧
④中心静脈圧
⑤酸素飽和濃度
⑥呼気終末二酸化炭素濃度
⑦中枢温（鼓膜温，直腸温，膀胱温，食道温）
⑧血液検査（白血球，赤血球，ヘモグロビン，ヘマトクリット，血小板，ナトリウム，カリウム，塩素，総たんぱく，尿素窒素，クレアチニン，血漿糖など）
⑨血液ガス分析（pH，PCO_2，PO_2，BE（base excess；塩基過剰），SO_2）
(2) 常時，体温のモニタリングを行い，体温の低下に注意する．四肢に触れて冷感の有無，発汗の有無も確認する．また，急激な体温の上昇は悪性高熱を疑わせる．麻酔科医の指示に従い，処置に協力する．
(3) 輸液・輸血量，出血量，尿量から水分出納バランスを把握する．輸液が過剰な場合，心臓に負担がかかり，頻脈，不整脈，中心静脈圧の上昇などの症状がみられる．進行すると肺水腫を起こすため，麻酔科医が輸液・輸血量を適切に調節できるよう，看護師は定期的かつ正確に出血量を測定する必要がある．
(4) 患者に意識がある場合，呼吸状態，呼吸抑制の有無，疼痛の有無，悪心の有無などを確認する．また，不安や緊張がないか表情を観察

する．
（5）麻酔に使用している薬品を把握し，薬品による副作用についても注意して観察する．

3 手術直後

（1）麻酔からの覚醒を確認する．全身麻酔では，患者に刺激を加えて意識，呼吸が回復しているか否かを確認する．麻酔からの覚醒が不十分だと，無呼吸や呼吸抑制を引き起こす．したがって，注意深く意識の回復を確認する．また，麻酔記録から使用した薬品の種類，投与時間，投与量を把握し，薬理作用も考慮して観察する．

（2）抜管後，喉頭浮腫や喉頭痙攣，舌根沈下，気道内分泌物の貯留などにより，気道閉塞を起こすことがある．脊椎麻酔時でも麻酔域が高位になると呼吸抑制をきたす．そのため，いずれの麻酔法でも呼吸状態の観察は慎重に行う．呼吸数だけでなく，リズム，胸郭の動き，呼吸音，酸素飽和濃度，努力呼吸の有無，チアノーゼの有無などを観察する．

（3）手術終了直後は，患者の状態は不安定である．そのため，手術中に引き続き，5分ごとのバイタルサイン測定を行う．急激な血圧の変動，不整脈の出現，頻脈，徐脈などに注意して観察する．また，異常を認めた場合，頭痛や胸痛，悪心など随伴症状についても観察する．

（4）疼痛の有無や程度については，患者の訴えだけでなく，バイタルサインの変動（血圧の上昇，脈拍数の増加，浅い呼吸など），苦悶様表情の有無も観察し，アセスメントする．

（5）ドレーンが挿入されている場合，排液量とその性状を観察する．急激な排液量の増加を認める場合は，術後出血を疑い，速やかに医師に報告するとともに血圧の低下に注意する．

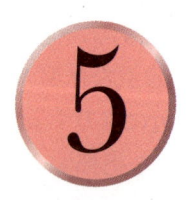

5 小児・高齢者の麻酔に伴う問題と看護

A 小児の麻酔における問題と看護

小児の麻酔の介助にあたる看護師は，小児の特異性に留意する必要がある．小児，特に乳幼児は成人とまったく異なる解剖生理学的特徴を有しているため，成人を単に小さくしたものとして取り扱うことはできない．ま

た，手術室という環境での小児の心理をよく理解し，麻酔や手術の体験がトラウマとして残ることのないよう，恐怖心を抱かせないように接することも大切である．

1 小児の特徴

小児の特徴としては，主に以下のようなことがあげられる．
① 1回換気量が少なく，呼吸数が多い．
② 酸素消費量が多い．
③ 気道感染を起こしやすい．
④ 重要臓器の機能が未熟で侵襲に弱い．
⑤ 長時間の禁飲食により，脱水，発熱，低血糖，代謝性アシドーシスをきたしやすい．
⑥ 生後6か月までは体温中枢が未熟なうえ，体重に比べ体表面積が大きい（体温が低下しやすい）．
⑦ 新生児・乳幼児は痛みなどを言葉で表現できない．

2 小児の麻酔に伴う問題と看護

1）術前評価

小児では，解剖生理学的特徴が発達に応じて変化するため，年齢や身長・体重だけでなく，言葉の発達の程度，飲食物の摂取状況，歩行開始時期なども確認し，知能や運動機能の発達程度を把握する．

上気道感染に罹患している場合，術後肺合併症を引き起こす危険があるため，発熱や咳，鼻水などの症状がないか必ず確認する．また，予防接種は，免疫力を落とすので接種後2～4週間は手術を避けたほうがよい．

2）術前訪問

小児は精神発育の旺盛な時期にあり，麻酔や手術の経験が正常な精神発育に何らかの影響を与える可能性がある．術前は特に不安な状態にあるため，必ず術前訪問を行い，患児の不安や恐怖感を軽減するように努める．そのためには，「手術室には怖い人（妖怪）がいる」などの誤解を解き，手術室では手術室看護師が保護する役割を担うことを伝える．また，患児と同様に患児の親も手術や麻酔に対して不安を抱いているものである．そのため，術前訪問では患児の親に対しても十分な説明を行い，質問に答えるなどの配慮が必要である．

3）術前の経口摂取

　経口摂取の過度の制限は脱水症状を招くおそれがある．哺乳は，手術の4時間前に最後の哺乳を済ませるように調整する．幼児では，6時間前までに食事（軽食）を済ませるが，2時間前までは少量の水やスポーツ飲料を飲ませてよい場合もある．

4）前投薬

　小児に対する前投薬は，麻酔導入30分前に経口または注腸法で投与される．鎮静薬として，近年はミダゾラムが多く用いられている．

5）入室時の看護

　入室時は特に不安が強いため，患児の好きな音楽をかけたり，患児が愛用しているタオル，ぬいぐるみ，おもちゃなどを持参してもらい，できるだけ緊張を和らげる．母親同伴で入室する場合もある．

6）麻酔中の看護

　小児は体温調節機能が不完全で，環境によって容易に変動するため，直腸温や鼓膜温を連続的に計測する．特に乳児は体温が低下しやすいため，十分な保温に努める．また，出血量は頻繁に測定し，その都度，麻酔科医に報告する．

7）手術後の看護

　吸入麻酔薬の副作用により，術後に興奮を呈する場合がある．予防として，術後は抜管時からできるだけ刺激を避けるようにする．呼吸状態に十分に留意し，安定していれば，声をかけて無理に起こすようなことはしない．

B　高齢者の麻酔における問題と看護

　近年の医療の発達，特に麻酔法の発達は，高齢者の手術を日常的なものとし，高齢者に対して難度の高い手術をも可能とした．
　しかし，一般に高齢者は加齢に伴う生理機能の低下のほかに，循環器疾患や呼吸器疾患，内分泌・代謝系疾患などの影響因子を同時にもっている場合が多く，手術や麻酔に対してリスクが高いといえる．したがって，高齢者の生理的・心理的特徴をよく理解したうえで，術前に十分な全身機能の評価を行い，手術や麻酔に耐えうるか否かをアセスメントすることが重

要である．

1 高齢者の特徴

高齢者の一般的な特徴としては，主に以下のようなことがあげられる．
①重要臓器の機能が低下している．
②麻酔や手術などのストレスに耐える予備力が低下している．
③免疫力が低下しており感染への抵抗力がない．
④基礎代謝率が低く，体温調節機能が減退している．
⑤侵襲に対する生体反応が鈍い．

2 高齢者の麻酔に伴う問題と看護

1）術前訪問

高齢者に対する術前訪問は，身体的特徴と合併疾患を念頭に置いて行う．現病歴，既往歴，合併症，各種検査データ，ADL，関節可動域，常用薬，褥瘡の有無などについて十分把握し，手術や麻酔に耐えられるか否かを評価する必要がある．特に呼吸・循環機能の予備力，臓器予備力の評価が重要である．

面談する際は，ゆっくりとわかりやすく説明することを心がける．補聴器を使用している患者では，手術室では補聴器を使用できないことを伝え，筆談などコミュニケーションの手段を決めておくとよい．

2）前投薬

高齢者では薬物動態が一般成人とは異なり，前投薬により昏睡，呼吸抑制，血圧低下が発生しやすい．投与時間・投与量を厳守し，投与後は血圧・呼吸・意識レベルを注意深く観察する．

3）入室時の看護

高齢者は，基礎代謝率が低く体温調節機能が減退しているため，容易に体温が低下しやすい．寒冷刺激は不安を増強させることからも，入室時から十分な保温が必要である．また，処置を行う際は，患者にゆっくりと説明し，移動や体位変換などは患者のペースに合わせる．

4）麻酔中の看護

麻酔薬に対する抵抗力が減退しているため，低血圧や呼吸抑制が生じやすく，術後の覚醒遅延も起こしやすい．したがって，麻酔中は血圧維持，体温調整，自発呼吸の維持が重要である．

また，循環機能および腎機能の低下により容易に脱水や水分過剰になりやすい．そのため，尿量と，出血量を正確に測定する．輸液・輸血は，うっ血性心不全や肺水腫予防のため量や滴下速度に注意する．

5）手術後の看護

気道反射の減少，気道分泌物の喀出力低下，呼吸機能の低下により術後肺合併症を起こしやすい．術後は十分な酸素吸入，気管内吸引を行い，体位変換，深呼吸を促すことなどが重要である．また，自発呼吸を維持するため，鎮痛薬の投与量にも配慮が必要となる．

第4章 手術室の看護

手術室における看護は，術前・術中・術後をとおして，患者が安心して安全・安楽に手術が受けられるよう援助することにある．そのため，無菌法の原理，科学的根拠に基づく知識と技術，患者の安全・安楽を配慮した環境づくり，患者に起こりうる変化を常に予測しながら細かな観察をすることが重要となる．

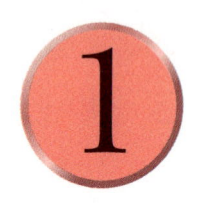

1 手術室の構造・設備・備品

A 手術室の構造と設備

多くの病院には中央手術室が備えられ，手術棟として病院のどの場所に位置することが望ましいか考えられている．一般的には，各関係部門（中央滅菌材料室*，ICUなど）が隣接してあり，静かで清潔を保持できるところがよいとされている．

中央滅菌材料室：使用済器材の収集・洗浄・滅菌，滅菌後器材の保管と使用部署への配給業務およびこの作業を行うための部門．

また，手術室の設備には，空調，電気，中央配管，照明などの保守・管理に専門的技術を要するものが多い．そのため，常に専門技術部門との連携を密に保つことが必要である．

1 構　造

手術室は清潔を第一とするため，①手術を行う手術室を中心に清潔度が放射状に低くなること，②更衣室，ナースステーションなどの付属室および患者の出入り口は一番外側に位置すること，③壁，床は耐湿・耐水性の材料であること，が望ましい．

2 空　調

手術室の清潔保持のために空気の取り入れは独立しており，空気濾過装置を使用して清浄を保っている．この装置は，グラスウールの細かい繊維でできたヘパフィルター（high efficiency particulate air filter）を用い，フィルターを通る空気の99.7%以上を濾過する能力をもっており，細菌はまったく通さないといってよい．ヘパフィルターは一定の使用時間を目安に交換し，その性能を保持する必要がある．

バイオクリーン・ルーム：空気清浄室．より清浄度が高く，手術中の患者の感染を減少させることを目的として，人工関節置換術や腎移植術，脳外科手術などで使用される．

また，手術室内の空気圧を外圧より高める陽圧換気により，空気の流れが手術室から戸外へ流れ，汚染を防止できる．さらに室内の換気回数も15～25回/時（バイオクリーン・ルーム*では300～600回/時）で，空気中の塵埃，細菌を排出する．

3 電　源

　手術室では同時に様々な医療機器を使用するため，数多くのコンセント箇所と十分な許容量が必要である．また，電気系統の微細な漏洩電流を検出し，異常を知らせる地絡（漏電）検出器の設置が望ましい．

4 中央配管

　酸素・笑気ガスの補給，圧縮空気，吸引装置などすべてが中央配管により集中管理されている（図4-1）．これらの配管は手術台に付属して設置されるが，設置箇所（壁，天井，床）は一様ではない．接続の取り違えを予防するため，管のアダプターは他の管には合わない構造に規格化されている．

5 水の管理

　手術室での水の用途としては，手術前の手洗い，器材の洗浄などがある．これまで手術前の手洗いには滅菌水が使用されてきたが，2005（平成17）年2月1日に厚生労働省より公布された医療法施行規則の一部を改正する省令（平成17年厚生労働省令第12号）により，手術前でも水道水を使用する施設が増えてきている（表4-1）．

　滅菌水を使用している場合，その作り方としては，①フィルター濾過装置によるもの，②紫外線殺菌水装置によるもの，③加熱によるもの，があり定期的なフィルター交換，殺菌灯交換などが必要である．

　水道水を使用している場合，定期的な貯水槽の清掃や塩素濃度の測定など一般的な水道水としての水質管理が必要である．

　いずれにしても，定期的に使用する水の細菌検査を行い，雑菌に汚染さ

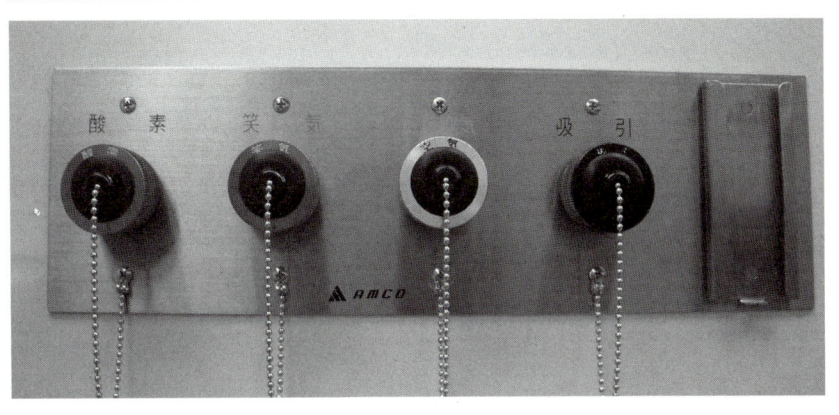

図4-1●中央配管

表4-1 ●院内感染防止に関する留意事項

（手術と感染防止）
・手術室は，空調設備により周辺の各室に対して陽圧を維持し，清浄な空気を供給するとともに，清掃が容易にできる構造とすること．
・手術室内を無菌状態とすることを目的とした，消毒薬を使用した床消毒については，日常的に行う必要はないこと．
・近年の知見によると，水道水と滅菌水による手洗いを比較した場合でも有意な手指の滅菌効果の差が認められず，清潔な流水で十分であるとされていることから，必ずしも滅菌水を使用する必要はないこと．

資料／平成17年厚生労働省令第12号．

れていないか確認することが望ましい．

B 手術室の備品

1 手術台

手術台（図4-2）は種類が多く，簡便なものから，万能手術台としてその構造が精巧で操作が複雑なもの，必要に応じて移動可能なもの，支持台が固定されておりベッドの部分が取り外しできるものなどがある．手術台は上下だけでなく，左右や頭側への傾けなど様々な動きがコントローラーにより操作できる．手術台の種類により操作方法が異なるため，手術台の特徴と操作方法を理解しておく必要がある．

2 麻酔器

麻酔器（図4-3）は吸入（全身）麻酔法に使われる器械で，セボフルランやイソフルランなどの吸入麻酔薬を気化し，酸素と混合して気道を経

図4-2 ●手術台

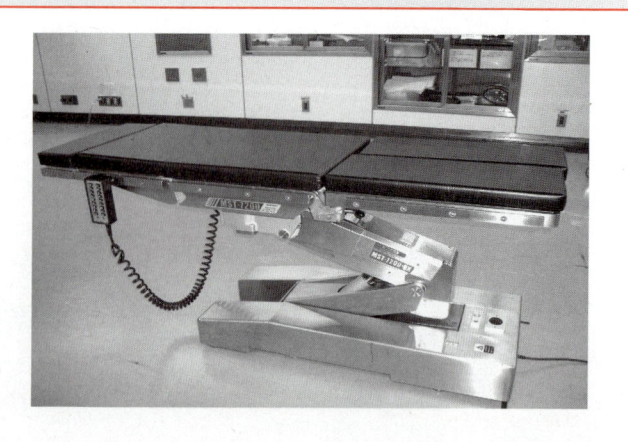

図4-3 ● 麻酔器

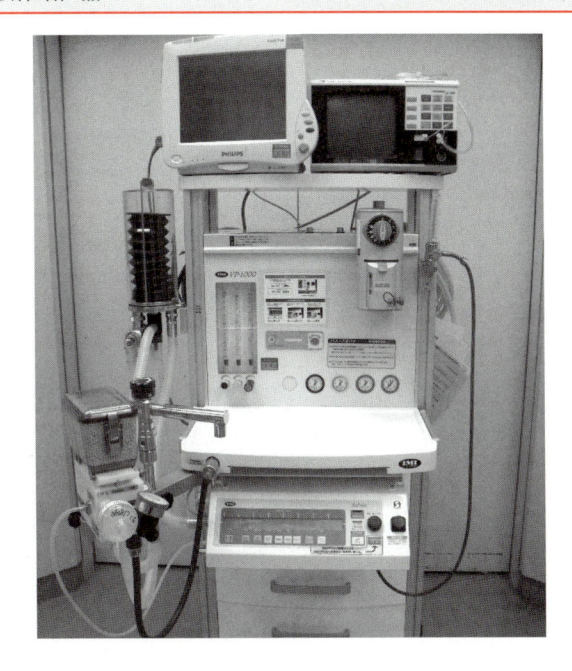

由し、肺から生体に投与する．通常は、麻酔科医が点検・操作するが、構造を理解しておくことは必要である．麻酔器は患者に危険をもたらすことのないように、臨床工学技士または麻酔科医による定期的な点検と麻酔科医による使用前点検が必要である．

3 人工呼吸器

気道から酸素を送気して直接肺を膨張させるための器械で、通常は麻酔器に付属して設置してある．

4 患者監視装置

患者監視装置（図4-4）とは、心電図、非観血的血圧測定、観血的血圧測定、経皮的酸素飽和度測定、呼気終末二酸化炭素濃度などを同時に監視、記録できる装置で、麻酔法の種類に限らず、すべての手術に欠かせない機器である．

5 間欠的下肢圧迫装置

間欠的下肢圧迫装置（図4-5）とは、外部空気の圧迫により下肢または下腿のマッサージ効果が得られ、深部静脈血栓症による肺血栓塞栓症*を予防する装置である．特に長時間の手術や骨盤内手術、腹腔鏡下手術、整形外科手術、肥満患者などでは肺塞栓症を発症するリスクが高いため使

肺血栓塞栓症：静脈内に形成された血栓が、心臓を経由して肺動脈を閉塞させてしまう病態．ほとんどは下肢の静脈内にできる深部静脈血栓症から発生する．ロングフライト血栓症は、肺血栓塞栓症の一部である．

① 手術室の構造・設備・備品　147

図4-4●患者監視装置

図4-5●間欠的下肢圧迫装置

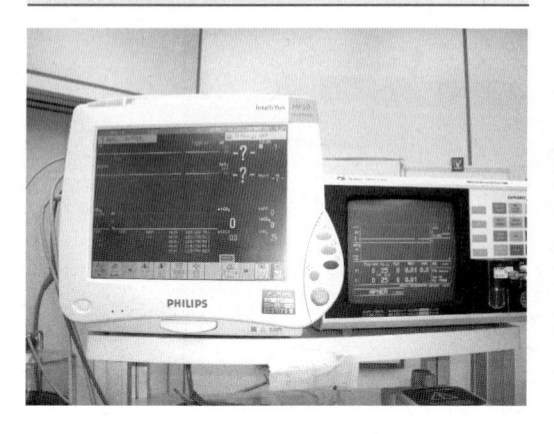

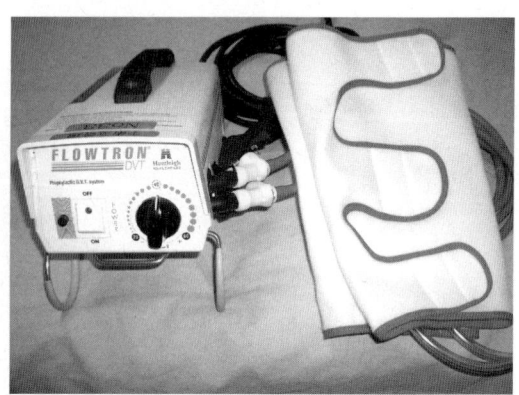

用が欠かせない．

6 その他の医療機器

手術に使用するものとして主に以下のようなものがある．
①電気メス（図4-6）
②超音波凝固切開装置（図4-7）
③超音波外科吸引装置（図4-8）
④内視鏡手術装置（図4-9）
⑤超音波診断装置（図4-10）

図4-6●電気メス

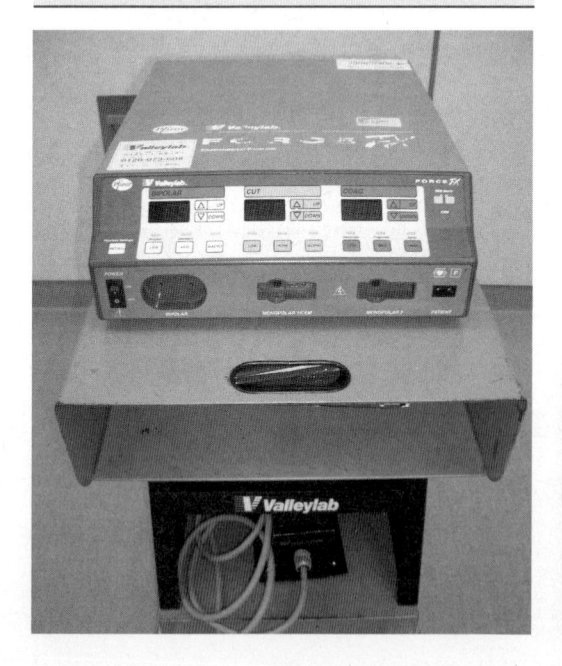

図4-7●超音波凝固切開装置

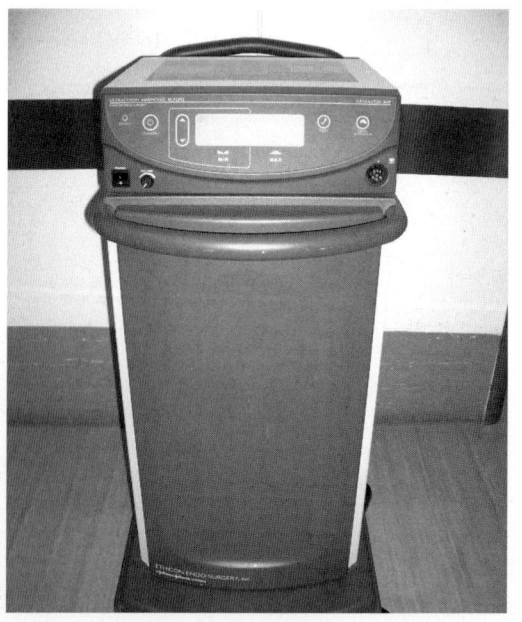

図4-8 ●超音波外科吸引装置

図4-9 ●内視鏡手術装置

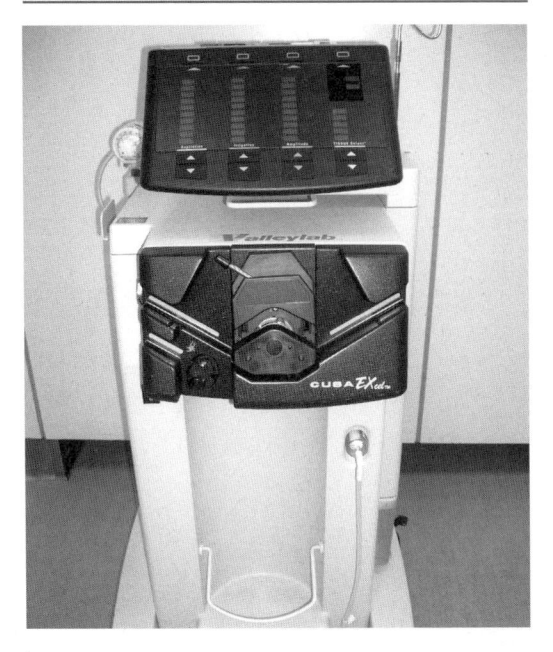

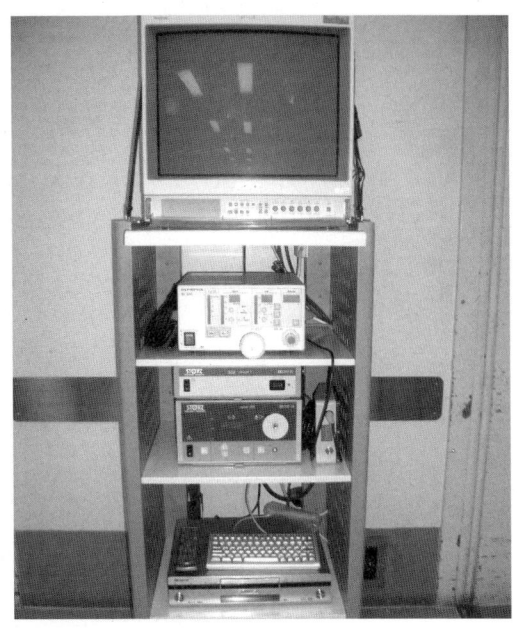

図4-10 ●超音波診断装置

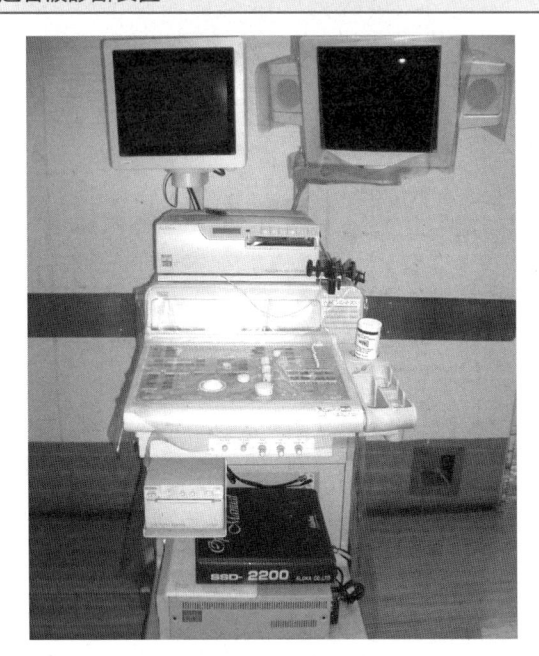

　これらの機器は，患者に危険をもたらすことのないように取り扱い方法を十分に理解しておくとともに，常時点検・整備しておく必要がある．医療機器は医療の進歩に伴い，多種多様になってきているため，臨床工学技師による管理が望ましい．

① 手術室の構造・設備・備品　149

C 手術室の環境

1 温度，湿度

空気調節（air conditioning）装置によって手術室ごとに室温（24～26℃），湿度（50～55%）が調整される．

2 照明

室内全体の照明と術野を照らす照明がある．手術野には，無影灯が広く用いられる．無影灯の条件としては，①十分な明るさ，②熱が放散し高熱にならない，③影ができず光線が自然，④深部まで照明が当たるように角度や焦点の調節が自在，などがあげられる．

3 室内音響

手術室内は器械の音や雑音が多いため，音響装置を備えている施設が多い．音楽を流すことで患者の緊張緩和を図る．

4 余剰ガス排除装置

吸入麻酔施行時，麻酔ガスによる室内の汚染がみられる．職員の健康管理上，排除装置により室外にガスを排除し，手術室の空気を清浄化する．

2 手術器械，縫合材料，その他手術に用いられる物品

A 手術器械

手術器械は種類が多く，器械の総合的な知識と一つひとつの機能を把握して活用することが大切である．手術中の器械の破損や紛失，誤った使い方は，患者に危険をもたらすため，器械の構造や取り扱い方，使用目的を十分に理解しておかなければならない．

1 切開・切離に使用されるもの

1）メス（手術用刀）

メスを用いる対象は，皮膚や粘膜など軟らかい組織に始まり，骨膜，腱，

軟骨などの硬いものまであり，その対象に応じてメスの種類を使い分ける．種類としては，円刃刀、尖刃刀、骨膜刀，歯根切開刀，電気メスなどがある．

2）剪刀（はさみ）

切除や剥離などを目的に使用する．軟部組織に用いられ，種類が多い．

直剪刀，曲剪刀，骨剪刀，メイヨ剪刀，メッツェンバーム剪刀，神経剪刀などがある．

2 止血に使用されるもの

1）止血鉗子

出血部位の一時的止血のために用いられる．有鉤のものは，皮下組織に多く用いられ，無鉤のものは軟部組織に用いられる．種類としては，モスキート鉗子，コッヘル鉗子，ペアン鉗子，ケリー鉗子，リスター鉗子などがある．

2）電気メス（切開と凝固機能を併せもつ）

3）バイポーラ凝固装置

3 組織の保持に使用されるもの

1）鑷　子

有鉤のものは，先端が鉤形に咬合しているため，保持のみだけでなく，固定が楽である．無鉤のものは，軟らかな組織に用いられる．

4 術野の確保に使用されるもの

1）鉤

手術操作をしやすくするために用いるもので，手術部位に適応したものが選ばれる．扁平鉤，爪鉤（鈍鉤，鋭鉤），開創器，開胸器，開腹鉤などがある．

5 縫合に使用されるもの

1）持針器

縫合針を保持固定するもので，すべての手術部位の縫合に用いられる．形状は種々あり，手術部位や縫合針の種類に応じたものを使用する．代表的な持針器としてヘガール型とマッチウ型がある．

B 縫合材料

1）縫合針

縫合部位によって針の大小と彎曲の強弱が選ばれる．大きくは角稜針（角針）と丸針に分けられる．角針は，筋膜や腱などの硬い組織や皮膚の縫合に用いられ，丸針は，皮下組織や硬膜のような針が抵抗なく通過する組織に用いられる．

2）縫合糸

縫合糸には材料や性質の違いがあり，縫合する組織に適したものが使用される．一般に吸収性のものと非吸収性のものに大別される．

（1）吸収性のもの

合成素材で，編み糸のものと単繊維（モノフィラメント）のものがある．

（2）非吸収性のもの

合成素材（編み糸，単繊維）のものと天然素材（編み糸）のものがある．天然素材のものとしては絹糸（シルク）が使用されている．

3）鋼　　線

骨接合に用いられる．

4）サージカルテープ

手術創に直接貼付する．治癒後の手術創が目立たない．

C ガーゼなど衛生材料

手術中，術後の傷の清拭，保護，固定のために使用される．手術中は，体内への残存を防ぐために放射線不透過線入りのものが用いられる．ガーゼのほかに，タオル，ツッペル，スポンジ，綿球などがある．

3 手術看護の特徴

　周術期とは，手術を受ける患者が経験する3つの段階，すなわち，①手術が決定してから手術が行われるまでの術前，②手術中，③手術後から退院，家庭復帰，外来通院まで，の包括的な過程を指している．

　一方，手術看護とは，①術前訪問から患者入室までの術前，②患者入室から手術終了までの手術中，③手術終了から手術室退室および術後訪問まで，の手術部内で携わる過程を指す．

　手術室における看護も，病棟における看護と基本は同一であり，患者の安全・安楽を守り，さらに個別性に対応した看護を提供することが大切である．

A 手術看護の目的

　手術を受ける患者にとって，入院の目的は当然のことながら手術を受け，健康を回復することである．患者は，手術や麻酔により身体的侵襲を受けるばかりでなく，精神的にも手術に対する恐怖心や不安から強いストレス状態にある．しかし，このような危機的状態にありながらも，その間，通常のコミュニケーションはとれない状態にあり，生命は医療者にゆだねられている．

　したがって，手術看護の目的は，①生命維持を最優先とした環境を提供することを通じて，手術が安全かつ円滑に遂行されるよう援助すること，②手術チームのなかでは調整の役割と患者の代弁者としての役割を果たしながら，患者の身体的機能の維持・回復を図ること，にある．

B 手術室における看護師の役割

　手術室における看護師の機能は，患者の生命を守り，円滑に手術を遂行できるようにすることであり，看護師は医師や臨床工学技師等と協力しながら以下のような役割を果たす必要がある．

　①手術室の環境や設備の整備，点検
　②手術に用いる器械や医療材料，薬品，医療機器の準備，点検
　③病棟看護師との患者に関する情報交換
　④麻酔施行時の援助
　⑤手術や患者の体型に適した体位の固定

⑥手術の進行に合わせた手術器械や医療材料の授受とそれらの管理
　　⑦手術中の患者の状態観察，輸液管理，出血量・尿量の測定
　　⑧麻酔覚醒時の援助
　　⑨皮膚の保護と清潔の援助，手術創の保護
　　⑩手術中の看護記録
　　⑪使用後の手術室，手術器械などの処理と整備

C 手術看護の特殊性

1 対　　象

　手術室看護師が対象とする患者は，誕生したばかりの新生児から，乳児，幼児，学童，成人，そして高齢者と各年齢層にわたり，性別，社会レベルも様々な人たちである．また，手術適応となる疾患は外科系のみならず内科も含めた全科に及ぶ．
　そのため，解剖学，生理学はもちろんのこと，各疾患や各年齢層による身体的・心理的特徴についても理解して看護に臨む必要がある．

2 チーム医療

　手術室では以下のような医療従事者により，手術室としての機能が維持されている．
　　①外科医，内科医，その他専門医
　　②麻酔科医
　　③看護師
　　④看護助手
　　⑤臨床工学技士
　　⑥臨床検査技師
　　⑦薬剤師
　　⑧事務員
　　⑨清掃員
　手術は，外科医，内科医，麻酔科医，看護師，臨床工学技士などによって構成されるチームにより行われる．チームにとって大切なことは，同じ目標に向かってそれぞれが自らの役割を認識し，互いに協力しながら責任を果たすことである．特に看護師にとっては，手術を円滑に遂行するうえで，チームメンバー間の調整役としての役割が重要である．手術前には，患者の状態，問題点，手術内容，方針などについてチーム内で話し合われることが望ましい．

3 受身的立場にある患者

手術室においては，全身麻酔下の患者は眠っていて，無防備で，されるがままの状態にある．また，腰椎麻酔，硬膜外麻酔下にある患者も身体の自由が利かず，自分では何もできない状態にある．看護師はこれらのことを十分に心得て，患者の代弁者としての役割を担い，個人の尊厳やプライバシーの保護に努めることが大切である．

D 安全管理

患者の健康状態は一様ではない．原疾患のみを有する患者，合併症を有する患者，重篤な患者，緊急に手術を受けなければならない患者など様々である．小手術であっても急変する可能性はある．また，医療技術の発達とともに手術の適用範囲が広がり，難度の高い手術も増えている．そのため，手術には必ず危険が潜んでいることをよく認識し，細心の注意と予測性をもって看護にあたることが重要である．

1 チーム内のコミュニケーション

手術室における安全は，各職種共通の目的である．患者の安全の向上のためには，意思の疎通に努め，必要に応じて協力し合うことが大切である．また，手術室内で勤務するすべての医療従事者は，自分の職責の範囲外のことでも，患者の安全にかかわる重大な事柄を認識した場合には，必ず他の医療従事者に伝えなければならない．

2 環境整備

手術室内の設備，備品，手術機器・器材，薬剤などは保守管理が重要である．特に機器・器材は，誤った取り扱いや不注意による破損・故障により患者に危険を招くことがある．患者の安全を保障し，手術が円滑に遂行されるためには，常に設備や備品，機器・器材を整備・点検しておく必要がある．

3 患者確認

手術室では前投薬や麻酔により，患者は眠っているか，意識がはっきりしない状態にある．また，麻酔科医や手術室看護師と患者との面識は，術前の回診もしくは訪問時の短時間に限られる．手術は患者に侵襲を与える行為であり，患者取り違えは絶対にあってはならない．そのため，手術室入室時や執刀前には必ず，手術対象の患者本人であることを厳格に確認す

る．
　また，左右の臓器の取り違えなどを防ぐため，手術部位を確認することも重要である．

4｜手術器械・材料の取り扱い

　手術野で用いる器械や材料を，患者の体内に残してしまう危険は常にある．器械や材料などの異物を残すことは，創部の治癒の遅延や感染症を引き起こす原因となる．そのため，使用前後で数量を数える，ガーゼなどは放射線不透過線入りのものを使用するなどの管理が必要である．

E　感染予防

> **標準予防策**：感染症が診断されている，あるいは推定されているかどうかにかかわらず，すべての患者に対して標準の予防策をとる．すべての湿性生体物質に病原体の伝播の危険があると考えて対応するものである．

　手術室での感染予防は，標準予防策（standard precautions）*の徹底と，感染経路（接触，飛沫，空気）を考慮した感染経路別予防策の実施に加え，手術野における無菌操作を原則とする．手術部位の感染は術後の回復に大きく影響する．したがって，手術室に勤務する看護師は感染予防策，無菌法の原理，滅菌の原理について理解し，感染予防策を徹底する必要がある．
　また，手術室では血液や体液に触れる機会が多く，メスや縫合針など鋭利なものを取り扱うことが多い．そのため，医療従事者が血液や体液に曝露しないよう，安全対策をとることも大切である．

4　手術看護の実際

A　器械出し看護師

　器械出し看護師とは，無菌状態を保ちながら，手術の進行に合わせて必要な器械・材料を渡す看護師をいう．器械出し看護師は，手指消毒をしてガウン・手袋を装着し，術者に清潔な器械・材料を渡す．できるだけ術野から目を離さず，術者との一体感をもつよう心がける．術者に必要な器械を素早く的確に渡すことができれば，手術が円滑に進行し，手術時間の短縮，さらには患者に与える侵襲を最小限にすることにもつながる．また，感染予防・事故防止のため，術野で使用する器械・材料を清潔かつ安全に管理することも重要である．
　したがって，器械出し看護師には，①無菌操作（清潔操作）の知識と技術，②術野となる身体の解剖や術式の理解，③器械・材料の使用目的，構造，取り扱い方法の把握，④手術の進行状況を把握し，次に起こることを

予測する知識と判断力,⑤突発事態に対する迅速な対応などが求められる.

1 術前準備

（1）術式に応じた必要器械・材料を準備する．その際，滅菌有効期限や，予備も含めて確実に必要数がそろっていることを確認する．

（2）患者の全身状態や病態，手術目的を把握して，術式を十分に理解する．また，個々の患者に用意する器械や手術の進行について，医師に確認することも大切である．

（3）患者入室後あるいは入室前から手指消毒をして，手術開始までに器械台の整備をする．その際，手術セットメニュー表などを用いて器械やガーゼなどの数量を数え，破損がないか否かも確認しておく（図4-11,12）．

2 術中介助

（1）器械台は，術者に器械を渡すのに便利で，かつ手術操作のよく見える位置に置く．

（2）器械台の上は器械を管理しやすいよう，常に整理整頓しておく．また，だれが交替してもわかるように，器械を置く位置はできる限り一定にする．

（3）手術中の無菌操作は確実に行う．

（4）滅菌状態の疑わしいもの，汚染の疑われるものは不潔とみなし，絶対に使用しない．

図4-11 ●手術前の器械台

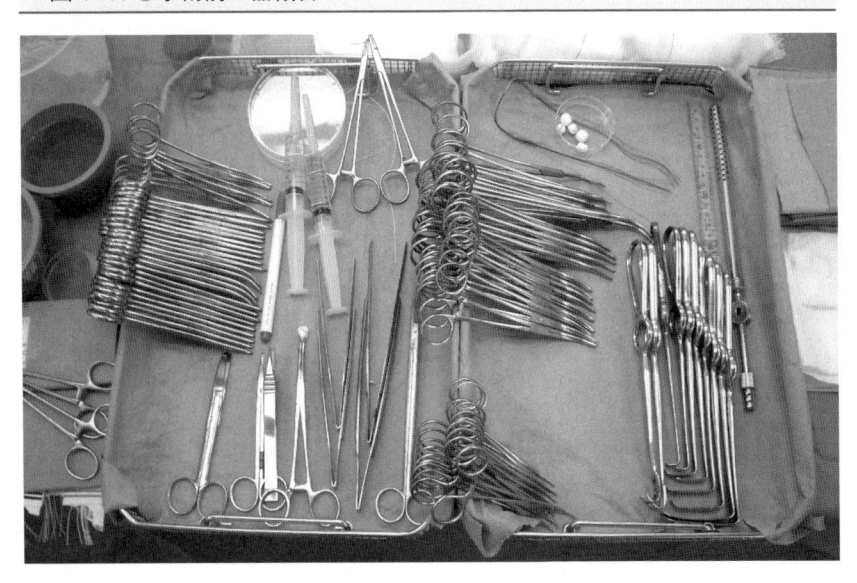

図4-12 ● 手術セットメニュー表

整形セット

物品	set時	開始時	終了時	物品	set時	開始時	終了時
長鑷子(無鉤)	1			金属ハンマー	1		
小鑷子(有鉤)	2			ペンチ	1		
有鉤万能鑷子	1			ウェイトライナー(大)	2		
止血鑷子	2			アドソンベックマン	2		
マッカンドゥ鑷子(有・無)	各1			鉗子立て	2		
中鑷子(有・無)	各1			金属ものさし	1		
布鉗子(鋭)	2			膿盆(小)	1		
布鉗子(鈍)	5			直剪	1		
曲コッヘル	5			14cmクーパー	1		
曲ペアン	5			16cmメイヨ	1		
無鉤リスター	2						
モスキート(曲・無)	5			目玉クリップ	6		
ツッペル鉗子	2			サクション先用ネラトン	2		
マッチュウ持針器(中)	3			電気メスコード	1		
万能ラスパ	1						
鋭匙(No.1, No.3, No.6)	各1						
メスホルダーNo.3(金), No.4(銀)	各1						
筋鉤 (単鈍鉤, 二爪鈍鉤, 2A, 2B, 3B, 3C, 4B)	各1						
脳外ST先(4)	2						
エレバ(No.1, 2, 3, A, D)	各1						

（5）手術経過中に器械や材料の不足を予測した場合は，早めに補充を依頼する．

（6）鋭利なものを除き，器械の受け渡しは，確実に医師の手の中に入るように渡す（図4-13）．

（7）メスなどの鋭利なものは，医師や自分の手指を損傷しないようにトレイ上に置くなどして，直接の受け渡しを避ける．やむを得ず手から手へ受け渡すときは，刃先を下に向けて渡す（図4-14）．

（8）器械の破損には十分に注意し，万一破損あるいは紛失したときは速やかに医師に伝える．

（9）外回り看護師と協力し，ガーゼや器械，針などのカウントを行う．万一カウントが合わない場合は医師に報告し，対処する．

図4-13 ●器械の渡し方

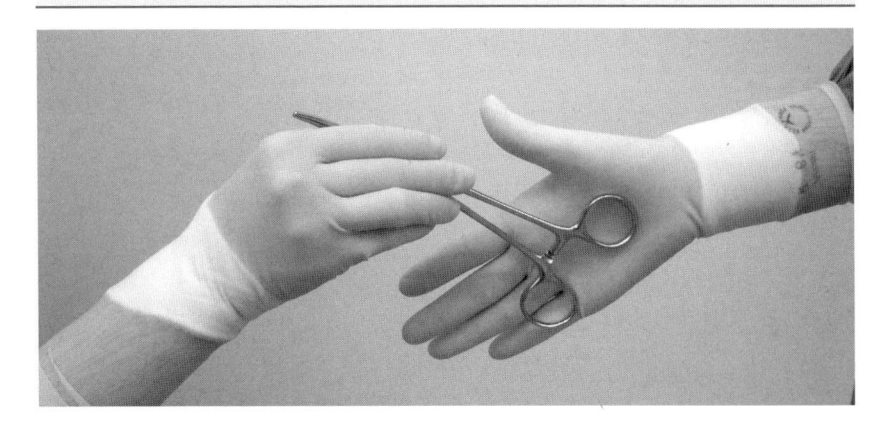

図4-14 ●メスの渡し方

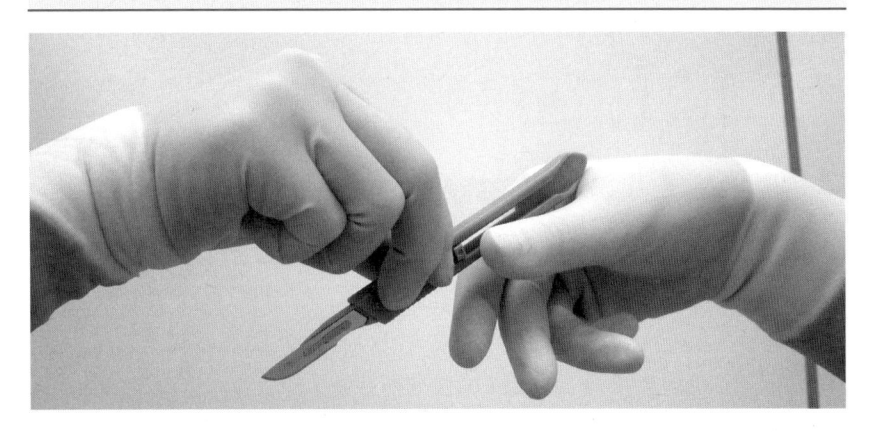

(10) 術野をよく見て手術の進行状況を把握する．次の展開を予測して必要な器械をすぐに渡せるように準備する．
(11) 摘出された組織標本は紛失しないよう十分に注意し，医師が指示する方法で処理する．
(12) 術野で使用した薬品とその使用量は，外回り看護師や麻酔科医に報告する．

3 術後介助，術後の処理

(1) 摘出された組織標本について組織名，個数，処理方法などを医師と最終確認する．
(2) 抜管介助や回復室への患者移送時など，必要時は外回り看護師を援助する．
(3) 使用した器械や材料の後始末を行う．ディスポーザブル製品は廃棄し，器械など再利用するものは速やかに適切な方法で洗浄する．

B 外回り看護師

　外回り看護師とは，器械出し看護師が行う看護以外のすべての看護を提供する看護師をいう．外回り看護師は，患者の安全を守り，患者が少しでも安楽に手術を受けられるように，術前・術中・術後にわたって精神的支援を行い，看護ケアを実践する．また，手術が円滑に行われるように医師や麻酔科医，器械出し看護師などと協力しながら，手術の進行と患者の全身状態を把握し，状況に応じて機敏に対応する必要がある．

　したがって，外回り看護師には，①麻酔や薬剤についての知識，②疾患や術式の理解，③看護診断および看護計画の立案と実践，④手術の進行状況や患者の全身状態を把握し，起こりうる変化を予測できる知識と判断力，⑤患者の代弁者としての役割，⑥突発的な事態に対する迅速な対応などが求められる．

1 術前訪問

1）術前訪問の目的

　術前に患者の情報を収集することで，患者の状態を把握し，看護診断を行い，看護計画を立案して個別的な看護の実践につなげる．また，術前に患者と面接することで，患者が手術に対して不安や恐怖を表出したり，心の準備を整えたりする機会をつくる．事前に患者と面識をもつことで患者に安心感を与え，精神的援助ともなる．

　さらに，病棟看護師と情報を共有し，病棟・手術室間で継続した看護を提供することも大切である．

2）術前訪問の実際

①手術予定内容，診療録，看護記録類などからアセスメント因子として以下の情報を得る．
- 年齢，性別
- 診断名，現病歴：疾患の発症から入院に至るまでの経過，入院後の検査，治療，症状の変化，現在の症状等
- 予定術式，予定手術時間
- 麻酔方法
- 術中体位
- 身長，体重，バイタルサイン
- 既往歴，手術や麻酔歴の有無とその内容

- 画像所見：X線検査，CT，MRIなど
- 合併症の有無：喘息，高血圧，糖尿病，心疾患，腎疾患，甲状腺疾患，肝機能異常，神経筋疾患，リウマチなど
- 投薬治療の有無と内容：降圧薬，強心薬，ステロイド薬，免疫抑制薬，抗凝固薬，向精神薬，インスリンなど
- 検査データ：心電図，肺機能，動脈血ガス分析，凝固機能，腎機能，肝機能，空腹時血糖など
- 四肢・体幹の障害と運動制限の有無：ADLレベル，関節可動域の程度，脊椎の彎曲や関節変形の有無と程度など
- 聴力・視力障害の有無と程度
- 言語障害の有無と程度
- 皮膚・粘膜の状態
- 口腔・歯牙の状態
- 喫煙歴
- 栄養状態
- アレルギーの有無と内容
- 家族歴：遺伝的疾患や慢性疾患・悪性疾患の有無．家族内に手術や麻酔歴があれば，アレルギー反応や悪性高熱の発症などの異常の有無などを確認する．
- 社会的背景：職業，生活環境，家庭での役割など

②病棟看護師から情報を得る．患者や家族がどのように疾患や手術を受け止めているか，医師からどのように説明されているかを確認し，かかわり方などスタッフ間で統一することがあればそれに従う．

③患者の病室を訪問し，面接する．
- 患者を確認する．
- 自己紹介し，手術室の看護師であることを説明する．
- 話をする時間があるか，患者の都合を確認する．
- 言葉遣い・身だしなみにも気を配り，礼儀正しく行動する．
- 手術室での経過を説明する．詳しく説明することで逆に不安を与えるおそれのある場合は，簡略した内容にとどめる．
- 患者の質問に答える．
- 病名や術式，治療方針などについては，患者の理解度を確認するにとどめる．
- 患者と視線を合わせ，患者の話を聞く態度を示す．
- 「どのようなことが心配（不安）ですか」など，患者が自由に自分の気持ちを話せるような問いかけを行い，疾患や手術をどのように受け止めているかを確認する．

> フィジカル・アセスメント：患者の身体的側面に焦点を絞った観察方法で，問診を含む面接と観察（視診，触診，打診，聴診）によって行われる．

・患者の希望について聞く．
・フィジカル・アセスメント*を行う．

④病棟看護師に患者の反応など，会話や観察したことを情報として報告し，必要時，術前準備の調整などを依頼する．
⑤得た情報は，術前アセスメントツール（図4-15）や看護記録に残す．
⑥担当医（術者）や麻酔科医，器械出し看護師へ情報を伝達し，必要な調整を行う．

3）看護計画の立案

術前訪問で得た情報から，看護診断を行い，看護計画を立案する．

2 手術室入室時の看護

1）入室前の準備

入室までに手術室内の環境を整え，必要な機器や器材，物品をそろえておく．患者は術衣のみの着用で寒さを感じやすいため，室温は高め（27〜28℃）に設定する．

2）患者の入室

(1) 患者確認

麻酔科医，担当医，手術室看護師で手術室に患者を迎え入れ，患者の氏名，手術部位，術式などを確認する．

(2) 病棟看護師からの引き継ぎ

術前訪問で患者の情報を得ていることを前提とし，入室時には確認表などを用いて，以下のことを確認する（図4-16）．

①患者名，年齢，性別
②予定術式
③前日からの術前処置の内容とその反応
④最終バイタルサイン
⑤最終飲食時間・量
⑥当日の検査データ
⑦麻酔前投薬の有無と実施時間，その内容と反応
⑧手術当日の投薬の有無と内容
⑨患者の精神的状態
⑩輸血の準備の有無
⑪義歯，コンタクトレンズ，貴重品の除去の確認
⑫手術同意書，麻酔同意書

図4-15 ● 術前アセスメントツール

手術前アセスメントツール　手術日：　　月　　日　　病棟：　　　　担当Ns名：

年齢：　歳	性別：M・F	血液型：　　Rh( )
診断名：	感染症：有(HB・HC・LUES・HIV)・無	輸血準備：有(　　)・無
予定術式：	麻酔方法：G・S・E・B・L・S＋E・S＋B・E＋G	
予定時間：　時　分〜 (　h　m)	体位：Supine・Litho・Prone・Late(R・L)	

現病歴：#1　　　#2　　　#3	身長：　　　cm 体重：　　　kg BMI： 合併症：☐ 高血圧 　　　　☐ 糖尿病 　　　　☐ 喘息 　　　　☐ その他 アレルギー：　有　(　　　　　) 　　　　　　　無 内服薬：
既往歴：	

		看護診断
知覚/認知	疾患・手術に対する受け止め方： 視力障害：有(　　)・無 聴力障害：有(　　)・無	☐ 周手術期体位性身体損傷リスク状態 ☐ ガス交換障害 ☐ 感染リスク状態 ☐ 体液量平衡異常リスク状態 ☐ 体温平衡異常リスク状態 ☐ 皮膚統合性障害リスク状態 ☐ 皮膚統合性障害 ☐ 不安 ☐ ボディイメージ混乱 ☐ ラテックスアレルギー反応リスク状態 ☐ ☐ ☐ ☐ ☐
活動	運動障害：有(　　)・無	
呼吸	呼吸状態：問題有り(　　)・問題無し 血液ガスデータ：pH(　　)・PaO$_2$(　　) 　　　　　　　　PaCO$_2$(　　)・SaO$_2$(　　) 呼吸機能データ：FEV$_{1.0}$(　　) 喫煙歴：有(　歳〜,　　本/日)・無 呼吸器疾患の既往：有(　　)・無	
循環	血圧：　/　mmHg, 脈拍：　回/分(整・不整) 心電図所見：問題有り(　　)・問題無し 血液データ：Hb(　g/dl)・Ht(　％) 〈止血機能〉Plt(　個/μl) 　　　　　出血時間(　分) 　　　　　PT(　秒)・APTT(　秒) 〈肝機能〉AST(　IU/l)・ALT(　IU/l) 　　　　LD(　IU/l)・ALP(　IU/l) 〈腎機能〉Cre(　mg/dl)・BUN(　mg/dl) 　　　　浮腫：有・無 循環器疾患の既往： 有(狭心症・心筋梗塞・脳血管疾患・その他(　))・無	
排泄	排泄状況：頻尿・排尿困難・HD 便秘・下痢・人工肛門	
皮膚	皮膚の状態：問題有り(　　)・問題無し 消毒薬のアレルギー：有(　　)・無 テープかぶれ：有(　　)・無	
安楽	疼痛・不快：有(　　)・無	

氏　名：

図4-16 ●入室時確認表

手術患者チェックリスト

手術日　　月　　日　　曜日				医師手術当日確認項目		確認サイン
氏　名				入室後担当医による患者確認		
生年月日　　　　　　　歳				入室後担当医による術式確認		
性　別						
登録番号				入室時麻酔科医による患者確認		
診療科　　　Ｄｒ．						
手術当日確認事項						
取り外すもの		病棟Nsサイン	施行事項・伝票類			病棟Nsサイン
義　歯	有　無		実施確認	歯磨き		
補聴器	有　無			ひげそり		
眼　鏡	有　無		左右マーキング		有　無	
コンタクトレンズ			抗生物質・注射処方控え		有　無	
ヘアピン，ヘアピース（金属付）			血管確保（　　）Ｇ			
化　粧			輸血伝票控え		有　無	
マニキュア，ペディキュア			その他			
時　計						
指　輪						
ネックレス，ピアス						
病棟・手術室入退室時確認事項						
記録類（患者氏名を確認）	病棟Nsサイン	手術室Ns入室時サイン	手術室Ns退室時サイン		病棟Nsサイン	手術室Ns入室時サイン	手術室Ns退室時サイン
入院診療録				患者識別カード			
外来診療録				ＩＤカード			
手術同意書				血液型報告書			
手術説明書				検査報告書（生化学・血算・凝固）（血液ガス分析）			
麻酔同意書							
輸血同意書				感染症データ			
Ｘ線写真・CT・MRI等（　）袋				心電図			

⑬記録，フィルムなど持参物

3）患者への配慮

　手術室に入室する患者は少なからず不安を抱え，緊張している．看護師は，短い時間のなかでも患者の気持ちをくみ取り，思いやりのある言葉をかけ，温かく接するように心がける．患者は目を閉じ，黙っていても周囲の状況に耳をそばだてているものである．また，全身麻酔を受ける患者の場合も，聴覚は最後まで残っていて，まず初めに聴覚が覚醒するともいわれている．不用意な物音や言動には十分に注意すべきである．患者の気持

ちを落ち着かせるために，患者の好みに合わせて静かな音楽を流すなどの工夫をするのもよい．

3 | 手術中の看護

第3章-④「麻酔に伴う看護」を参照．

1）麻酔導入時の看護

麻酔方法に応じて介助を行う．処置を行う際は，必ず患者に説明してから実施し，患者の表情や反応を注意して観察する．患者がリラックスできるように静かに声をかけることも大切である．

2）精神的援助

手術室では，短時間のなかでも患者のもつ不安や心配などを受け止め，適切に援助することが大切である．特に局所麻酔により意識下で手術を行う場合は，精神の安静を図るように配慮する．手術中はできるだけそばにいて，手術の経過を伝えたり，励ましの言葉をかける．時には手を握るだけでも患者は安心するものである．

また，患者の気持ちを尊重し，不必要な露出を避け，個人の尊厳を保ち，手術中に知り得た個人情報やプライバシーを守ることも大切である．

3）手術体位の固定

手術中の体位は，手術の遂行に重要な意味をもつ．行われる術式や手術部位に応じた手術体位を選び，手術操作がしやすく，術野がよく見えるようにする．体位を選択するのは術者だが，体位の固定は，術者，麻酔科医，外回り看護師で協力して行う．

手術体位は患者にとっては不自然な体位も多く，麻酔下においては，患者が自ら痛みなどを訴えることもできない．そのため，循環障害，呼吸障害，神経圧迫などの障害の発生を招く危険がなく，手術終了まで同一体位が持続できるような安定した固定が必要である．特に上腕神経，橈骨神経，尺骨神経，腓骨神経は比較的体表に近いため，圧迫される可能性が高いので注意する．

(1) 仰臥位

仰臥位（図4-17）は顔面，腹部，上・下肢などの手術で用いられ，利用範囲が広く，一番自然な体位である．上腕神経麻痺を防ぐため，体軸と直角以上の外転や前腕の外旋を避ける．また，腓骨神経麻痺を防ぐため，下肢の外旋や抑制帯による腓骨頭部の圧迫を避ける．

(2) 側臥位

図4-17 ● 仰 臥 位

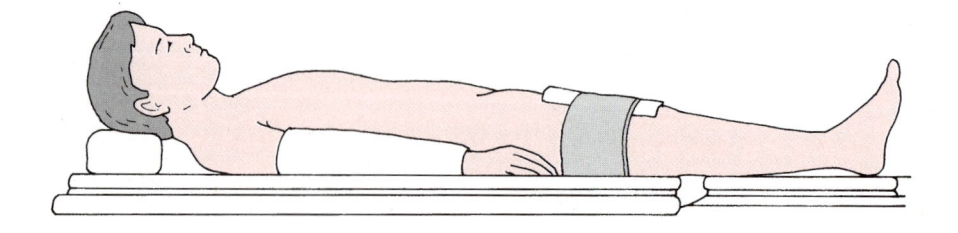

図4-18 ● 側 臥 位

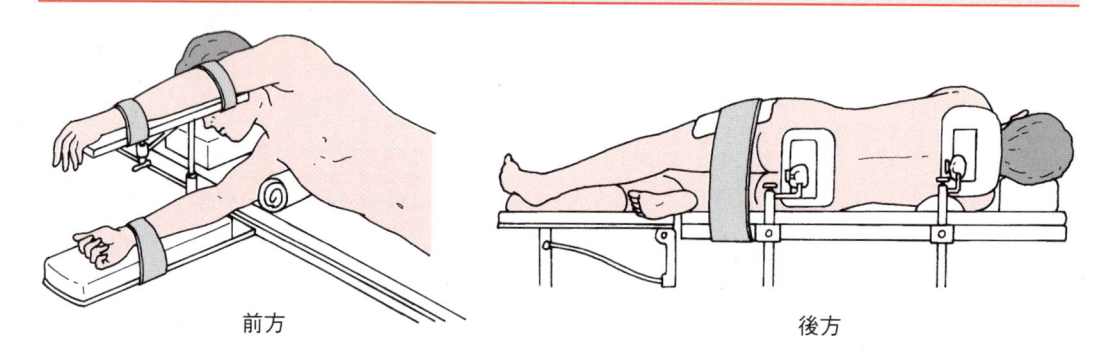

前方　　　　　　　　　　　　　　　後方

　側臥位（図4-18）は胸部や側腹部の手術で用いられる．頭部には肩幅に応じた枕を使用する．その際，耳介を圧迫しないようドーナツ型の枕などを用いる．下になった腋窩には，腋窩静脈のうっ血を防ぐために直径10cm前後のやや硬めの枕を挿入する．下になる脚は，股関節と膝関節を曲げ，上になる脚は伸ばす．両脚の間には厚くて柔らかい枕を挟み，脚の位置を安定させる．腓骨神経麻痺を防ぐため，抑制帯は膝の近辺を避け，下になる脚は腓骨頭を圧迫しないように枕で調整する．

（3）腹 臥 位

　腹臥位（図4-19）は頭部，背部，殿部などの手術で用いられる．呼吸が妨げられないように，胸の圧迫を避けるため，ロール上の枕2本を胸の幅に固定して，肩と腸骨で身体を支えるようにする．足関節の過伸展を防

図4-19 ● 腹 臥 位

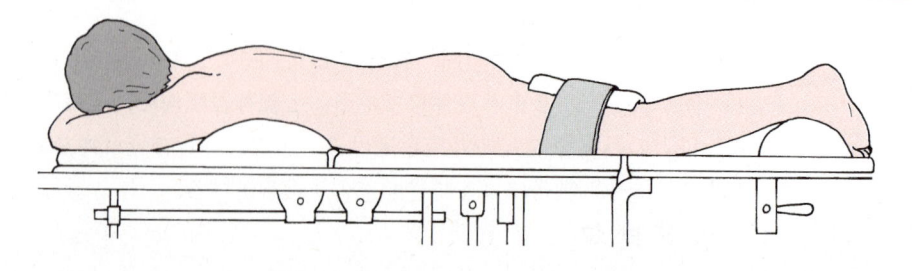

ぐため，足首の下には枕を置く．

(4) 截（切）石位

截（切）石位（図4-20）は婦人科や泌尿器科，骨盤腔内の手術で用いられる．両脚を対称的に曲げて，手術台に固定された下肢支持台に載せる．その際，脚が自然な屈曲であるように支持台の高さや角度を調整する．腓骨神経麻痺を防ぐため，パッドなどを用いて支持台が直接脚に当たらないようにする．

(5) 骨盤高位

骨盤高位（図4-21）は，骨盤腔内の手術に用いられる．身体がずり落ちないように，両肩に厚めのパッドを当て固定する．

図4-20 ●截（切）石位

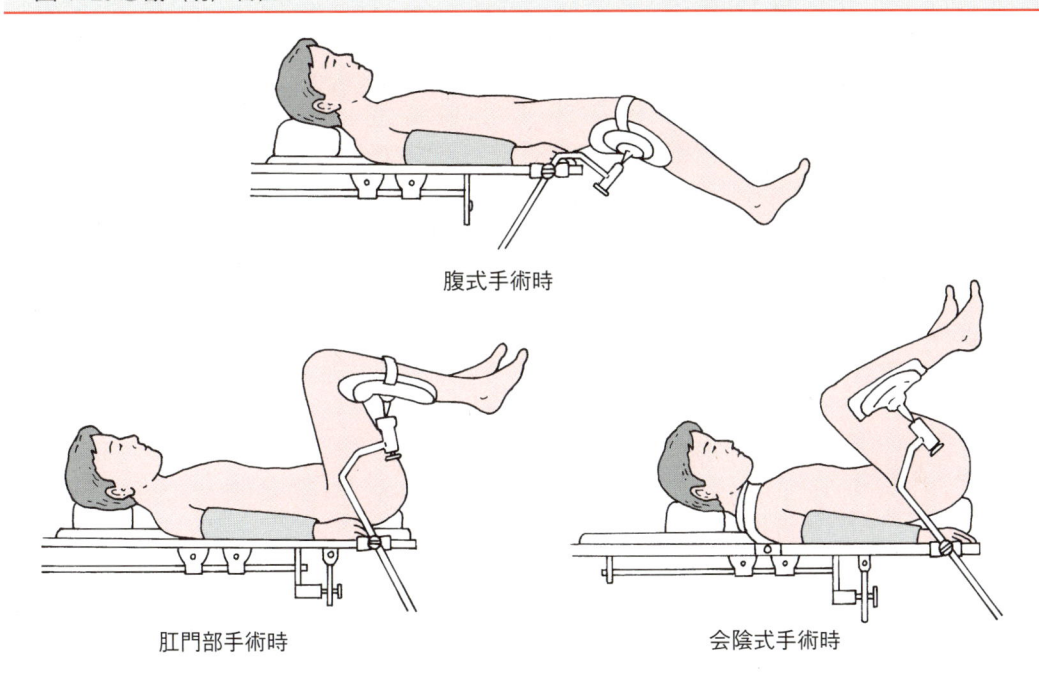

腹式手術時

肛門部手術時

会陰式手術時

図4-21 ●骨盤高位

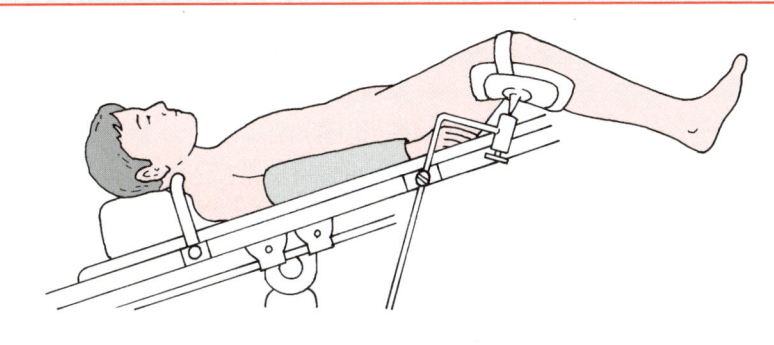

図4-22 ● 半 座 位

(耳鼻科)

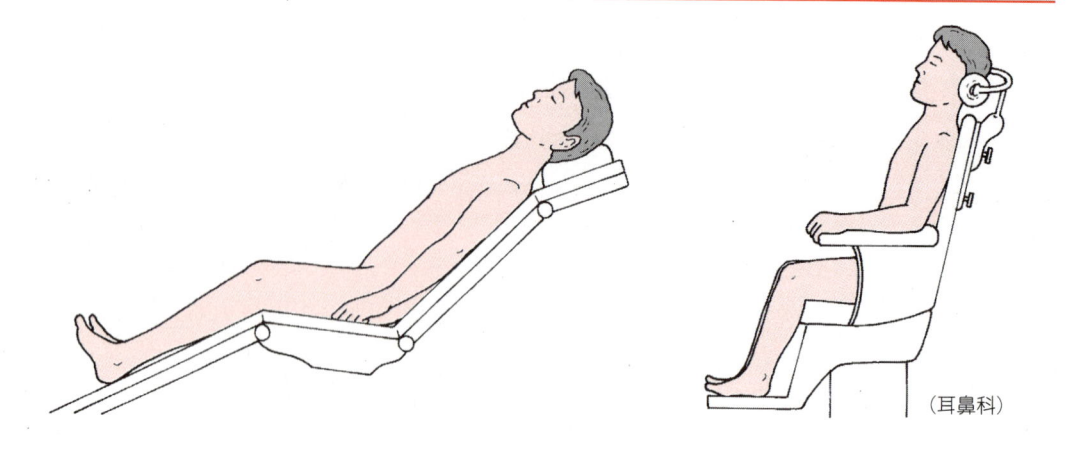

図4-23 ● ジャックナイフ位

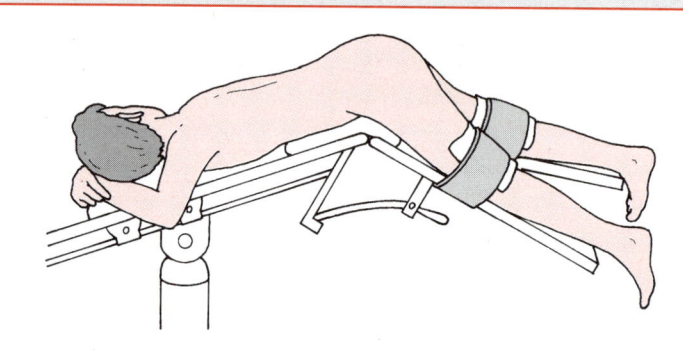

(6) 半 座 位

半座位（図4-22）は脳外科，耳鼻科などの手術で用いられる．上半身を約45°挙上し，膝窩部に枕を入れてやや曲げる．仰臥位に準じて上腕神経，腓骨神経麻痺に注意する．

(7) ジャックナイフ位

ジャックナイフ位（図4-23）は，肛門の手術で用いられる．手術台を腰部のところで曲げ，腸骨が直接手術台に当たらないようにパッドや枕を入れる．

(8) その他，特殊な手術時の体位

特殊な手術時の体位として，甲状腺手術，乳房切除術，椎弓切除術，腎臓手術，口蓋扁桃摘出術などにおける体位がある（図4-24〜28）．いずれも基本体位に準じて神経麻痺などに注意する．

4）皮膚の保護

手術中は，同一体位での圧迫による褥瘡，消毒薬によるかぶれや化学熱

図4-24 ●甲状腺手術時の体位

図4-25 ●乳房切除術時の体位

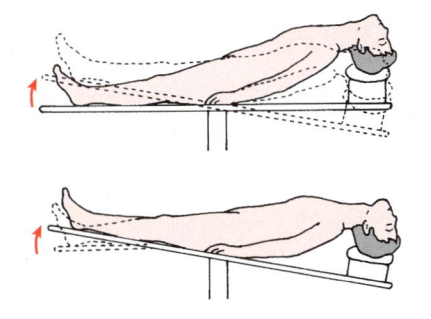

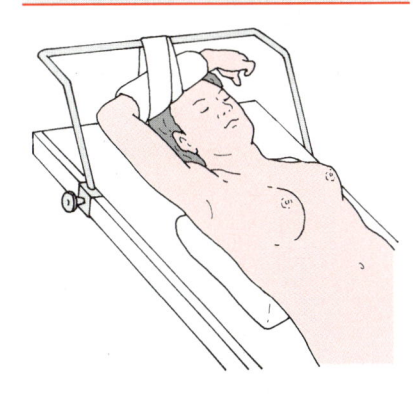

図4-26 ●椎弓切除術時の体位

図4-27 ●腎臓手術時の体位

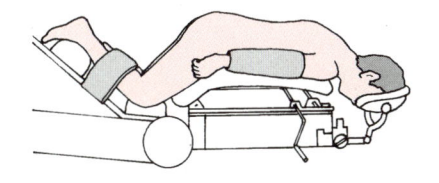

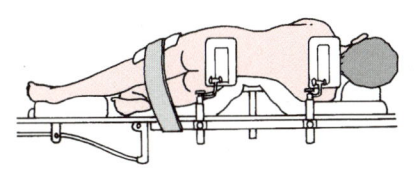

図4-28 ●口蓋扁桃摘出術時の体位

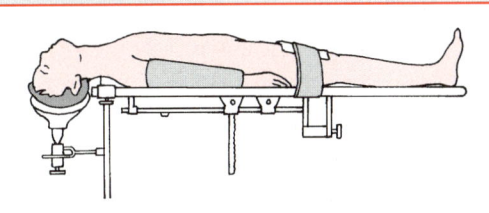

傷，電気メスによる熱傷などの皮膚損傷を生じることがある．手術部位以外の損傷は，患者に余計に苦痛を与えることになるため，予防策に細心の注意を払う．

(1) 褥瘡の予防

褥瘡の好発部位は，手術体位により異なる．体位に応じて，褥瘡の好発部位に徐圧パッドや枕を用いて過度の圧迫を避ける．また，皮膚の湿潤も褥瘡の要因となるため，消毒薬がからだの下に回り込まないように工夫する．

(2) 消毒薬によるかぶれ，化学熱傷の予防

術前訪問時に消毒薬（ポビドンヨードやアルコールなど）でかぶれたことがあるか否かを確認し，患者に合わせて消毒薬を選択する．

(3) 電気メスによる熱傷の予防

電気メスは，患者に装着する対極板の接触不良などがあると対極板を貼った部位に熱傷を起こすことがある．ほとんどの機種は，対極板の接触不良時には作動しない安全装置が付いているが，対極板は患者のからだに密着させ，電気メス本体との接続を確実に行う．また，患者のからだが手術台などの金属部分に触れていたり，消毒薬や体液などの貯留で濡れていたりすると，心電図などの電極を通って分流が起き，熱傷を引き起こすことがある．そのため，患者のからだが金属部分に触れないように固定し，また，消毒薬などがからだの下に回り込まないようにする必要がある．

5）肺血栓塞栓症の予防

長時間の同一体位により下肢の静脈内に形成された血栓が，手術後の初回歩行時などに血管壁から遊離し，肺動脈内を閉塞させることがある．予防のため，麻酔導入時から間欠的下肢圧迫装置もしくは弾性ストッキングを装着する．

6）患者の全身状態の観察

バイタルサイン，出血量，尿量，体位保持の状況などを観察する．

(1) 手術中のモニター

血圧測定，脈拍測定，体温測定，心電図，経皮的酸素飽和度，呼気二酸化炭素濃度，中心静脈圧測定，動脈血ガス分析などがある．正常値や入室時の値を認識しておくことは，患者に起きている変化を把握するうえで重要である．

(2) 出血量の測定

手術中は，出血や術野からの蒸散などにより，細胞外液量の変動が大きい．出血量は成人では 1 回50〜100ml，小児では10mlを超えない範囲で頻繁に測定し，麻酔科医に報告する．

① 重量法による測定

あらかじめ重量の明らかなガーゼを用いて出血量を知る方法で，総重量からガーゼの重さを差し引き，出血量を計算する．ガーゼを長時間放置しておくと乾燥してしまい，正確な測定ができないので，測定は頻繁に行う．また，術野で生理食塩水を使用している場合は，その量を忘れずに差し引く．

② 容量による測定

吸引したときの出血量は吸引びんの目盛を読んで測定する．腹水などを吸引する場合は，あらかじめ吸引びんの目盛を読んでおき，出血量と分けて測定する．

7）体温管理

　手術中は，麻酔薬により体温調節の失調をきたし，体温が変動しやすい状態となる．そのため，継続的な体温測定は欠かせない．体温測定は，鼓膜温，直腸温，膀胱温，食道温などの中枢温を用いる．

　低体温を予防するためには，入室時から十分な保温をする，輸液類は温めて使用する，不必要な露出をしないなどの配慮を行う．また，循環式マトレスを用いることで，体温に応じてマトレスを温める，または冷却することができる．

8）環境の調整

　手術中は，電気メスや吸引装置などの使用する機器・備品を使いやすく，人の動きの邪魔にならないように配置する．また，手術の進行を把握して，必要時に手術器械や材料の補充を行う．術野の展開に沿って無影灯を調節することも必要である．

4 手術終了後の看護

1）手術創部の保護

　血液や消毒液などで汚染されたからだを清潔にしたうえで，ガーゼ固定を行う．創部の位置や皮膚の状態，ドレーン挿入の有無などに応じて保護材料や絆創膏を選択する．

2）麻酔終了時の介助

　気管内吸引や気管チューブの抜管などの介助を行う．

3）患者の観察

　手術終了直後の患者は，状態が変化しやすく，まだ危険な状態にある．常に患者のそばを離れず，以下のことを注意深く観察する．
　①呼吸状態，バイタルサイン
　②麻酔からの覚醒状態，意識レベル
　③筋弛緩からの回復の程度
　④皮膚の状態（体位による褥瘡の有無，熱傷の有無など）
　⑤創部からの出血の有無
　⑥ドレーンからの排液の有無と性状・量

4）手術台からストレッチャー（術後ベッド）への移動

麻酔科医の許可を得た後，患者をストレッチャーまたは術後ベッドに移す．移すときは，十分な人数で静かに行い，挿入されている点滴やドレーン類が抜去されないように注意する．

5 看護記録と引き継ぎ

1）看護記録

行った看護を評価し，継続看護を行っていくうえでも正確な記録は重要である．記録する内容は，行った看護・処置とその反応，手術中・術後の患者の状態，摘出された組織名・個数・重量，ガーゼ・器械などのカウント結果，挿入されたドレーンの挿入部位と種類・数，継続されるケアなどについてである（図4-29）．

2）引き継ぎ

術中看護記録，麻酔記録を用いて，回復室または病棟看護師に患者の状態を引き継ぐ．引き継ぐ内容は，以下のようなことである．

①術後診断名，実施術式，手術時間
②麻酔方法，麻酔時間
③使用した麻酔薬・筋弛緩薬の種類と量，最終投与時間
④そのほかに使用した薬剤の種類と量・投与目的，患者の反応
⑤摘出した組織名・個数・重量，切除範囲，検体としての提出の有無
⑥行われた処置，挿入物の種類と挿入部位（末梢血管確保，膀胱留置カテーテル，中心静脈カテーテル，ドレーンなど）
⑦手術体位と体位時間
⑧皮膚の状態
⑨呼吸状態，覚醒状態，意識レベル，バイタルサイン
⑩出血量，尿量
⑪輸液量，輸血量
⑫疼痛・苦痛の有無と程度
⑬患者の言動
⑭医師からの術後指示
⑮新たに見つかった問題点と継続すべきケア

6 術後訪問

実践した看護ケアを評価し，看護実践の見直しを行うために術後訪問を

図4-29 ●手術室看護記録

手術室看護記録　　　年　月　日（　）

ルート・ドレーン	術中体位：
〈末梢〉	時　分〜　時　分
	フロートロン使用：有　無
〈CV〉	時　分〜
〈Aライン〉	〈IN〉
	輸液
〈硬膜外〉	輸血
	total
〈膀胱留置カテーテル〉　　　Fr　　蒸留水　　cc固定	〈OUT〉 出血
〈ドレーン〉有　無　挿入部位：	尿量　ドレーン
	total
	バランス

対極板装着部位：

入室時間：　時　分　／退室時間：　時　分	時　間	経　過
手術開始：　時　分　／手術終了：　時　分		
検体：有　無		

検体名	提出先

創洗浄

その他特記事項

手術後

呼　吸	循　環	意　識	安　楽	その他
呼吸数： SpO₂： チアノーゼ：有　無 呼吸苦：有　無 肺雑音：有　無	血圧：　／　mmHg 脈拍数：　回／分 体温：　℃	対光反射： 開眼： 掌握：	疼痛：有　無 シバリング：有　無 寒気：有　無 悪心：有　無	皮膚の発赤：有　無 言動：

器械・針カウント　合	ガーゼカウント　合	その他	器械出し看護師　　／外回り看護師

氏名：　　　　　　　　　　No．

行うとよい．時期としては，患者の状態に応じて手術翌日から数日後に行う．術後訪問の際は，あらかじめ看護記録や病棟看護師から，術後の回復程度や精神的状態などの情報を得てから面接する．面接後は患者の状態や言動などを記録に残す．

　術後訪問は，手術の成果を分かち合うことで患者の回復意欲を高めるなど，患者にとっての精神的援助ともなる．

C 手術用ガーゼ・手術器械・針のカウント

　手術を受ける患者の安全を保障するために，器具のカウントが行われなければならない．最終責任は術者にあるとしても，責任の一端を看護師は担っている．

　カウントするものは，術野で使用されるすべてのもので，ガーゼ，針（針付縫合糸），器械，ツッペルなどである．

　以下にカウントの実際を示す．

① すべての手術においてカウントする．ただし，小手術で明らかに残存するおそれのない器械やガーゼについては，この限りではない．
② 一般的にガーゼは手術開始前，切開部縫合開始前，皮膚縫合時に行う．器械や針については，手術開始前，切開部縫合開始前，手術終了後に行う．
③ 器械出し看護師，外回り看護師の2人で声を出して数える．
④ 定数化またはセットにして，カウントを容易にする．
⑤ 手術で使用するガーゼや器械は，手術終了まで室外には持ち出さない．途中で数が合わない場合は，医師の協力を得て術野を探し，さらに手術担当以外の看護師の応援を得て探す範囲を拡大する．
⑥ ガーゼや器械，縫合針が床に落ちた場合は，すぐに探すようにする．
⑦ ガーゼやツッペルなどの衛生材料は，放射線不透過線入りのものを使用し，術野以外の部位に使用するものとは区別する．
⑧ 器械出し看護師は，使用済みの縫合針が戻されたことを確認してから次の針を渡すようにする．
⑨ どうしても数が合わない場合は，X線検査あるいは透視を行い，残存の有無を確認する．
⑩ 数が合った場合も，手術終了後にはX線検査を行い，残存がないことを確認する．

D 手指消毒とガウンテクニック

1 帽子のかぶり方

頭髪が出ないように耳を隠して十分に覆う．

2 マスクの装着

鼻，口を十分に覆い，紐は頬に隙間をつくらないように結ぶ（図4-30）．マスクは撥水性のあるサージカルマスクを使用する．

3 手術時の手指消毒

手術時の手指消毒は，抗菌性石けん（ポビドンヨードスクラブ，クロル

図4-30 ●マスクの装着方法

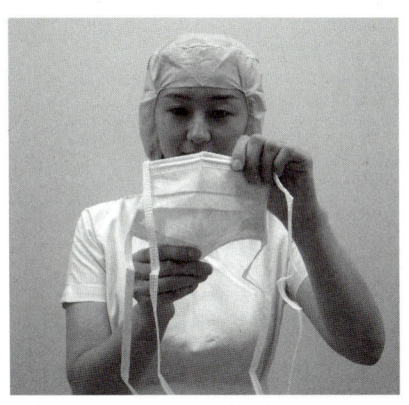

①上下を引っ張ってマスクを開く

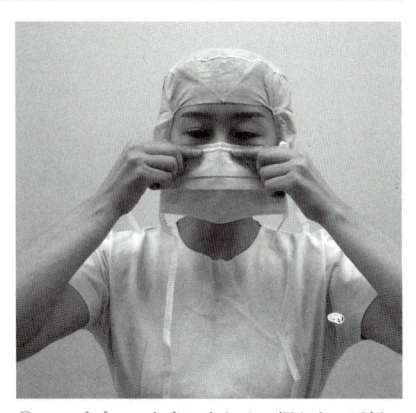

②ノーズピースを鼻に合わせて押さえ，両頬に隙間を作らないようにする

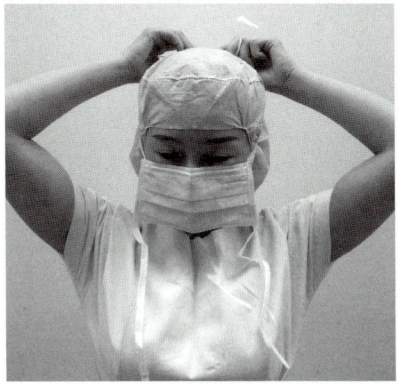

③上の紐を後頭部でしっかり結ぶ

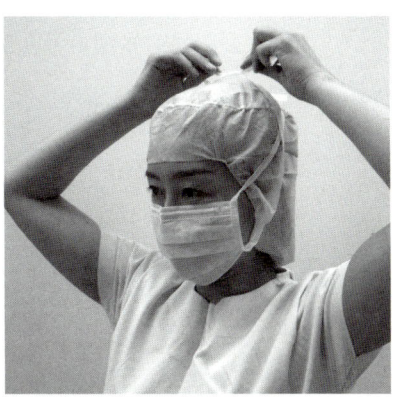

④下の紐はマスクが顎の下まで覆うようにして，頭の頂点でしっかり結ぶ

ヘキシジンスクラブなど）と流水による手洗い（スクラビング法）が一般的である．また，アルコール擦式消毒（ラビング法）を取り入れている施設もある．

スクラビング法では，過度なブラッシングによる手荒れに注意する必要がある．最近では，指先のみに柔らかいブラシを使用する方法や，ブラシを使わない揉み洗いによる手洗い法も行われている．

ここでは，揉み洗いに指先のみブラッシングを追加した方法を紹介する（図4-31）．

①前もって手指の爪を短く切り，爪垢をとる．爪を切った後は滑らかにし，マニキュアは落とす．
②抗菌性石けんと流水で肘上3横指上まで素洗いをしておく．
③ブラシに抗菌石けんをつけ，左右の指先（爪床部）を20秒ずつブラッシングする（図4-31a）．
④ブラシを捨て，抗菌石けんを手に取り，各指5回（4秒）ずつ揉み洗いする（図4-31b）．
⑤手背を左右10回（5秒）ずつ，揉み洗いする（図4-31c）．
⑥左右の手掌を合わせて20回（10秒），次に手背を交差させて左右10回（5秒）ずつ，指間を揉み洗いする（図4-31d, e）．
⑦手首から肘上3横指まで，回転させながら左右15回（15秒）ずつ，揉み洗いする（図4-31f）．
⑧流水で末梢から中枢に向かい洗い流す（図4-31g）．
⑨再び，抗菌石けんを手に取り，爪の先を左右10秒ずつ揉み洗いする．
⑩各指を左右5回（4秒）ずつ揉み洗いする
⑪⑤と同様．
⑫⑥と同様．
⑬手首から肘まで回転させながら，左右10回（10秒）ずつ揉み洗いする．
⑭流水で末梢から中枢に向かい洗い流す．
⑮滅菌されたペーパータオルで水分を十分に拭き取る．

4 ガウンの装着

手指消毒終了後，ガウンを着用する（図4-32）．ガウンは中表にたたんであるので，表に触れないようにして広げる．

5 手袋の装着

手袋を装着するまでは，手指消毒をしていても皮膚表面は完全な無菌状態ではないため，器械やリネンなどに触れないように注意する．手袋の外側は素手で触ってはならない（図4-33）．

図4-31 ●手術時手洗い（爪先ブラッシング＋揉み洗い法）

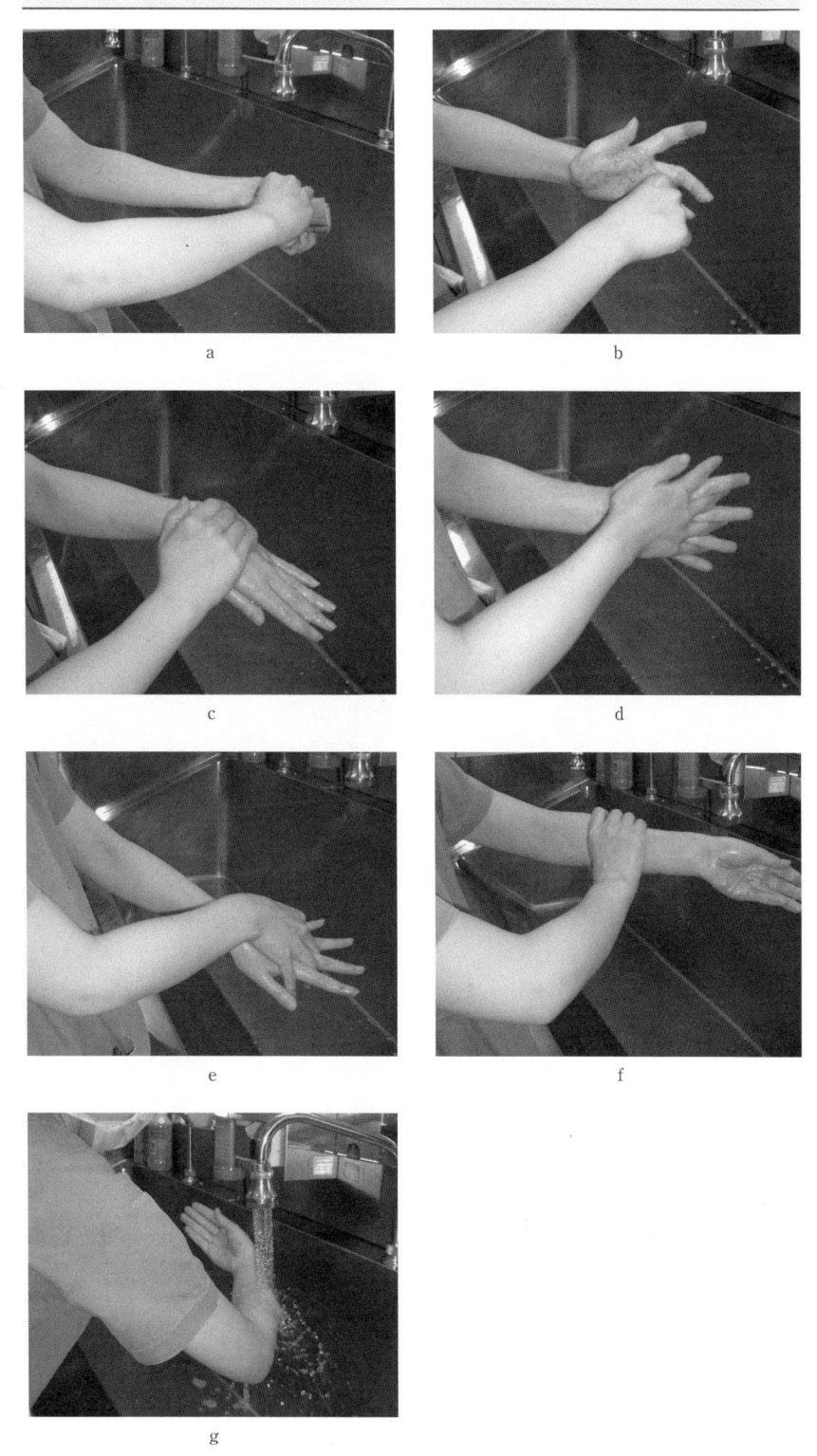

a

b

c

d

e

f

g

4 手術看護の実際

図4-32 ● ガウンの装着方法

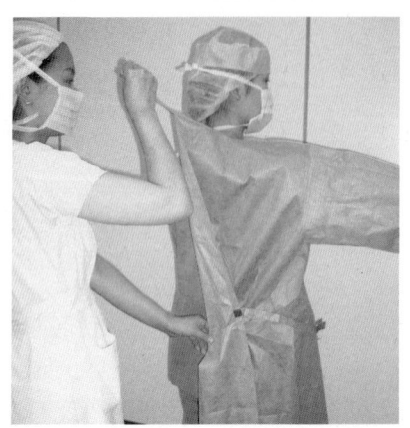

①ガウンを十分に広げ，介助者に肩紐を渡し，袖に手を通す

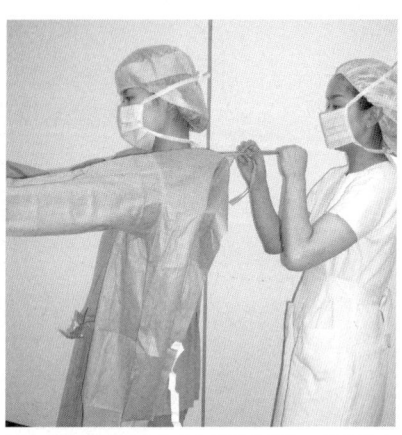

②もう片方も同じように肩紐を渡し，袖に手を通す

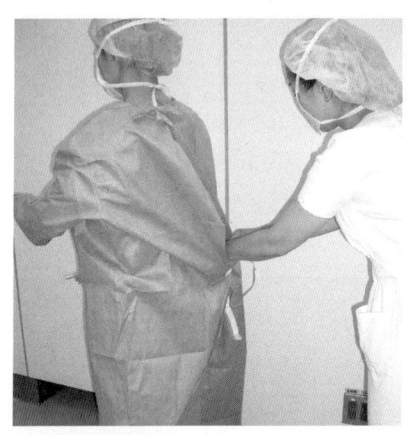

③介助者が後ろの紐を結ぶ

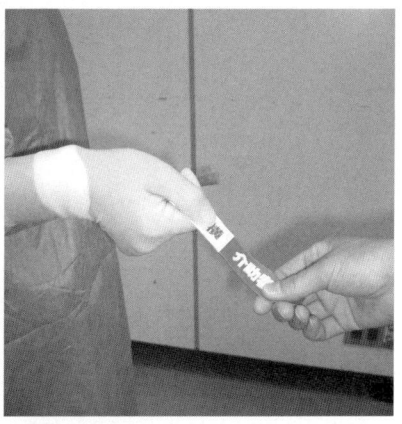

④手袋装着後，ガウンの前紐の一部を介助者に持ってもらう

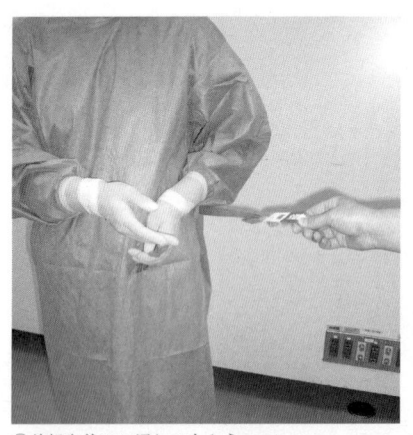

⑤前紐を後ろに通してもらう

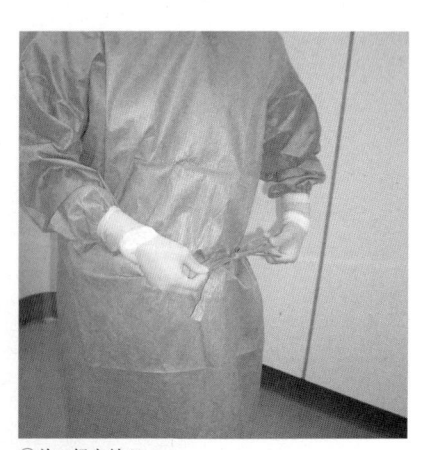

⑥前で紐を結ぶ

図4-33 ●手袋の装着方法

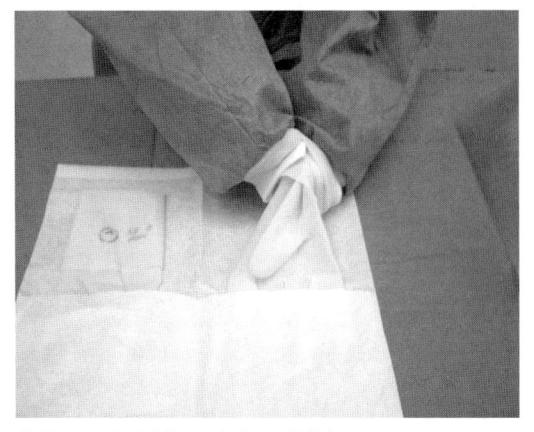

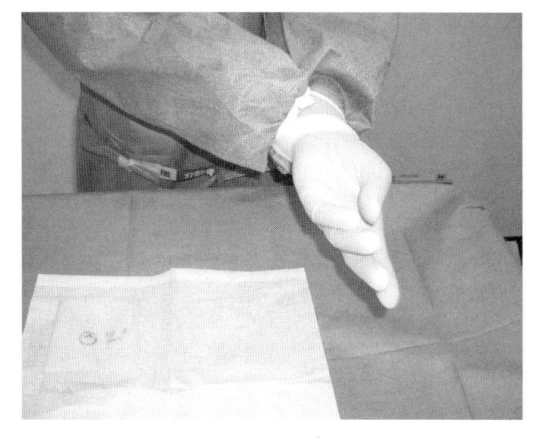

① 折り返し部分を持って左手から装着する

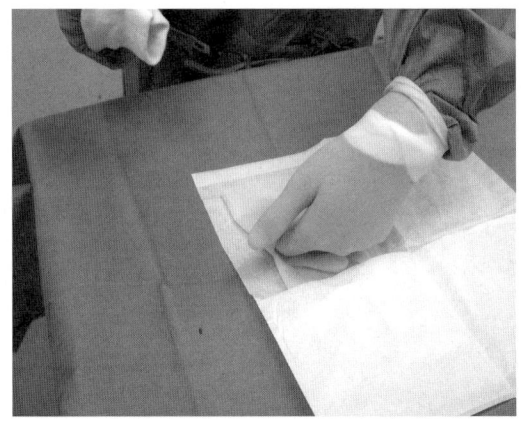

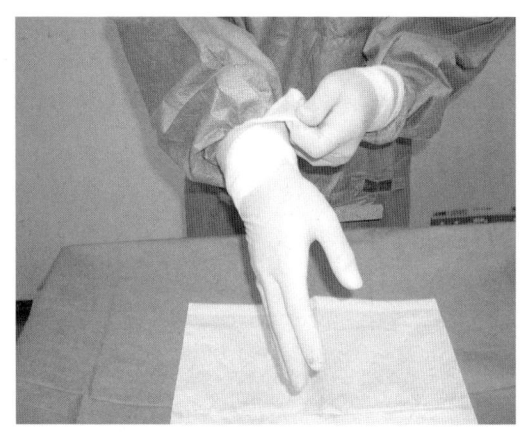

② 手袋を装着した左手で折り返し部分の内側を持ち，右手に装着する

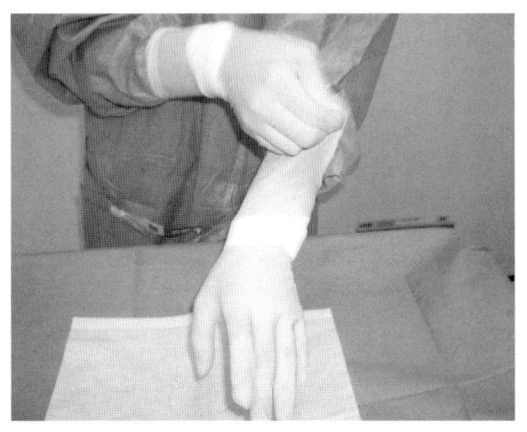

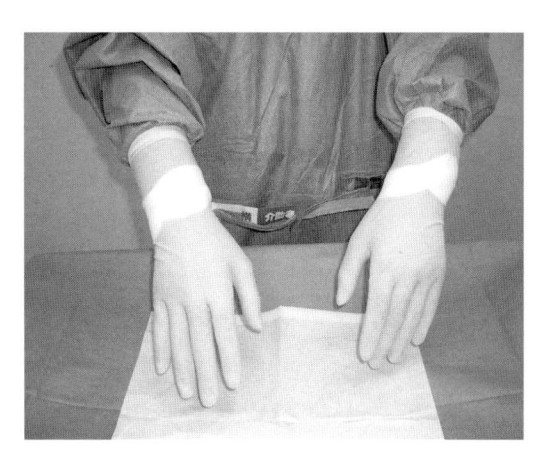

③ ガウンの袖口を覆うように，折り返し部分を十分に伸ばす

E 滅菌物の取り扱い

1 滅菌方法

1）高圧蒸気滅菌

温熱によるたんぱくの加水分解による蒸気滅菌である．短時間での滅菌が可能で，滅菌物に高い浸透性をもつ．また，人体に対しては毒性をもたない．高温（135℃）での滅菌のため，プラスチックなど熱に弱いものには適さない．

2）プラズマ滅菌

高濃度の過酸化水溶液を高度に減圧した滅菌装置の中で，プラズマ状態とすることで微生物を殺菌する．50℃以下の低温滅菌が可能なため，熱に弱いものも滅菌できる．短時間での滅菌が可能で人体に対して残留毒性がない．紙，綿布，ガーゼ，シリコーン，ラテックスゴムなどは過酸化水素を吸収してしまうため，滅菌に適さない．

3）エチレンオキサイドガス（EOG）滅菌

微生物の殺菌作用をもつ酸化エチレンによる滅菌方法で，滅菌対象物に高い浸透性をもつ．人体に対して毒性をもつため，滅菌終了後は十分にエアレーションを行ってから使用する．

2 滅菌の保証と確認

（1）物理学的インジケータ（滅菌器付属計器記録）で適切な滅菌行程が達成されたことを確認する．
（2）滅菌物を開封する前には，滅菌有効期限とともに包装外部のインジケータ（テープ，バッグの印字など）で滅菌済みであることを確認する．
（3）滅菌物開封時，包装内部のインジケータにより包装内部まで十分な滅菌行程が達成されたことを確認する．
（4）定期的に生物学的インジケータによる試験（滅菌器内における実際の細菌芽胞の死滅を検出する試験）を行い，滅菌器の性能，有効性を確認する．

3 滅菌物の保管

　滅菌包装材料の質が向上した現在は，滅菌物が清潔な場所に保管され，破損や水濡れがない限り，包装内部の無菌状態が維持されるようになった．しかし，包装材料や保管状況などは滅菌物の無菌保持に影響を与えるものであり，施設で定められた滅菌期限を厳守するとともに，保管方法にも配慮する必要がある．

　保管には，湿気の帯びる可能性のある場所を避け，パッケージを破損しないように多くのものを積み重ねて置かないようにする．また，使用頻度の少ないものは閉鎖式の棚に保管する．包装が破れたり，濡れたものは汚染されたものとして取り扱う．

4 滅菌物の取り扱い

　滅菌物は，良心的な態度で注意深く取り扱うことが重要である．
（1）滅菌物と未滅菌物の区別を確認する．
（2）滅菌物品は常に乾燥した清潔な手指で取り扱う．
（3）滅菌物品を取り扱う際はマスクを装着し，開封操作中の不必要な会話やよそ見を避ける．
（4）開封前に滅菌有効期限，パッケージに破損がないかを確認する．
（5）一度取り出したものを再び滅菌容器に戻すことはしない．
（6）滅菌物が滅菌容器の縁に触れた場合は，汚染されたものとみなす．
（7）滅菌容器の縁に指をかけない．

第5章

輸液と看護

1 輸液の実際

輸液療法とは水，電解質，栄養成分を経静脈的に投与し，生体の機能の維持・改善を目的とした治療法である．必要な薬剤および器具を選択し，正しい知識と技術をもって施行することが望まれる．その目的により**維持輸液，補充輸液，欠乏輸液，栄養輸液**の4種類に大別される．輸液の種類，手技に関しては第1章1.注射，輸液の項で述べた．この章では実際に様々な病態に対してどのような輸液を行ったらよいかについて述べる．

実際に輸液を行うにあたっては病態を十分に把握することから始まる．病悩期間，経口摂取状態，また，代謝・循環器・呼吸器疾患の有無などを聴取する．次いで体重の変動，血液・尿所見などにより体内水・電解質バランスを把握する．脱水があればどの程度のものなのか，どのようなタイプ（低張性・高張性）のものかを調べておく．体液の欠乏量は基本的に，①体水分量，②体重，③水分出納＝（1日の水分摂取量）＋（代謝水）−（1日の水分排泄量），④臨床症状，などから推定し，徐々に補う必要がある．通常欠乏量の1/3に毎日の排泄予測量を加えたものを投与していく．基本的な輸液計画を図5-1に示した．

A 小児の輸液

小児は成人に比べて体重当たりの細胞外液量が多く，その代謝率も高い．また，腎の濃縮率や酸塩基平衡の調節が成人に比べて劣るので，脱水症状あるいは輸液過剰状態になりやすい．輸液量や速度は慎重に決定しなけれ

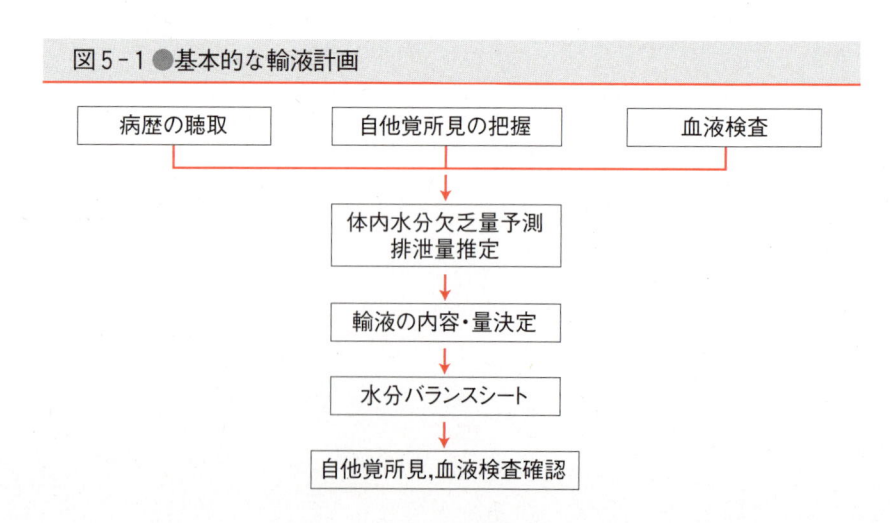

図5-1 ●基本的な輸液計画

病歴の聴取　自他覚所見の把握　血液検査
↓
体内水分欠乏量予測
排泄量推定
↓
輸液の内容・量決定
↓
水分バランスシート
↓
自他覚所見，血液検査確認

表5-1 ● 各年齢層における維持輸液量

年齢層	輸液量（平均値）ml/kg/日
新生児（0～7日）	40～80（60）
新生児・乳児（7日～1歳）	90～120（100）
幼児（1～3歳）	80～100（90）
幼児（3～6歳）	70～90（80）
学童（6～12歳）	50～70（60）
思春期～成人（12歳～）	40～60（50）
高齢者	30～50（40）

ばならない．各年齢層における維持輸液量を**表5-1**に示した．

B 高齢者の輸液

　高齢者には内分泌機能の低下，渇中枢機能の低下がみられ，水分の慢性的な摂取不足に由来する高張性脱水がみられる．一方で種々の基礎疾患に由来する体液の喪失，利尿薬の長期投与による電解質喪失，腎機能低下による腎性電解質喪失などがみられる．したがって，患者それぞれの病態，治療経過ならびにその期間をよく把握することが大切である．

　高齢者の慢性的な栄養摂取不足による低アルブミン血症，血清電解質異常に対しては血漿輸液，電解質輸液，栄養輸液によって補正されるが，不用意な輸液を行うことにより循環血液量が増加し，呼吸循環不全の引き金となることがあるので十分注意する必要がある．また，栄養輸液を必要とする場合，多くは加齢による耐糖能機能低下に由来する血糖異常を起こすことがある．したがってインスリンを併用しつつ，血糖監視下で高エネルギー輸液を行わなければならない．

　高齢者では血清たんぱく，アルブミンが低値を示すことが多く，浮腫を示すこともまれではない．術前・術後の低たんぱく血症を補正する場合は凍結血漿（FFP）で補うが，多量投与時に循環血液量が過多にならないように，また，膠質浸透圧を上げるためにはアルブミン製剤が有効である．

C 腎障害時の輸液

　腎障害の原因や程度，また経過は様々である．術前すでに腎障害を併発している患者や，術後に腎障害が顕著になったり透析療法を必要としたりする場合もありうる．腎障害患者の輸液療法は病態に応じて水分量，電解

質をコントロールしなければならない．

1 急性腎不全時の輸液

　急性腎不全時は輸液療法自体がその治療であり，輸液量は水負荷の状態（浮腫・肺水腫の程度），尿量，中心静脈圧を注意深く観察しながら行う．輸液内容は血清・尿中電解質を測定しながら決定していく．

2 腎後性腎不全時の輸液

　尿路の何らかの閉塞によって出現する腎不全を，腎後性腎不全という．その原因を表5-2に示す．発症時は輸液量を制限する必要があり，ひとたび原因が解除されたとき，それまでに体内に蓄積された過剰な水，ナトリウム，窒素代謝などが急激に排泄されるため，**脱水，低ナトリウム血症，低カリウム血症**に陥りやすく，血清・尿中電解質，体重，血圧，中心静脈圧の測定を経時的に行わなければならない．輸液量の目安は，尿路閉塞の解除直後の時間尿量と同量とし，1日尿量が2*l*以上になれば，時間当たりの尿量の80～90％を輸液する．

3 慢性腎不全時の輸液

　血液透析を受けていない時期の慢性腎不全患者の輸液は，水・電解質の補正が主な目的である．不適切な食事療法や過剰な水分摂取により生じた低ナトリウム血症は500m*l*程度の生理食塩水や，輸液開始液で改善することができ，食欲不振，全身倦怠，軽度の意識障害なども改善する．電解質異常を是正する場合は，尿量，尿中電解質に注意しながら行う必要がある．血液透析患者に輸液を行う場合はほとんどなく，過剰に除水した場合の生理食塩水の補給や抗生物質の投与時に限られる．通常の水・電解質異常は血液透析により速やかに是正される．

表5-2 ● 腎後性腎不全の原因

1. 骨盤内臓器の腫瘍
2. 前立腺疾患
    ①前立腺肥大症
    ②前立腺癌
    ③急性前立腺炎
3. 尿路結石
    ①単腎での尿路結石
    ②両側尿路結石
    ③尿道結石
4. 後腹膜腫瘍
5. 手術による尿管の損傷

D 肝障害時の輸液

　肝障害患者，特に肝硬変患者では食道静脈瘤，門脈圧亢進症などの血行動態の異常と代謝機能障害がみられる．肝の代謝障害は，糖質，アミノ酸，および脂質代謝のそれぞれに生じ，静脈栄養を行う際にはこれらの代謝障害の特徴や程度を考慮に入れて行う必要がある．

　Child分類AまたはBの比較的軽度の肝障害でも，糖，脂肪負荷試験を行うと，健常人とは明らかに異なるパターンを示すことが多い．窒素源としてのアミノ酸は経口投与に比べて静脈栄養のほうが利用されやすく，術後のたんぱく異化期でも比較的十分な投与が可能である．糖質は基本的なエネルギー源であり，肝庇護作用を有する肝グリコーゲンの合成に重要な役割を有し，糖尿病の合併がなければ糖質300～350g/日の投与は著しい高血糖には至らないことが多い．

　肝不全とは，十分な肝機能を保持できず，黄疸，血液凝固障害，腹水，精神神経症状あるいは意識障害などを生じる．肝不全では低たんぱく血症，たんぱく異化の亢進，筋たんぱくの減少，アンモニア処理能の減少などが生じやすいため，積極的な栄養管理が必要である．分岐鎖アミノ酸（ロイシン，イソロイシン，ヴァリン）を主とした肝不全用のアミノ酸液が用いられ，高アミノ酸血症にみられる劇症肝炎でも積極的に使用され，体たんぱくの異化抑制がみられている．

E 糖尿病時の輸液

　糖尿病患者に対して輸液療法が必要となる場合は，経口摂取が十分にできない場合や手術前後の管理，または糖尿病性昏睡に陥った場合である．いずれの場合にもインスリン投与による血糖管理が必要となるが，重要なことは糖尿病に伴う脂肪代謝，たんぱく代謝を含めた**糖代謝異常**を十分に理解し，適正な管理を実施することである．

1 糖尿病の代謝異常の特徴

　糖尿病はインスリン作用の絶対的あるいは相対的不足に基づく持続的高血糖の持続を主徴とした慢性疾患である．口渇，多飲，多尿，急速な体重減少などの特徴的な症状に加え，**随時血糖**が200mg/dl以上，**空腹時血糖**が140mg/dl以上，または75g**経口糖負荷試験**の判定基準によって糖尿病型を示すものとされている．

　インスリン作用の不足によって肝臓における糖の取り込み，グリコーゲ

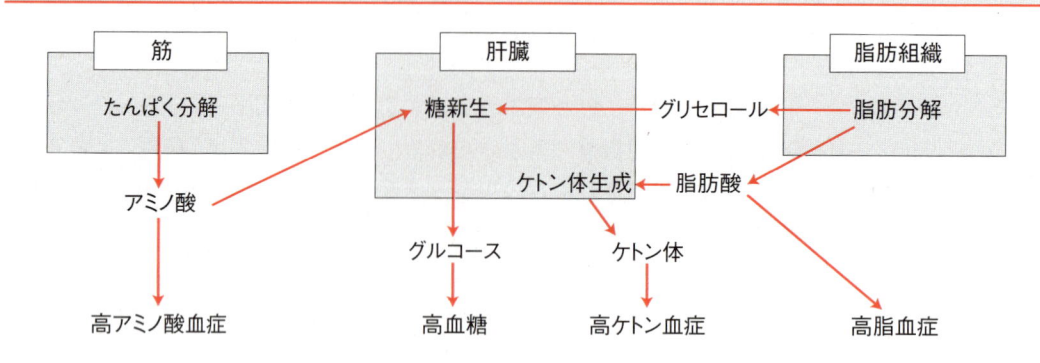

図5-2 ● インスリン作用不足時の代謝変移

```
    [筋]              [肝臓]                         [脂肪組織]
  たんぱく分解        糖新生 ← グリセロール ← 脂肪分解
       │              ↑         ケトン体生成 ← 脂肪酸
     アミノ酸 ─────────┘              │
       │              ↓              ↓
       ↓           グルコース       ケトン体            ↓
   高アミノ酸血症     高血糖        高ケトン血症      高脂血症
```

ンの合成，解糖が低下し，同時にたんぱくや脂肪から糖新生が亢進し，その結果，高血糖が生ずる（図5-2）．脂肪組織では，グルコースの脂肪内への取り込みの低下によってトリグリセライド合成が抑制され，同時に貯蔵トリグリセライドのグリセロールと脂肪酸への分解が亢進し，血中に放出される．肝臓におけるこの遊離脂肪酸からのケトン体生成が亢進し，極度に過剰な場合にはケトアシドーシスを招く．

2 糖尿病患者の輸液

　糖尿病患者の術前管理の原則は，十分なエネルギー摂取と，それに見合う適切な血糖管理によって手術に耐えうる栄養状態を保持することである．その術前管理の指標を表5-3に示した．大部分の患者では術前輸液を必要としないが，経口摂取の不足する患者では栄養輸液を必要とする．

　術前経口血糖降下薬で血糖がコントロールされている患者でも，高度の手術侵襲が予想される場合はインスリン療法に切り替えて手術に臨むのが一般的である．すでにインスリン療法中の症例では同療法を継続する．経口摂取が不十分な場合には，不足量を糖質，アミノ酸輸液によって補い，適正量のインスリンを併用する．経口摂取がまったく不可能な患者には，

表5-3 ● 糖尿病患者の術前管理の指標

血糖管理	1. 空腹時血糖	120〜140mg/l
	2. 尿糖排泄量	10g/日以下
	3. 尿中ケトン体	陰性
栄養管理	1. 総エネルギー量	205〜300kcal/kg/日
	2. 糖質	50〜60%
	3. たんぱく質	15〜20%
	4. 脂肪	20〜30%

表5-4 ●糖尿病性昏睡の治療

	糖尿病性ケトアシドーシス	高浸透圧非ケトン性昏睡
治療	0.9%NaCl　1l/時で開始 →1l/2時→1l/3時 （4〜6l/日） 速効性インスリン	0.45%NaCl　1l/時で開始 →1l/2時 （5〜8l/日）
インスリン	持続静注：0.1〜0.2単位/kg/時 または頻回筋注：初回10〜20単位/時，以降5〜10単位/時	
カリウム	10〜20mEq/時（80〜100mEq/日）	
重炭酸	pH7.2以上：不要 pH7.0以下：50〜100mEq/時	不要
糖	血糖250mg/dl以下になれば5%グルコース添加	

高エネルギー輸液が適応となる．しかし，糖尿病患者では十分なインスリン投与によっても目標とするエネルギー投与が困難なことも多く，種々の組成上の検討が試みられている．

糖尿病による意識障害には**糖尿病性ケトアシドーシス**と**高浸透圧非ケトン性昏睡**がある．前者はインスリン作用が不足する究極の状態であり，高血糖，浸透圧性利尿による著明な脱水，電解質異常，脂肪分解亢進によるケトン体の蓄積を本体とする．一方後者では，著明な高血糖，高浸透圧血症，著明な脱水など同様の症状を呈するが，ケトアシドーシスを欠いている．一般に高齢者や軽度糖尿病患者に発症する場合が多く，感染，手術が誘因となる以外に，中心静脈栄養施行中の発症も少なくない．これらの治療は表5-4に示す．輸液による脱水，電解質異常，アシドーシスの改善，ならびにインスリン投与による血糖値の補正が主なものである．糖尿病性昏睡の治療中に低血糖，低カリウム血症，脳浮腫，血栓症が併発することがある．特に血糖値や血漿浸透圧の急激な低下により**脳浮腫**が発生し死亡することがあるので，血糖値は250mg/dl以下になれば5％のグルコースを含む電解質液に変更し，以降，血糖値を急激に下げないよう注意すべきである．

② 輸液に伴う看護

輸液は広く一般に普及している治療法である．穿刺針による身体的な拘束感がある方法でもあるため，輸液実施中は患者の苦痛を軽減するように管理する．また，医療者が確認を誤ると生命を揺るがすことにもなる方法

である．これらのことから輸液管理を行う際には，安全管理と血管内留置カテーテルの感染対策には特に留意して実施することが重要である．

A 輸液の方法

末梢静脈を用いて行う場合と，大静脈を用いて行う場合がある．

1 末梢静脈を用いて行う場合（等張液を主として使用）

静脈注射針，翼状針，静脈留置針の3種類の方法がある．
①**静脈注射針**：短時間の輸液に用いられる．
②**翼状針**：針が短く翼がついているので，皮下の細静脈を穿刺しやすく留置・固定が容易であり，短時間の輸液に用いられる．
③**静脈留置針**：ショックや緊急時などの静脈路の確保，抗癌薬や術前術後の輸液路確保など，長時間の輸液や一定期間必要とする場合の輸液に用いられる．

2 大静脈を用いて行う場合

末梢静脈輸液では，血管痛を伴い静脈炎を起こしたりする高張液を安全に注入する方法として，上あるいは下大静脈からカテーテルを挿入し，完全栄養に近い形で輸液をする場合に用いられる．

B 輸液時の注意事項

①患者氏名，薬品名，規格，注射量，注射日，注射時間，注射方法を確認する．
②穿刺部位や輸液ラインの接続部を汚染しないように注意する．高エネルギー輸液（TPN，IVH）の場合には，感染防止のために閉鎖式ラインを用いることが望ましい．
③カテーテル内に空気が混入しないように注意する．
④個々の患者の状態や使用する薬剤により輸液速度に違いがあるが，突然中止または減量すると低血糖や脱水を起こしやすく，急速に注入すると高血糖や心不全を生じる危険性があるので，24時間一定の速度で注入する．
⑤輸液が終了したまま放置すると，針先やカテーテルが血栓で閉塞するので注意する．
⑥輸液ボトルに混合するときには薬剤の配合禁忌に注意し，中身に混濁や沈殿物がないか確認する．

⑦ポリ塩化ビニル製の輸液セットには，柔軟性・透明性を高めるための可塑剤が使用されており，特定の薬剤においては溶出することが報告されている．また，同じく薬剤により吸着が報告されているものがあるため，添付文書に「ポリ塩化ビニル製の輸液セット，カテーテル類の使用を避けること」と記載がある薬剤には使用を避ける必要がある[1]．

⑧抗悪性腫瘍薬のなかには，発癌性や催奇形性を有するものがある．これらを溶解する際には，手袋，マスク，ゴーグルを装着して皮膚への汚染に十分注意する[2]．

⑨薬液の血管外（皮下）への漏出を避ける．皮下に漏れると疼痛・硬結を生じるだけでなく，抗悪性腫瘍薬などでは組織の壊死を生じることもあるので注意する．

C 輸液の実際

1 薬品と必要物品の準備

①注射処方箋で準備した薬剤を照合し，確認する．
②患者別に1薬剤，1トレイで準備を行い，規格・量を確認して薬剤を混合する（他の患者の薬剤や同一患者の薬剤と混同しないため）．混合するときには，不潔にしないように注意する．
③輸液速度によって，成人用輸液セット20滴/ml，微量輸液セット60滴/mlのどちらかを選択する（図5-3）．
④輸液セットを輸液ボトルに装着し，点滴筒に1/2～1/3の薬液を満た

図5-3●輸液セット

成人用輸液セット　　　小児用（微量）輸液セット
20滴/ml　　　　　　　60滴/ml

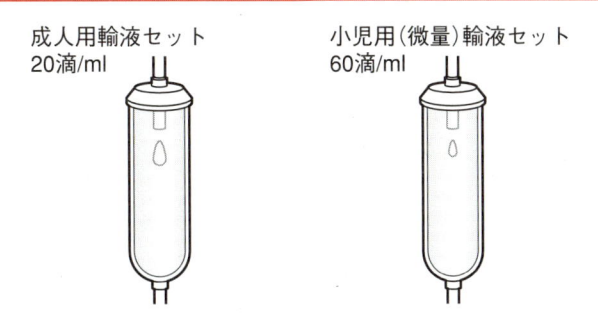

1) 虎の門病院看護部：基本的看護実践マニュアル，2006．
2) 前掲書1)．

し，カテーテル内に空気の混入がないことを確認する．
⑤静脈留置針または翼状針，個別包装消毒綿，フィルムドレッシング材，絆創膏，駆血帯，針捨てボックスなど穿刺に必要な物品を準備する．

2 輸液の実施

①あらかじめ患者に輸液の予定を説明しておき，施行前に排尿を済ませてもらう．
②必要に応じて穿刺予定部位に温罨法をしておく．
③注射トレイに必要物品をのせ，患者のところへ行く．
④注射処方箋を用いて患者氏名，薬品名，投与量，投与方法を確認する．確認・照合を確実にするために，携帯端末（PDA端末）と患者のリストバンドでの機械的照合を併用することが望ましい．
⑤輸液ボトルを，患者の頭上を避けて危険のない位置に設置する．歩行できる場合や輸液ポンプを使用する場合には，輸液スタンドを利用する．
⑥穿刺の介助を行い，穿刺が終了したら観察がしやすいように穿刺部位を透明なフィルムドレッシング材で覆い保護する．
⑦輸液ルートが引っ張られて抜けないように，延長チューブはループを作り絆創膏で固定する（図5-4, 5）．
⑧輸液速度を調整する．
⑨予定されている輸液の本数と終了予定時間を説明する．
⑩穿刺部位や輸液速度の異常，副作用などの出現時に，知らせることができるようにナース・コールを手元に設置する．

図5-4 ● ドレープによる固定方法

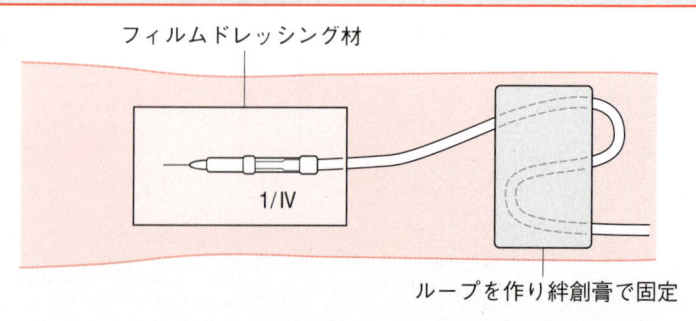

図5-5 ● 翼状針の固定方法

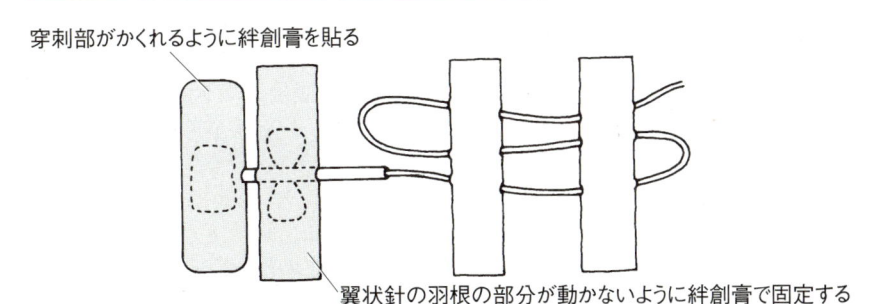

穿刺部がかくれるように絆創膏を貼る

翼状針の羽根の部分が動かないように絆創膏で固定する

D 輸液施行中の管理

1 患者への説明

①滴下に支障がない範囲で，体位変換やトイレ歩行，食事などができること，状態に応じて，清拭，シャワー，入浴を介助することを伝える．
②輸液速度が変わったら連絡するように説明し，輸液速度を勝手に調整しないように伝える．
③血管痛を我慢する必要はなく，穿刺部位に疼痛，熱感，発赤，腫脹などの症状が出現したら看護師に連絡するように伝える．また，発汗などでフィルムドレッシング材がはがれたり，穿刺部位を汚染した場合などには交換することを説明する．

2 管　理

1）穿刺部位の確認

　体動に影響しない部位の選択が望ましい．輸液を開始する前に，穿刺部位に疼痛，熱感，発赤，腫脹など症状がないことを確認する．異常がある場合には，新たに穿刺し直す．特に，抗悪性腫瘍薬の使用時には頻繁に観察して注意する．
　また，末梢静脈の血栓性静脈炎や細菌感染の発生率は，72時間を超えると増加するため，一般的には72～96時間以内に穿刺部位を変更する．

2）輸液速度の調整

　指示された時間内に終了するように調整する．溶解後の有効時間が決められている薬剤については，特に注意する．

輸液速度は，患者の体位や体動によっても変化する．基本は臥床した状態で調整するが，長時間拘束されるため滴下しやすく安楽な体位で調整する．

1時間当たりの指示量が微量の場合や指示された時間内に輸液を終了しなければならない場合には，輸液ポンプを使用する．

3）輸液速度の計算方法

総量から1時間当たりの注入量を計算し，輸液セットでの1分間の滴下数を算出する．成人用輸液セットは20滴/ml，微量輸液セットは60滴/mlである．微量輸液セットは1時間当たりの注入量と1分間の滴下数が同じになっている．成人用はその1/3である．

【20滴＝1mlの場合】

$$滴下速度（滴/分）＝\frac{輸液総量×20}{所要時間×60}＝\frac{輸液総量}{所要時間×3}$$

《例》500mlを4時間で輸液する指示の場合，1時間当たりの注入量は

500ml÷4時間＝125ml/1時間

＊成人用輸液セットでの滴下数は

$$\frac{500ml×20滴}{240分（60分×4）}＝\frac{500}{12}$$

42滴/分

⇒ 125ml÷3＝42滴/分

約40滴/分

【60滴＝1mlの場合】

$$滴下速度（滴/分）＝\frac{輸液総量×60}{所要時間×60}＝\frac{輸液総量}{所要時間}$$

＊微量輸液セットでの滴下数は

$$\frac{500ml×60滴}{240分（60分×4）}＝\frac{500}{4}$$

125滴/分

⇒ 微量輸液では同じなので，

約125滴/分

4）輸液速度の異常

滴下不良の場合は，原因を確かめて処置する．

（1）通気針が閉塞していないか

閉塞している場合は通気針を交換する．

（2）静脈留置針が血栓で閉塞，または先端が血管壁に当たっていないか

生理食塩水もしくはヘパリン生食の入った注射器で引いて，逆流を確認する．逆流が確認できたら，ゆっくり注入してみる．

（3）血管外（皮下）への漏出

穿刺部位に腫脹がある場合や逆流が確認できない場合には再穿刺する．抗悪性腫瘍薬の場合には，抜去する前に医師に指示を確認する．

(4) 2種類以上の輸液の滴下時に，圧が強くなりすぎているものはないか

確認して滴下を調整する．

(5) 配合禁忌の薬剤によりセット内に結晶ができていないか

結晶が確認された場合には，ルートを交換し，再度注入方法と指示を確認する．

5）ベッド周囲の整備

患者の生活環境であるベッド周囲は，点滴スタンドを押して歩けるように障害物になるものは除去し，スペースを確保するなど配慮する．

6）夜間の点滴

夜間も点滴を実施する場合には，安心して眠れるように点滴ルートや穿刺部位を保護するなどの工夫や，頻繁な観察を行って管理する．

3 観 察

(1) 輸液開始直後のアレルギー症状

呼吸困難，全身冷感，胸内苦悶，発疹，瘙痒感などのアレルギー症状が現れたら滴下を直ちに中止し，全身状態の観察およびバイタルサインの測定を行い，速やかに医師に報告する．

(2) アレルギー反応を起こしやすい薬剤（抗菌薬など）の初回使用

原則として医師が実施する．

(3) 接続部の緩みや穿刺部位からの漏れの有無
(4) 穿刺部位の疼痛，熱感，発赤，腫脹の有無
(5) 体重の増減や尿量の変化
(6) 血液データの変化

E 記 録

輸液開始時刻，穿刺に使用した静脈留置針の種類・太さ，穿刺部位，施行医師名，薬品名，投与量，患者の反応や状態などを必要時記録する．

F 輸液終了時の処置

①翼状針の場合には，終了したらクレンメを閉じて抜去する．

②ヘパリンロックの場合には，延長チューブを1本残して，ヘパリン生理食塩水を注入する．

G 後片づけ

①使用した物品は元へ戻し，使用した針，輸液ボトル，輸液セットなどは，規定どおりに分別して廃棄する．
②使用した材料のコストを請求する．

《参考文献》
・阿部安子，川口寿彦：輸液管理のポイント，看護技術，52（3）：198-212，2006．
・北岡建樹：チャートで学ぶ輸液療法の知識，南山堂，1995．
・相川直樹監，篠澤洋太郎編：臨床に生かす体液管理・輸液マニュアル，照林社，2003．
・角田直枝：図でわかるエビデンスに基づく点滴の安全管理と看護ケア，中央法規出版，2005．

第6章
輸血と看護

1 血液型と検査法

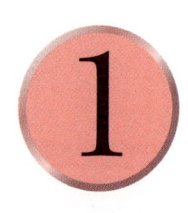

　輸血に際しては，輸血を受ける患者（レシピエント）と血液を供給する人（ドナー）についてABO式およびRh式血液型の判定が必要である．この判定が的確になされていないと，誤った血液型輸血をすることにより重篤な合併症を引き起こすこととなる．輸血可能な血液型の一致は何かを十分理解する必要がある．

A ABO式血液型

　ヒトの血漿中には自己の赤血球の保有している抗原に対応しない抗体がある．すなわちヒトの赤血球の抗原であるA型，B型，AB型，O型に対して，血清抗体である抗A，抗B抗体が存在する．この血液型を判定するために2つの方法がある．

1）おもて試験

　患者の血液を判定用抗Aならびに抗B血清で検査する．
　抗A血清にのみ凝集すれば患者の血液型はA型，抗B血清にのみ凝集すればB型，いずれにも凝集すればAB型，いずれにも凝集しなければO型である（表6-1）．

2）うら試験

　患者血清中の抗A・抗Bの有無を，既知のA型およびB型赤血球を用いて検査する．
　既知のA型血球に対して患者の血清が凝集するようであれば，患者の血液型はB型である．B型血球に凝集すれば患者の血液型はA型である．どちらの血球に対しても凝集すればO型，どちらの血球に対しても凝集しな

表6-1 ● ABO式血液型の判定方法

おもて試験		うら試験			判定
抗A血清	抗B血清	A型血球	B型血球	O型血球	
+	0	0	+	0	A型
0	+	+	0	0	B型
0	0	+	+	0	O型
+	+	0	0	0	AB型

ければAB型と判定できる（表6-1参照）．

B Rh式血液型

　Rh式血液型は，約40種類以上の抗原から構成されるが，輸血に関連する重要な抗原である．赤血球膜上に存在するD抗原をもつヒトをRh陽性，もたないヒトをRh陰性とよぶ．輸血には，ABO式と同様，Rh（D）血液型の検査が義務づけられていて必ず実施しなければならない．日本人は約99％が**Rh因子**をもつ**Rh（＋）**の血液型であるが，白人では15％が**Rh（－）**である．Rh（－）のヒトがRh（＋）のヒトの輸血を受けたりRh（＋）の児を妊娠したりすると，Rh（＋）に対する抗体（抗Rh抗体）が産生される．この抗体はRh（＋）の血球を凝集破壊するので，この抗体をもつヒトがRh（＋）の血液を輸血されると重篤な溶血反応を起こす．また，この抗体が胎盤を介して胎児に移行すると，Rh不適合による胎児血芽球症の原因となる．

C その他の血液型

　血液型にはこのほかMN式，P式，Q式など多くのものが知られているが，交差適合試験で適合すれば安全であるといわれており，輸血の場合には通常検査はしていない．

D 不規則抗体

　抗A抗体および抗B抗体に対比して，これ以外の抗体を不規則抗体とよんでいる．抗A，抗B抗体は赤血球A抗原，B抗原とうらはらの関係で血液中に存在する．そして抗原と抗体の間には存在を予測できる規則性がある．これに対して，たとえば，抗D抗体はD抗原陰性のヒトがすべてもっているわけではない．D抗原で免疫された少数のヒトがもっているため存在が予測しがたい．このような抗体を**不規則抗体**とよんできた．不規則抗体保有患者には，対応抗原陰性の血液を輸血するのが原則である．

E 交差適合試験（交差試験，クロスマッチテスト）

　輸血は同じ血液型のもので，しかも交差試験で血液のみを輸血するのが常識となっている．しかし，出血性ショックのため，患者のABO血液型を判定する時間的余裕がない場合，同じ血液型が不足した場合，緊急時に

血液型判定試薬がない場合,あるいは血液型判定が困難な場合には例外的に**O型赤血球成分**を使用する[1)].

交差適合試験は受血者の血清に供血者の血球を加え凝集の有無を調べる**主試験**と,供血者の血清に受血者の血球を加える**副試験**の両方が行われる.輸血する場合は血液型が同一でも,まれな血液型や不規則抗体により凝集が起こることがあるため,交差適合試験は必ず行わなければならない.

不適合輸血を防ぐための検査以外の留意点として,血液型検査用検体の採血時において取り違えに十分注意する必要がある.採血検体の採血時取り違えが血液型の誤判定につながることがあることから,**血液型の判定**は異なる時期の新しい検体で2回実施し,同一の結果が得られたときに確定すべきとされている.複数名分の採血管を試験管立てに並べて採血する方法は,患者取り違えの原因になりやすいため避けるべきである.また,血液型判定は正しくとも,判定結果を伝票に記載する際や入力する際に間違える危険性があるため,2人の検査者による確認を行うことが望ましい.コンピュータシステムを用いた結果入力の確認も有効である.

2 輸血の種類とその進め方

輸血療法は,適切に行われた場合きわめて有効性が高いことから広く行われている.近年,安全対策の推進により,輸血の副作用,合併症は減少し,輸血用血液の安全性は非常に高くなってきた.しかし,これらの輸血の副作用を根絶することはなお困難である.すなわち輸血による移植片対宿主病(GVHD),輸血関連肺障害(TRALI),急性肺水腫,エルシニア菌による敗血症などの重篤な障害や,肝炎ウイルスやヒト免疫不全ウイルス(HIV)に感染しウインドウ期*にある供血者からの感染,プリオンの感染などが新たに問題視されるようになってきた.また,不適合輸血による致死的な溶血反応は,まれではあるが,発生しうることである.このようなことから,輸血療法の適応と安全性について十分な知識・経験を身につけていかなければならない.輸血血液は,血液成分と保存状態によって表6-2,3に分類することができる.

ウインドウ期:感染初期で,抗原・抗体検査,核酸増幅検査(NAT)結果の陰性期.

A 赤血球濃厚液の適正な使用法

赤血球補充の第一義的な目的は,**末梢循環系**へ十分な酸素を供給するこ

---

1) 財団法人血液製剤調査機構編:血液製剤の使用に当たって,第2版,1999, p.38.

表6-2 ●輸血血液成分による分類

1. 全血輸血
2. 成分輸血
　①濃厚赤血球（MAP加濃厚赤血球）
　　洗浄赤血球浮遊液
　　白血球除去赤血球
　　冷凍赤血球
　②白血球濃厚液
　③濃厚血小板液
　　凍結血小板
　④乾燥血漿
　　新鮮凍結血漿
　　新鮮液状血漿
　⑤ヒト血漿アルブミン，乾燥ヒトアルブミン
　⑥乾燥ヒトフィブリノゲン
　⑦第Ⅷ因子，乾燥Ⅸ因子，乾燥抗血友病因子
　⑧免疫グロブリン

表6-3 ●血漿の保存状態による分類

1. 新鮮血：新鮮全血，新鮮濃厚血小板，白血球濃厚血漿
2. 保存血
　a）液状保存：ACD保存血，CPD保存血，常温保存血漿
　b）凍結保存：凍結赤血球，凍結血小板，凍結血漿
　c）乾燥保存：乾燥血漿，乾燥ヒトフィブリノゲンなど

とである．消化管の出血や泌尿生殖器からの少量持続的な出血による高度な貧血は原則としてバイタルサインに異常がなければ輸血を行わない．日常生活に支障をきたすような労作時の動悸，息切れ，浮腫などが出現すれば，2〜4単位の輸血を行い，臨床所見の程度を観察する．全身状態が良好な場合は**ヘモグロビン（Hb）値**6 g/dl以下が輸血の目安となる．急性出血の場合は循環動態が変動しやすいため，速やかに輸血を行う．現時点の循環動態とヘモグロビン濃度を参考にしながら，今後出血の可能性を常に考え，輸血を準備する必要がある．

B 周術期の輸血

1 術　前

　患者の心肺機能，原疾患の種類，患者の年齢や体重，あるいは特殊な病態の全身状態を把握して輸血の適応を考慮する必要がある．慣習的に行わ

表6-4 ●輸血による予測上昇Hb値

予測上昇Hb値（g/d*l*）＝投与Hb量（g）÷循環血液量＊（d*l*）

＊循環血液量（d*l*）＝体重（kg）×70m*l*/kg/100

たとえば，体重50kgの成人（循環血液量35d*l*）にHb14〜15g/d*l*の血液を2単位（400m*l*由来MAP加赤血球濃厚液1バッグ中の含有Hb量は14〜15g/d*l*×4d*l*=56〜60g）輸血することになり，Hb値は約1.6から1.7g/d*l*上昇することになる．

れてきた**10/30ルール**（ヘモグロビン値10g/d*l*，ヘマトクリット（Ht）値30%以上にすること）は近年では根拠のないものとされている．

2 術　　中

循環血液量の20〜50%の出血量に対しては，人工膠質液（ヒドロキシエチルデンプン（HES），デキストラン製剤など）を投与する．通常はヘモグロビン値が7〜8g/d*l*程度あれば十分な酸素の供給が可能ではあるが，冠動脈疾患などの心疾患，あるいは肺機能障害や脳循環障害のある患者は，ヘモグロビン値を10g/d*l*程度に維持することが推奨されている．赤血球濃厚液の投与によって改善されるヘモグロビン値は表6-4の計算式で明らかとなる．

3 術　　後

術後の第1〜2病日は，細胞外液量とアルブミン濃度の低下がみられることがある．バイタルサインが安定している場合は，細胞外液補充液の投与以外に赤血球濃厚液，等張アルブミン製剤や新鮮凍結血漿などの投与が必要となる場合は少ない．

C 血小板濃厚液の適正な使用法

血小板輸血は，血小板成分を補充することによって止血を図り，または出血を防止することを目的とする．一般に血小板数が5万/μ*l*以上では，血小板輸血を必要とすることはない．慢性に経過している血小板減少症（再生不良性貧血など）で，ほかに出血傾向をきたす合併症がなく，血小板が安定している場合は，血小板数が5千〜1万/μ*l*であっても，血小板輸血は極力避けるべきである．

1）活動性出血

血小板減少による重篤な活動性出血を認める場合（特に網膜，中枢神経系，消化管などの出血）には，**血小板数**を5万/μ*l*維持するように血小板輸血を行う必要がある．

2）外科手術と血小板数

外科手術の術前として血小板数が5万/μl未満では，手術の内容により血小板濃厚液の準備または術直前に輸血を行う．待機的手術患者の腰椎穿刺，硬膜外麻酔などの侵襲を伴う処置では，術前あるいは施行前の血小板数が5万/μl以上あれば輸血する必要はない．人工心肺使用時の手術は血小板数が3万/μl以下の場合は，血小板輸血の適応である．ただし，人工心肺離脱後の硫酸プロタミン投与後に血算および凝固能を適宜検査しながら，必要に応じて5万/μl程度を保つように血小板輸血開始を考慮する．

3）播種性血管内凝固症候群（DIC）

出血傾向の強く現れる可能性のある播種性血管内凝固症候群（基礎疾患が白血病，癌，産科的疾患，重症感染症など）で，血小板数が急速に5万/μl未満へと低下し，出血症状を認める場合には，血小板輸血を考慮する．

4）抗癌薬投与と血小板

固形腫瘍に対して強力な抗癌薬療法を行う場合には，必要に応じて血小板数を測定する．血小板数が2万/μl未満に減少し，出血傾向を認める場合には，**血小板数が1〜2万/μl以上**を維持するように血小板輸血を行う．

D 新鮮凍結血漿の適正な使用法

新鮮凍結血漿は凝固因子の補充による治療を主な目的としている．ほかに安全で効果的な血漿分画製剤がない場合にのみ適応となる．プロトロンビン時間（PT），活性化部分トロンボプラスチン時間（APTT）を測定し，大量出血ではフィブリノゲン値も測定する．

プロトロンビン時間は30%以下，**活性化部分トロンボプラスチン時間**は各医療機関における基準の上限2倍以上を凍結血漿使用の適応と考えられる．様々な病態により凝固障害が出現するが，①肝障害により複数の凝固因子活性が低下した場合，②大量の輸血を行うことにより希釈性の凝固障害が出現し，止血が困難となったとき，③播種性血管内凝固症候群（DIC），クマリン系抗凝固剤（ワルファリンカリウムなど）の効果の緊急補正，などのときに使用される．

E アルブミン製剤の適正な使用法

急性の低たんぱく血症に基づく病態，また，他の治療法では管理が困難

な**慢性低たんぱく血症**による病態に対して，アルブミンを補充することにより一時的な病態の改善を図るために使用される．

　循環血液量の50％以上の出血が疑われる場合や血清アルブミン濃度が3.0g/d*l*未満の場合には，アルブミン製剤の併用を考慮する．腎機能障害で人工膠質液の使用が不適切と考えられる場合にもアルブミン製剤が使われる．

　人工心肺を使用する心臓手術では，通常人工心肺の充填には主として細胞外液補充液が使用される．実施中の血液希釈で起こった低アルブミン血症は，アルブミン製剤を投与して補正する必要はない．ただし，術前より血清アルブミン濃度または膠質浸透圧の高度の低下がある場合はアルブミン製剤が用いられる．

　肝硬変症例の難治性腹水に対して，大量の腹水穿刺排液をした場合，循環血液量が維持できずショックとなることがある．このような場合はアルブミン製剤を使用する．

　術前，術後あるいは経口摂取不能な重症の下痢などによる低たんぱく血症が存在し，治療抵抗性の肺水腫あるいは難治性の浮腫が認められる場合にはアルブミン製剤の投与を考慮する．また，急性膵炎や腸閉塞などにより循環血液量の著明な減少を伴うショックを起こした場合には，アルブミン製剤を使用する．

F　自己血輸血

1　自己血輸血とは

　輸血に関する副作用は種々報告され，感染症（AIDS，C型肝炎，成人T細胞白血病リンパ腫（ATL）など），移植片対宿主病（GVHD），などが認められているが，これらの副作用はいずれも本人以外の血液を輸血したことによって発症する．また，輸血により癌の発育を促進するという報告もあり，完全に安全となることは今のところない．したがって，**患者自身の血液（自己血）**を輸血することによって避けうるものである．近年自己血輸血が注目され，多くの施設で実施されるようになってきている．

2　方　　法

　自己血輸血は大別すると，**術前貯血式自己血輸血，術直前希釈式自己血輸血，術中あるいは術後回収式自己血輸血**の3種類がある．術前貯血式が最も汎用性のある方法であり，以下術前貯血式について述べる．

　採血した自己血の保存法には，4℃で保存する液状保存法と冷凍保存法

がある．術前貯血式の液状保存法は，手術日があらかじめ確定し，貧血が問題にならない場合には，800〜1200 mlの程度の自己血貯血はそれほど患者に負担とはならない．術前3〜4週間前に400 mlの採血を2〜3回行う．ヘモグロビンの濃度が低値であれば，エリスロポエチン製剤を使用して赤血球産生能を高める．凍結保存法では，全血から赤血球と血漿を遠心分離後，−80℃の冷凍庫に保存する．手術未定日の時期からの採血，長期間の保存が可能な利点がある．しかし，コスト，人手がかかること，解凍に時間を要するため緊急時に対応しきれないことなどで普及が遅れている．

整形外科，循環器外科の手術を中心に普及してきたが，消化器外科，泌尿器科，産婦人科など担癌患者を対象とした貯血式自己血輸血も多く実施されている．

3 輸血に伴う看護

「輸血療法は，適正に行われた場合にはきわめて有効性が高いことから，広く行われている．格段の安全対策の推進により，免疫性及び感染性輸血副作用・合併症は減少し，輸血用血液の安全性は非常に高くなってきた」[2]．しかし，これら輸血の副作用・合併症は避けられないため，不必要な輸血は避けることが原則である．

さらに，血液保存方法や成分分離法の確立により，不必要な成分はできるだけ輸血しないことが原則となっている．実施する場合には，常に最新の知見に基づいた対応が求められることを念頭に，輸血についての十分な知識・経験を有する医師の指示の下で使用する．また，副作用の出現時に緊急処置をとれる準備をしておくことが重要である．

リスクを伴う治療法であることから，患者または家族が理解できる言葉で，輸血療法による危険性と治療効果について十分に説明し，同意を得たうえで実施する．

A 目 標

①輸血療法の意義と必要性を理解し，指示受け，実施，副作用の観察ができる．
②輸血用血液の種類と使用量について理解し，安全に実施できる．

---

2) 厚生労働省編：血液製剤の使用にあたって；輸血療法の実施に関する指針・血液製剤の使用指針，第3版，じほう，2005，p.2．

③副作用の出現など異常を早期発見し，適切な対応ができる．
④輸血実施時の苦痛を軽減できる．

B 輸血用血液の保存方法と管理

各種の輸血用血液は，それぞれの最も適した条件下で保存しなければならない．

①**赤血球，全血**：2〜6℃．
②**新鮮凍結血漿**：−20℃以下．自記温度記録計と警報装置がついた輸血用血液専用の保冷庫で保存する．
③**血小板**：できるだけ速やかに使用する．保存する場合は，室温（20〜24℃）で，水平振盪しながら保存する．

温度管理が不十分な状態では，輸血用血液の各成分は機能低下をきたしやすいため，院内の輸血部門で一括して集中的に管理する．病棟や手術室などには実際に使用するまで持ち出さないことを原則とする．持ち出した後は，できるだけ速やかに使用する．手術室などで，すぐに使用しない場合には上記と同様の条件下で保存する（表6-5）．

表6-5 ●血液の保存方法と有効期限

製剤名称（通称）	報告書略称	単位数	保存方法	有効期限
赤血球MAP	MAP	1・2	冷蔵庫（2〜6℃）	採血後21日
人全血液	人全血	1・2		
白血球除去赤血球	白除血	1・2		製造後24時間
洗浄赤血球	洗浄血	1・2		
新鮮凍結血漿	FFP	1・2・5	冷凍庫（−20℃以下）	採血後1年
			解凍後冷蔵（4〜6℃）	解凍後3時間
濃厚血小板	血小板	1・2・5 10・15・20	室温（20〜24℃）振盪	採血後4日間
HLA適合血小板	H血板	10・15・20		
自己保存血液	自保存A	1・2	冷蔵庫（4〜6℃）	採血後35日
自己濃厚赤血球	自濃厚A	2		
解凍自己赤血球	解自血	2		解凍後8時間
自己凍結血漿	自FFP	1・2	冷凍庫（−20℃以下）	採血後1年
			解凍後冷蔵（4〜6℃）	解凍後3時間
自己クリオプレシピテート	自クリオ	2	冷凍庫（−20℃以下）	採血後1年

出典／虎の門病院看護部：基本的看護実践マニュアル，2006．

C 看護の実際

1 指示の確認

①医師から輸血の指示が出たら，検査結果で血液型を確認する（血液型検査未実施の場合には，血液型検査用採血を適合試験検査検体とは別な時点で行うか，同時に採血する場合は適合試験検査検体とは違う部位で採血する）．
②輸血について患者の同意が得られていることを同意書で確認し，血液型検査検体とは別の時点で採血した血液を検査室に提出し，交差適合試験を実施する．

2 輸血の実際

1）必要物品の準備

①輸血指示表
②交差適合血液（赤血球，全血，凍結血漿，血小板など）
③交差適合試験報告書
④輸血用点滴セット（血小板は専用の輸液セット），延長チューブ
⑤生理食塩水（医師の指示により）
⑥静脈内留置針（18〜20G）
⑦駆血帯，フィルムドレッシング材（固定用テープ）
⑧アルコール綿
⑨点滴スタンド
⑩指示によりアニメック（輸血・輸液加温器）

2）血液の準備

①使用する血液を医師と照合する（照合確認事項：患者氏名，血液型（Rhも含む），血液製剤の種類・量・製造番号・有効期限）（図6-1）．さらに，実施直前に看護師同士で再度確認を行い，実施者は交差適合試験報告書に実施時間を記載し，サインする．
②保冷庫より，使用する15分ほど前に赤血球・全血の血液を取り出し，常温に戻す（低温のままでは，血管痛・血管収縮・低体温を招くため）．また，大量の輸血の場合には加温器で温める．血小板は，水平振盪器より取り出し，速やかに使用する．凍結血漿は溶解後3時間以内に使用する．

図6-1 ●照合確認事項とバーコード読み取り位置

バーコード読み取り位置の見本　製剤のラベルもしくは適合票のどちらかだけ読めば可

日赤血製剤に貼ってあるラベルのバーコード読み取り箇所
（上から2番目（①）と3番目（②）だけ読み取る）

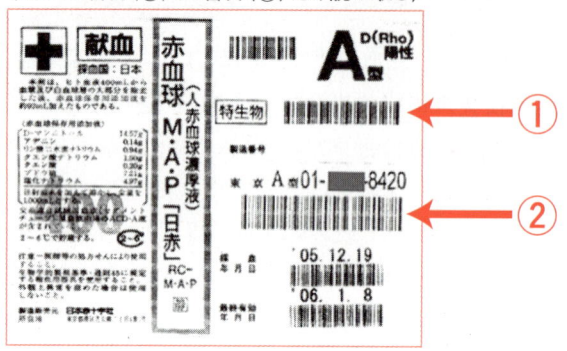

適合票（製剤に添付する名札　裏面に副作用情報記入）読み取り箇所
日赤血・自己血共通（①と②を読み取る）

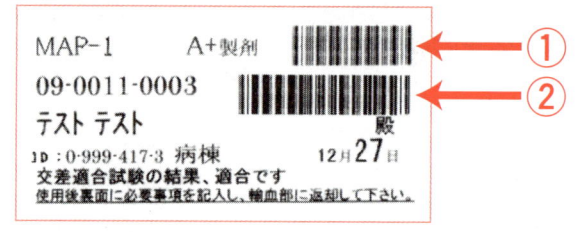

出典／虎の門病院看護部：基本的看護実践マニュアル，2006.

　③血液の性状に異常がないことを確認する．

3）輸血セットの装着

　①輸血バッグを損傷しないように水平に置ける場所で，血液バッグの挿入口に輸血セットを水平に差し込む．この時，挿入口を不潔にしないようにする．
　②輸血セットの先端まで血液を満たす．

3　輸血速度

　通常輸血は200mlを2時間以上かけてゆっくり滴下する（輸血セットは20滴/mlであるから，25滴/分以下で滴下する）．

4　輸血開始時の注意と管理

　①排尿を済ませてもらう．輸血開始前にバイタルサインを測定し，異常がないことを確認する．

②患者氏名，血液型，血液製剤の種類・量・製造番号・有効期限について血液バッグと交差適合試験報告書と適合票の3者が一致しているかを，再度照合する．可能であれば，確認・照合を確実にするために，患者確認リストバンドと製剤を携帯端末（PDA端末）などの電子機器を用いた機械的照合を併用することが望ましい（図6-1参照）．

③開始後5〜15分間は副作用が出やすいので，ゆっくり滴下させ，5分間は患者のそばを離れず，患者の状態を観察する（急性型の副作用の出現に備えて救急セットを近くに用意しておく）．その後は，20〜30分ごとに経過を観察する．最初の10〜15分は15滴/分で滴下する．滴下が速過ぎると心臓に負担をかけ，遅過ぎると輸血セット内で血液が凝固する．

④輸血中に異常が生じたら直ちに知らせるよう患者に説明する．悪寒を訴える場合は，電気毛布やアンカなどを使用して保温を図る．

⑤薬剤によっては，凝固や凝集，溶血，たんぱく変性などを起こすため，他の輸液と一緒にならないように輸血用に血管確保をする．高エネルギー輸液（IVH）挿入中の場合も，原則として末梢の血管に輸血ルートを確保する．

⑥最後の輸血が滴下し終えたら，生理食塩水に切り替えてセット内の輸血を流して終了する．

⑦輸血が終了したらバイタルサインを測定し，患者にねぎらいの言葉をかける．

5 輸血に伴う副作用の観察と対処法

輸血に伴う副作用・合併症には，免疫学的機序によるもの，感染性のもの，およびその他の機序によるものとがあり，さらに発症の時期により即時型（あるいは急性型）と遅延型に分けられる．

また，即時型溶血反応のないことを確認した後に，発熱，蕁麻疹などのアレルギー症状がみられることがあるため，輸血中・輸血終了後にも経過を観察することが必要である．

1）即時型（あるいは急性型）

輸血開始後数分から数時間以内に発症する即時型は，ABO式血液型不適合による血管内溶血，アナフィラキシーショック，細菌汚染血輸血による菌血症やエンドトキシンショック，播種性血管内凝固症候群，循環不全，輸血関連急性肺障害などがある．

異常が認められたら直ちに輸血を中止する．輸血セットを交換して，生理食塩水または細胞外液類似輸液剤の点滴につなぎ替える．

ABO式血液型の違いによる不適合輸血では，開始直後からの不快感に始まり，血管痛，胸痛，腹痛などの症状がみられる．

　副作用が出現した場合には，血液型の再検査，不規則抗体検査，直接クームス検査を実施する．

2）遅延型

　輸血後数日から数か月後に発症する移植片対宿主病，輸血後紫斑病，各種のウイルス感染症がある．

3）緊急輸血の実施

　緊急輸血が必要な事態では意識が清明でないことも多く，副作用の自覚的症状を訴えることが困難な状況が考えられる．このような場合には，呼吸・循環動態の観察が特に重要となる．

6 記録

①輸血開始・終了時間
②輸血を行った理由（必要性）
③使用した血液の種類と単位
④副作用の有無

7 後片づけ

①使用した血液バッグは，輸血セットをつけたまま，針入れボックスに廃棄する．
②物品を元の位置に戻す．

《参考文献》
・虎の門病院輸血部：輸血療法マニュアル，2003．
・相川直樹監，篠澤洋太郎編：臨床に生かす体液管理・輸液マニュアル，照林社，2003．
・角田直枝：図でわかるエビデンスに基づく点滴の安全管理と看護ケア，中央法規出版，2005．

第7章 術後合併症の予防・治療と看護

1 手術と生体反応

人体にメスを入れることにより，細胞や組織の破壊を伴う多くの損傷が生体に生じる．手術だけではなく，感染，外傷，熱傷，膵炎などの侵襲（以下は侵襲と略す）に対して，生体は恒常性を保つために内部環境を整えて，防御的な生体反応を生じ，結果的に呼吸，循環，内分泌，免疫，凝固系などの種々の機能が大きく変化する．

従来，侵襲に対する古典的生体反応として，自律神経・視床下部・下垂体・副腎系を介した**神経内分泌反応**が知られてきた．しかし，1980年代よりサイトカインによる**免疫炎症反応**が解明され，さらに1990年代からはトロンビンを主体とする**凝固線溶系反応**も注目されている．これらの反応が密接に連携して，外科的侵襲に対して生体内の恒常性を保っている機序が明らかにされつつある．最近では疼痛などを除いて，生体反応の発動は主として**サイトカイン**が担っていると考えられるようになっており，神経内分泌反応はサイトカインの誘導と臓器や代謝の変化を結ぶ反応ともとらえられる傾向にある．

侵襲に対する生体反応の発動機序をまとめると図7-1のようになる．

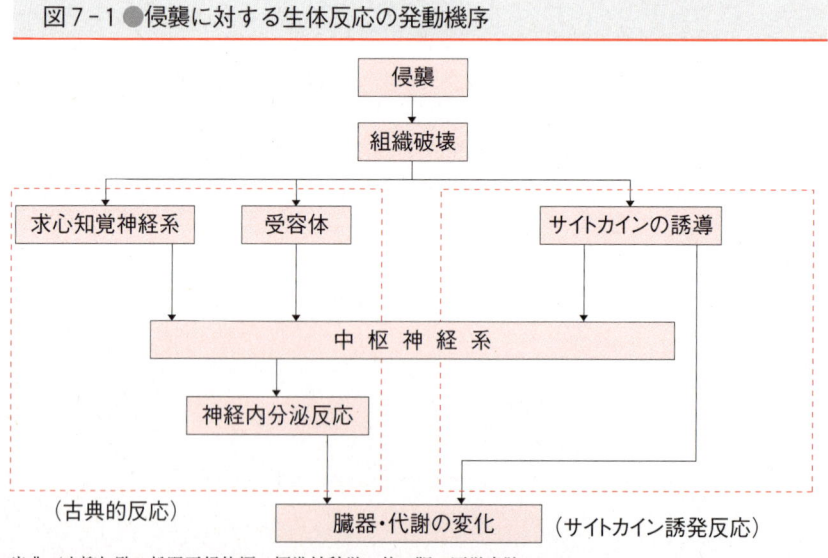

図7-1 ●侵襲に対する生体反応の発動機序

侵襲 → 組織破壊 →
- （古典的反応）求心知覚神経系・受容体 → 中枢神経系 → 神経内分泌反応 → 臓器・代謝の変化
- （サイトカイン誘発反応）サイトカインの誘導 → 中枢神経系 → 臓器・代謝の変化

出典／小柳仁監・松野正紀他編：標準外科学，第10版，医学書院，2004．

A 生体反応の発動

1 神経内分泌反応

　視床下部が神経内分泌反応の中心になると考えられている．侵襲により生じた循環血液量の減少や低酸素血症などの情報は，受容体を介して視床下部へ伝えられる．また，疼痛は求心知覚神経系を介して大脳から視床下部へ伝えられる．

　それを受ける形で視床下部からは，脳下垂体あるいは脊髄交感神経を介して下位に情報がフィードバックされる．具体的には，視床下部からは副腎皮質刺激ホルモン放出因子（corticotropin releasing factor；CRF）が分泌され，脳下垂体は副腎皮質刺激ホルモン（ACTH），成長ホルモン（GH），抗利尿ホルモン（ADH）を分泌し，副腎皮質や腎臓などの機能や代謝を変化させる．また，脊髄交感神経を介して副腎髄質や交感神経末端からエピネフリン，ノルエピネフリンなどのカテコールアミンが分泌され，膵臓や腎臓などの機能や代謝に影響を及ぼす．

　表7-1に侵襲を受けた際に増加するホルモンと，不変あるいは減少するホルモンをまとめた．

　また，ムーア（Moore）により提唱された侵襲によって生じるいわゆる古典的な代謝系の経時的な生体反応に関して表7-2に示す．代謝系の変動は，侵襲の程度や種類によっても大きく異なるが，基本的には，すべての反応は生体を維持する合目的的なものである．

2 免疫炎症反応

　侵襲に対しては，局所および循環系へのサイトカイン放出によるサイトカイン血症，好中球，単球，マクロファージ，内皮細胞，血小板および他の細胞の活性化，補体，凝固，線維素，接触系などの血漿たんぱくカスケード系の活性化，組織損傷プロテアーゼの放出，エイコサノイドおよび血小板活性化因子などのメジェータ（介在因子）の形成，酸素および窒素ラジ

表7-1 ● 外科的侵襲に対する内分泌系の反応

侵襲時に増加	ACTH（副腎皮質刺激ホルモン），GH（成長ホルモン），ADH（抗利尿ホルモン），カテコールアミン，レニン，グルカゴン，アルドステロン，コルチゾールなど
不変または減少	インスリン，TSH（甲状腺刺激ホルモン），T_3（トリヨードサイロニン），T_4（サイロキシン），LH（黄体形成ホルモン），アンドロゲンなど

表7-2 ● 侵襲と代謝系の変動（Moore）

	期間	内分泌系	代謝系	排泄系
第1相 傷害期	手術後 2〜4日間	【副腎】 髄質（エピネフリン↑→頻脈,血管収縮） 皮質（ヒドロコルチゾン↑→たんぱく異化（アルドステロン↑→低K血漿） 【下垂体】 前葉（ACTH→副腎皮質刺激） 後葉（ADH→尿量減少）	・グリコーゲン（肝，筋肉）上昇（8〜16時間）その後脂肪燃焼 ・異化 　細胞破壊 　尿中窒素↑ 　カリウムK遊離（血清カリウム↑）	・水分蒸発↑（頻呼吸・発熱による） ・尿量の減少 ・水分・ナトリウムは蓄積傾向 ・尿中排泄（カリウム↑，ナトリウム↑） ・水分吸収の減少
第2相 変換期	第3日〜第7日 （1〜2日間）	【副腎】 髄質（エピネフリン→正常下） 皮質（ヒドロコルチゾン，アルドステロン→正常化）	・たんぱく代謝 　同化作用と異化作用の混合	・利尿 ・尿中排泄（水分↑，ナトリウム↑，窒素下）
第3相 筋力回復期	2〜5週間	内分泌系：正常	たんぱく修復機転が進行（食欲，筋力回復）	正常化
第4相 脂肪蓄積期	数か月〜数年	内分泌系：正常	回復の最後の仕上げ期（脂肪蓄積体重↑）	正常化

カルの生成などの様々な変化が生じる．

一方，抗炎症性サイトカイン，可溶性サイトカインレセプター，プロテアーゼインヒビター，ストレスホルモンを含む急性相反応たんぱく質など，炎症反応を鈍化させる多くの物質が宿主を防御する目的で放出される．

免疫炎症反応の中核をなすのがサイトカインである．外科的侵襲を受けた場合，体温上昇，脈拍数増加，血中ACTH量の増加，血中エピネフリン量の増加などの神経内分泌反応に先行して，血中の炎症性サイトカイン量の著明な増加が認められる．表7-3にサイトカインの特徴をまとめた．なお，サイトカインネットワークを介するサイトカインの相互作用は複雑であるが，最近，解明が進んでいる．

B 局所性反応と全身性反応

1 局所性反応

外科的侵襲によって，局所の細胞に破壊や炎症が起こると，その場でまずIL-1やTNFαなどの炎症性サイトカインが誘導される．このサイトカインはオートクライン（さらなる自己への刺激），あるいはパラクライン（隣

表7-3 ● サイトカインの特徴

① 免疫担当細胞をはじめ種々の細胞（線維芽細胞，血管内皮細胞，上皮系細胞，神経系細胞など）において産生される．
② 質量10〜50kDaのたんぱくないしは糖たんぱくである．
③ 標的細胞が特定せず，種々の細胞に働く．
④ きわめて微量で多彩な生理活性を示す．
⑤ 作用の多重性，相乗性があり，いわゆるサイトカインネットワークを形成する．
⑥ 本来の働きは生体の恒常性の維持にある．
⑦ 炎症性サイトカインとしては，TNFα，IL-1，IL-6，IL-8，などがある．
⑧ 抗炎症性サイトカインとしては，IL-4，IL-10，TGFβなどがある．
⑨ 炎症性サイトカインの拮抗物質としては，sTNFR，IL-1Raなどがある．

接するものからの刺激）作用により，局所の情報を増幅する．さらにこの情報が局所周辺の線維芽細胞や血管内皮細胞などに伝えられると，これらの細胞よりIL-6やIL-8などの炎症性サイトカインが産生される．このIL-6やIL-8が全身を循環して，局所の状況を全身の細胞に伝達することにより，生体防御反応が惹起される．

2　全身性反応

1）SIRS

炎症性サイトカインによって惹起される全身反応は，最近**SIRS**（**全身性炎症反応症候群** systemic inflammatory response syndrome）とよばれている．SIRSは体内外からの侵襲に対して，全身的に炎症反応が生じている状態を指す．表7-4にSIRSの診断基準を示す．

SIRSは種々の侵襲により生じる．SIRSの病態は血中に炎症性サイトカインが増加した高サイトカイン血症であり，生体の恒常性を保とうとする反応である．

一方，炎症性サイトカインが局所で誘導される状態では，抗炎症性サイトカインやsTNFR，IL-1Raなどの炎症性サイトカインの拮抗物質が全身に誘導される．これらの誘導の目的は，炎症性サイトカインの作用に対する"ブレーキ"として作動すると理解されている．したがって，炎症性サ

表7-4 ● SIRSの診断基準

以下の条件のうち2つ以上を満たす場合
① 体温　　　<36℃，>38℃
② 脈拍数　　>90回/分
③ 呼吸数　　>20回/分，$Paco_2$<32Torr
④ 白血球数　>12000/μl，<4000/μl
　　または10%を超える未成熟細胞

イトカインの誘導が大きいほど，全身的な抗炎症性サイトカインなどの誘導も大きくなる．抗炎症性サイトカイン優位の状態を，**CARS（代償性抗炎症性反応症候群** compensatory anti-inflammatory response syndrome）とよぶ．つまりSIRSに対してCARSを生じることにより，生体は個体内での平衡を保っている．

2）中枢神経系

IL-1やTNFαなどの炎症性サイトカインが視床下部の発熱中枢に作用すると発熱する．サイトカインの刺激で産生されるプロスタグランジンE_2も発熱中枢に作用する．またサイトカインの作用によって直接，あるいは補体の活性化やフリーラジカルの産生を介して血管透過性は亢進するので，一過性の脳浮腫が生じる．

3）内分泌系

前述したように，求心知覚神経系から大脳を介した刺激，あるいは受容体を通した刺激が，副腎皮質刺激ホルモン放出因子の分泌に関与している．さらにサイトカインは視床下部へ直接，あるいは副腎皮質刺激ホルモン放出因子やニューロンを介して，副腎皮質刺激ホルモン，抗利尿ホルモン，コルチゾール，アルドステロン，レニン，エピネフリン，ノルエピネフリン，グルカゴンなどの分泌を増加させる．

4）免疫系

抗原情報を得て誘導される細胞障害性T細胞の機能は，侵襲後には大きく障害される．また，抗炎症性サイトカインなどの作用によりサプレッサーT細胞が活性化されることによっても細胞性免疫の低下は生じる．侵襲による組織破壊により自己抗原は変化し，自己免疫を誘発しやすい状況を招くとも考えられている．

感染に対しては，抗原情報によってB細胞が抗体産生細胞となり，さらに形質細胞となって特異抗体を産生する．抗体産生までは1週間以上を要するので，それまでは，補体，免疫グロブリン，フィブロネクチン，ラクトフェリン，リゾチームなどの液性因子や好中球，マクロファージなど貪食細胞が生体防御に働く．

一方，侵襲時にはサイトカインの作用によって貪食細胞の機能が活性化し，血管内皮細胞と貪食細胞に接着因子が発現する．そして貪食細胞が血管内皮細胞に接着し，さらに組織中に移行する．これも局所の生体防御反応の一つと考えられている．

5）代謝系

（1）水と電解質代謝

侵襲時には，出血，創部やドレーンからの体液喪失，浮腫，細胞外液の第3スペースへの移動などが生じ，循環血液量は減少する．これに対して生体は，抗利尿ホルモンやアルドステロンを分泌して対抗することにより，結果として，水やナトリウムの排液量は低下する．体内に貯留したナトリウムは細胞内に入り，代わりに細胞内のカリウムが細胞外へ流出する．腎機能が正常の場合は，アルドステロンによって大量のカリウムが尿中に排泄される．水の貯留がナトリウムの貯留を上回るため，見せかけ上の低ナトリウム血症がみられる．

（2）酸と塩基平衡

侵襲直後には，血管収縮や組織の低酸素症により，代謝性アシドーシスとなる．その後，細胞内へのナトリウムの移動と過換気により，代償性に代謝性および呼吸性アルカローシスとなる．この状態はほぼ1週間で改善するので，通常，治療の必要はない．

（3）糖代謝

サイトカインの作用により，カテコールアミン，グルカゴン，グルココルチコイドなどの分泌が増加し，肝臓の糖原の分解や筋たんぱくからの糖新生は促進され，結果的には高血糖を生じる．成長ホルモンや遊離脂肪酸はインスリンの作用に拮抗するので，インスリンの感受性が低下し，高血糖と耐糖能の低下が生じ，外科的糖尿病状態に陥る．

サイトカインは末梢組織での糖利用を増加させる．侵襲が大きいと嫌気性代謝が優位となり，血中乳酸/ピルビン酸比が上昇する．

（4）たんぱく代謝

サイトカインやホルモンの分泌亢進，栄養摂取の不良が原因で，侵襲後にはたんぱく代謝は異化に働き，窒素平衡は負となる．糖原性アミノ酸のアラニンは筋肉から遊離し，肝臓で糖新生に用いられる．また肝臓ではC反応性たんぱく（CRP）などの急性相反応たんぱく質が合成され，血中に放出される．急性相反応たんぱく質は主にIL-6の刺激によって肝臓で合成され，生体を防御する目的で，血液凝固，創傷治癒，オプソニン化など種々の役割を果たす．血中の急性相反応たんぱく質の増加はIL-6の上昇によりやや遅れ，侵襲後2～3日目にピークに達する．

（5）脂質代謝

侵襲時，脂質は主なエネルギー源となる．IL-1，TNFα，カテコールアミン，グルカゴン，成長ホルモン，グルココルチコイドなどは脂質の分解を促進し，遊離脂肪酸とグリセロールに変換する．遊離脂肪酸はエネ

ギー源となり，グリセロールは糖新生に用いられる．

6）循環系

侵襲後初期は低血圧であるが，IL-1やTNFαなどの炎症性サイトカインやカテコールアミンの作用により心拍出量が増加する．またサイトカインは血管内皮細胞の誘導型一酸化窒素合成酵素を誘導し，その結果一酸化窒素が産生され，血管は拡張する．

7）血液凝固系

凝固系，線溶系機能ともに侵襲後は亢進するが，これは出血や血栓形成を防ぐための自己防御的な反応である．

8）消化器系

消化管のたんぱく代謝効率はよく，侵襲時にはアミノ酸を供給する．またリンパ装置が分泌型IgAを産生する．侵襲が大きいと急性胃粘膜病変（AGML）による消化管出血や麻痺性イレウスが生じる．

経口摂取を長期間行わないと腸管粘膜の萎縮と透過性亢進が起こり，腸内細菌が体内に移行する（バクテリアル・トランスロケーション）．

9）臓器障害

炎症性サイトカインは，生体の恒常性を保つための生体反応を起こすための情報を生体の全細胞，全臓器に伝達する．一方，炎症性サイトカインにより全身に惹起された生体反応に対してブレーキをかける目的で，抗炎症性サイトカインや炎症性サイトカイン拮抗物質が産生される．この防御的な生体反応には，急性相反応たんぱく質の産生，抗体産生，骨髄細胞分化，細胞増殖，血管新生，貪食細胞の機能亢進，免疫抑制などが含まれる．しかし，この防御的な生体反応においては，貪食細胞が自己組織を攻撃する，あるいは易感染性となる可能性を有している．

侵襲後に感染などを合併して重篤な状態となった場合にはしばしば多臓器不全を発生するが，その予後はきわめて不良である．つまり生体反応が大きければ大きいほど，それに対する防御反応も大きくなるが，制御不能となったときには生体の恒常性の維持が困難になる．最悪のシナリオを回避するうえでも，侵襲後の全身の包括的な管理が重要となる．

2 術後愁訴

A 術後疼痛

■ 原因

　手術による侵襲の大きさや手術部位などにより，程度の差はあるものの，手術後には必ず疼痛を生じる．

　内視鏡手術の導入ならびに硬膜外麻酔や患者調節鎮痛法（PCA）の普及など，手術後の痛みを軽減する努力はなされてきた．しかし，患者にとって，手術後に生じる痛みは大きな問題として残っている．

■ 治療

　小手術や切開などでは痛みも軽く持続期間も短いので，鎮痛薬の経口投与や坐薬で十分に対処できる．一方，手術創が大きい場合には，痛みも強く持続期間も長いので，硬膜外麻酔の投与などの対策も必要となる．術後の十分な鎮痛は，患者の不快感や不安感を緩和し，痛みに対する精神的なストレスを軽減させ，肺からの喀痰の排出を容易にし，早期離床を可能にする．鎮痛薬の投与には経口投与，静脈内投与，硬膜外投与などの方法がある．

① 静注，筋注，皮下注による投与

　手術患者の多くは，術後早期に薬物を内服することができないので，麻薬製剤や非ステロイド性抗炎症薬（NSAIDs）の投与は静注，筋注，皮下注などに頼ることになる．鎮痛薬の静脈内または筋肉内への間欠的で必要時の投与では，投与回数が少なすぎたり，投与時期が遅すぎたり，不十分な量しか投与できないなどの欠点がある．最近では，患者調節鎮痛法の利用が推奨されている．

　患者調節鎮痛法を用いると，前もって設定された安全域内で，患者が自分自身で十分な量の鎮痛薬を投与することができる．患者調節鎮痛法の場合，ある設定で疼痛管理が不十分であれば，麻薬製剤の濃度を上げるか，ロックアウトタイムを長くすればよい．

② 硬膜外投与

　開腹や開胸を要する侵襲の大きい手術後の疼痛に対しては，手術前あるいは手術時に硬膜外カテーテルを挿入しておき，これを手術後にも利用して鎮痛を図る方法が効果的である．局所麻酔薬と麻酔製剤を単独，あるいは混合して用いる．持続注入とワンショット注入の2つの方法があるが，持続注入では効果が不十分，ワンショット注入では持続時間が短いなどの

欠点がある．

③ 経口薬

基本的には，非ステロイド性抗炎症薬（NSAIDs）が用いられる．

④ 坐薬

インドメタシン（インダシン®，インテバン®）やジクロフェナクナトリウム（ボルタレン®）など，非ステロイド性抗炎症薬の坐薬も効果がある．

⑤ その他の方法

疼痛は創部の伸展や筋肉収縮で増強するほか，臥床による筋肉痛，腰痛など，創とは無関係な疼痛もある．疼痛の軽減には，体位，呼吸法の工夫などもある程度有効である．

⑥ 鎮痛薬の副作用と合併症

鎮痛薬の副作用として，過度の鎮痛と呼吸抑制，無呼吸，低血圧と徐脈，悪心・嘔吐，瘙痒感などが生じることがある．このような副作用が生じた場合には，薬剤の減量，中止，変更などの適切な処置が必要となる．

B 不眠，不安

■ 原因

手術後の不眠には，創部痛，定期的な脈拍・血圧測定，不安など様々な原因がある．不眠が続くとせん妄や幻覚，妄想，錯乱などを含む精神障害をきたしやすい．不安の原因として，時に重篤な合併症や体液電解質の異常などがあるので注意する．

■ 治療

まず，可能な限り原因を除去する．必要であれば経口睡眠薬の投与を行う．経口投与ができない場合には，精神安定薬を静注投与して十分な睡眠がとれるようにする．ジフェンヒドラミン，酒石酸ゾルピデム（マイスリー®），ベンゾジアゼピン系薬剤などが用いられる．

不安に対しては，看護面でそれを取り除くよう努力することが，まず求められる．

C 悪心・嘔吐

■ 原因

全身麻酔後の悪心・嘔吐の発生頻度は30％程度である．思春期前の11～14歳，女性，肥満患者などで起こりやすい．痛み，低血圧，低酸素などが原因とされる大脳皮質性，胃膨満や内臓牽引などが原因とされる内臓性，麻薬製剤が原因とされる内耳性および化学受容器刺激野の求心性刺激など

に分類される．

　胃管挿入中の悪心・嘔吐は，吸引の不良や胃管による咽頭の刺激などが原因となりうる．消化管手術後に悪心・嘔吐が術後1週間以上経過してから生じる場合には，吻合部狭窄やイレウスの可能性も考える．

■ 治療

　原因が明らかになれば，まず原因を取り除く処置を行う．原因が不明，あるいは対処不能の場合には，プロクロルペラジン（ノバミン®）の投与を行う．また，症状が持続するようであれば，塩酸オンダンセトロン（ゾフラン®）の（定期的な）静脈内投与も有用である．

D 吃　逆

■ 原因

　横隔膜の痙攣や不随意収縮で，胃や結腸の拡張，横隔膜下のドレナージ，滲出液貯留や膿瘍などによる横隔膜への圧迫や刺激などが原因となる．

■ 治療

　原因が判明すれば，それを除去する処置が必要となるが，原因が不明の場合も多い．吃逆を止める方法として，深呼吸，眼球の圧迫，頸静脈の圧迫，呼吸の停止，冷水の飲用，ネラトンカテーテルによる咽頭の刺激，鎮痛薬の投与などが試みられる．しかし，効果が高いとされるのは二酸化炭素吸入による過呼吸である．マスクにビニールの袋をつけたものを顔に当てることにより，二酸化炭素を蓄積させ，苦しくなって呼吸数が頻回になるまで呼吸を続けさせる．

E 消化器症状

■ 原因

　消化性潰瘍の既往のある患者では，術後に消化器症状を訴えることがある．

■ 予防・治療

　消化性潰瘍の既往がある場合には，周術期に抗潰瘍薬，あるいはスクラルファート（アルサルミン®）などの粘膜保護薬を用いて潰瘍予防処置を講じる必要がある．長期間絶食の患者に対しては抗潰瘍薬が投与される．

F 尿　閉

■ 原因

脊椎麻酔後には一般的にみられるが，全身麻酔でも1〜3％程度の頻度で出現する．骨盤内手術や前立腺肥大の存在が影響することもある．

■ 治療

早期離床を促す，あるいは排尿時に座位や立位をとるなどの保存的治療を試みる．効果がない場合には，膀胱カテーテルの留置を行う．

G 悪性高熱症

■ 原因

骨格筋代謝が異常亢進する疾患で，細胞内高カルシウムとアデノシン三リン酸（ATP）の急速な消費を特徴とする．麻酔薬に曝露することが一つの誘因とされている．手術室内だけではなく，術後24時間以上経過してからでも発症することがある．

■ 症状

頻脈，頻呼吸，高血圧，高二酸化炭素血症，高体温，アシドーシス，骨格筋硬直などの症状が認められる．

■ 治療

早急にダントロレンナトリウム（ダントリウム注®）を投与する．48〜72時間の集中管理が必要となる．

H 低体温

■ 原因

全身麻酔の導入により末梢血管の拡張が生じ，体内での熱の再分配をきたし，その結果，中枢温を犠牲にして末梢温の上昇が起こる．

■ 予防・治療

予防としては，術中に露出した体表面を覆うことにより，受動的な加温を行う．また，強制的な暖気対流による積極的な加温も効果的である．

I 神経損傷

■ 原因

手術台上での体位が不適切な場合や，長時間圧のかかる部位への緩衝材による対応が不十分な場合に生じる．腓骨神経や尺骨神経が麻痺する頻度が高い．多くの場合は一過性であるが，まれに永続的な神経障害を残すこともある．

■ 予防

損傷を生じやすい部位への緩衝材の挿入や，適切な体位取りが，最も効果的な予防対策である．

J　術後の下痢

■ 原因

腸管の水分分泌亢進，栄養吸収障害，膵酵素・胆汁酸の不足，腹膜炎・腹腔内膿瘍の存在，副交感神経系の異常興奮などの一般的な原因，抗菌薬や経腸栄養などによる薬剤と関連したもの，胃全摘，広範腸切除術，超低位前方切除術，膵頭十二指腸切除術，膵全摘術などの術式によるものに大別される．

■ 治療

禁食や低残渣食による腸管の安静，輸液・電解質の補正，（中心静脈栄養による）栄養状態の改善，止痢薬の投与などが行われる．

3　術後合併症の予防と治療

合併症は手術後のある時期に生じ，理想的な手術中，あるいは手術後経過から外れた状態と定義される．また，後遺症は手術に固有に生じる影響を指す．病気を根治させる，あるいは症状を緩和するという目的があるとはいえ，肉体にメスを入れることにより，傷は残り，合併症や後遺症も生じうる．場合によっては，合併症のために命を落とすこともある．

医療者は，手術によって得られる効果と引き替えに，常に危険が伴うことを認識すべきである．

A　患者・家族への説明

昨今の医療への過剰な期待もあり，手術の結果が悪かった場合には，患者・家族は「結果がよくないのは手術に問題があったことが原因である」ととらえがちである．患者・家族側は「only one，1人称・2人称，感情的，非専門家，成功前提」の考えに立つが，医療者側は「one of them，3人称，理性的，専門家，失敗もありうる」という認識があり，両者の間には深い溝がある．この溝を埋めるのには，できるだけ多くコミュニケーションをとる以外に方法はない．医療者は，生命の複雑性と有限性，患者の多様性，神ではなく人間が手を下すことなどから考えて，手術には不確実な部分が必ず存在し，合併症や後遺症も不可避と認識しているが，これを患者・家

族に納得してもらうことは容易なことではない．確かに，合併症や後遺症に関する話は，医療者，患者・家族共に手術前には触れたくない，あるいは考えたくない話題である．しかし手術によってもたらされる効果とともに，合併症や後遺症に関しても十分な時間をかけて説明を行い，患者・家族に納得してもらったうえで手術を行うことが肝要である．

B 後出血

■ 原因

手術時の止血が不十分であった場合，出血傾向がある場合，あるいは術後高血圧をきたした場合などには，手術後に出血が生じうる．

■ 症状・所見

皮下や筋肉内であれば血腫を形成する程度で致命的になることはない．しかし，体腔や消化管内へ大量に出血すると出血性ショックを起こし，血圧と脈圧は低下し，心拍数は増加する．

■ 治療

後出血を補う目的の輸血量が多くなると，血小板や凝固因子が消費され，出血傾向を生じ，再手術をしても止血が困難になる．再手術が必要と判断した場合は早期に実施する．

開頭手術後に出血を生じた場合には頭蓋内出血となるので，早期に血腫除去やドレナージをしなければ，致死的になる場合がある．

頸部手術後に出血が生じた場合には，静脈圧迫により気管や咽頭の浮腫から呼吸困難を生じる．再手術による止血や気管切開が必要となる．

胸部手術の出血の場合には，胸腔ドレーンからの出血が持続する．通常，出血量が200m*l*／時を超える場合には，再開胸して止血する．心臓の手術後には心膜内に血液がたまる心タンポナーデを生じることがある．

腹部手術後に出血が生じた場合には，腹腔内への出血と吻合部からの消化管内への出血の両者があることに留意すべきである．

C 手術創の合併症

1 創部感染

■ 原因

手術には，まったく細菌の存在しない部位の手術（**無菌手術**），細菌の存在する部位を取り扱うがほとんど術野を汚染しないで施行できる手術（**準無菌手術**），腹膜炎や膿瘍など，汚染を避けえない手術（**汚染手術**）が

ある．汚染が起こりやすい手術では創感染も多い．手術そのものによる汚染が術後感染の最大の原因であるが，術者の手指，手術器具，ドレープの汚染，不十分な皮膚消毒，空気中からの落下細菌などが原因となることもある．

■ 症状・所見

局所の発赤，腫脹，疼痛，圧痛および創部から滲出液により，診断可能である．通常は発熱と白血球増多を生じるが，表層感染では認めないこともある．

■ 治療

発赤している創を解放し，ドレナージする．この際，創部の細菌培養も行う．清潔操作の手術の場合，起炎菌は溶血性レンサ球菌かブドウ球菌であることが多い．一方，会陰部の手術や腸管操作を行った手術後の創部感染は，腸内細菌および嫌気性菌が起炎菌となることが多い．

2 創哆開

■ 原因

腹部手術創では，低栄養，肥満，感染，ステロイドの長期投与などの創傷治癒を遅延する因子，あるいは咳，努責，鼓腸などによる腹圧の上昇などが原因となって筋層と皮膚の全層が離開し，腸管が脱出することがある．

■ 症状・所見

抜糸前からすでに筋層が離開しており，抜糸後の腹圧によって皮膚縫合部が開いて内臓が脱出する場合が多い．

■ 治療

創哆開を生じた場合には，無菌的にガーゼなどで保護しておき，緊急に再縫合する．筋層が離開していても，皮膚が十分に癒合していれば創哆開は起きないが，瘢痕ヘルニアを形成する．

3 腹壁瘢痕ヘルニア

■ 原因

手術後の腹壁瘢痕部から脱出するヘルニアを指す．感染した手術創，ドレーンの挿入部，創哆開などが誘因となることが多い．また，創傷治癒の遅延や腹壁の筋膜の脆弱性も誘因となる．

■ 治療

症状があるもの，嵌頓を繰り返すもの，美容上問題となるものなどは，修復術の適応となる．

D 呼吸器合併症

　肺疾患が基礎にあると，周術期の肺合併症のリスクが劇的に増大する．慢性閉塞性肺疾患（COPD），喫煙，加齢，肥満，手術部位，急性肺感染症，肺機能などが危険因子となって呼吸器合併症が起こる．

　呼吸訓練機を用いて機能的残気量を増加させる気道の浄化，自発的な咳および深呼吸訓練は，術後の肺合併症を減少させるうえで有用である．喫煙患者に関しては，待機手術前2～4週間は禁煙させる．

　特に慢性閉塞性肺疾患患者のほとんどは喫煙歴があるため，禁煙を厳しく指導する必要がある．術前の呼吸リハビリテーションは，呼気時間を長くした口すぼめ呼吸と横隔膜の運動を大きくするための腹式呼吸を訓練する．また，慢性閉塞性肺疾患患者，あるいは呼吸機能が著しく低下している患者の場合には，術前より去痰薬，喀痰溶解薬を投与し，ネブライザーも併用する．気道閉塞性疾患を有する患者に対しては，周術期に気管支拡張薬が必要となることがある．早期離床は肺合併症を予防するうえで重要である．

1 無気肺

■ 原因
　無気肺は最も多い術後呼吸器合併症である．麻酔薬や鎮痛薬の影響，創部痛などにより十分な呼吸と喀痰排出ができず，気道分泌物により生じた気道閉塞が原因である．

■ 予防
　前述したような術前からの呼吸訓練が重要である．

■ 症状・所見
　通常，術後36時間以内に発症し，呼吸困難および低酸素血症といった典型的な症状を呈する．

　無気肺部位の呼吸音減弱，胸部X線写真上の上葉の楔状陰影や一側肺のび漫性陰影，動脈血酸素飽和度の低下などにより診断される．

■ 治療
　治療の目的は虚脱した肺胞を再拡張させることである．術後創部痛に対する十分な鎮痛を行ったうえで，呼吸訓練機を用いた深呼吸，あるいは努責を行わせ，早期離床を促す．大きな無気肺や肺葉全体が虚脱しているときには，体位変換や胸部叩打（タッピング）などの理学療法により喀痰の排出を促す．経鼻的に行う気管支内吸引も有用である．さらに粘稠な痰による粘液栓が生じている場合には気管支鏡を用いた気道分泌物の吸引を行

う．特に気管挿管されている患者に対しては，（気管支鏡を用いた）気道分泌物の吸引と用手的加圧を繰り返すことにより，虚脱肺を再膨張させる．

2 術後肺炎

■ 原因

術後肺炎の原因は，喀痰排出困難，誤嚥，無気肺への感染などである．特に，高齢者や食道癌手術後の患者に生じやすい．酸性度の高い胃内容を誤嚥した場合には，化学性肺炎を引き起こし，致命的になることが多い．

■ 症状・所見

急激な呼吸困難，膿性の痰の喀出，発熱などを認める．胸部Ｘ線所見は早期は正常であるものの，時間経過とともにび漫性の間質浸潤影を呈するようになる．白血球増多も伴う．

■ 治療

術後肺炎は致命率が高いため，適切な予防と治療が必要である．喀痰のグラム染色と細菌培養を行った後，経験に基づいた抗菌薬投与を開始する．また，感受性試験の結果がわかり次第，感受性のある抗生物質に変更する．

肺理学療法による無気肺の改善，気道分泌物の排出，栄養状態の改善，酸素投与なども重要である．

3 急性促迫性肺障害（ARDS）

■ 原因

急性促迫性肺障害（acute respiratory distress syndrome；ARDS）とは，手術，敗血症，ショック，肺または全身性の外傷，肺炎，膵炎などの加療中の患者が重篤な呼吸不全をきたす状態で，病態は肺毛細血管の透過性の亢進と肺水腫である．

■ 症状・所見

高度の呼吸困難と頻呼吸を認める．胸部Ｘ線写真上，両肺野にび漫性陰影を呈し，急性の低酸素血症となる．

■ 治療

治療は原疾患の治療，ならびに呼吸と循環の管理である．通常の酸素療法には反応しないため，呼気終末陽圧呼吸（PEEP）を付加した人工呼吸管理を行う．

4 肺水腫

■ 原因

肺水腫は水分が肺血管外に貯留した状態で，肺胞への水分の滲出が増加し，肺胞でのガス交換が著しく障害される．うっ血性心不全，過剰輸液，

ショックによる肺末梢血管の透過性亢進などが原因として多い．

■ 症状・所見

泡沫状あるいは淡血性の喀痰，呼吸困難，起座呼吸，重症の呼吸困難を認める．聴診上の湿性ラ音，中心静脈圧（CVP）の上昇，胸部X線写真上の肺うっ血と心陰影肥大などが特徴的所見である．

■ 治療

低酸素血症に対しては酸素療法を行う．肺理学療法も重要である．ナトリウムを制限した輸液療法，利尿薬による循環血液量の減量，ジギタリスやカテコールアミンなどの心筋収縮力増強薬，血管透過性亢進に対する副腎皮質ステロイドの投与などが行われる．重症の場合は，気管挿管による人工呼吸器の装着，十分な酸素投与，気道吸引，呼気終末陽圧呼吸の併用なども必要となる．

5 胸腔内・縦隔内感染

■ 原因

術後に感染が胸腔内に起こると膿胸や縦隔炎の形をとる．

■ 治療

腹腔内膿瘍と同様に，適切な抗菌薬の投与が重要で，開胸あるいは経皮的なドレナージが必要となることもある．

6 気　　胸

■ 原因

胸部あるいは腹部の手術中の様々な操作で気胸を生じることがある．

■ 治療

気胸が生じた場合には，胸腔ドレーンを挿入して治療する．緊張性気胸の場合には，胸腔ドレーンを入れる前に太い針を穿刺して緊急減圧を行っておく．

7 COPDおよび喘息の急性増悪

■ 原因

慢性閉塞性肺疾患および喘息を有する患者においては，手術後，しばしば急性増悪を生じる．

■ 症状・所見

呼吸困難ないし頻呼吸，喘鳴，低酸素血症，高二酸化炭素血症を認める．

■ 治療

急性期の治療は，酸素投与とβアドレナリン作動薬（硫酸サルブタモール：ベネトリン®）の吸入である．また気道分泌物の多い患者の周術期には，

臭化イプラトロピウム（アトロベント®）の投与も行われる．重症の喘息患者や慢性閉塞性肺疾患患者に対して，ステロイド（プロピオン酸ベクロメタゾン：ベコタイド®，アルデシン®）吸入療法とともに，ステロイド（メチルプレドニゾロン：メドロール®）非経口投与も有用である．

E 循環器合併症

■ 原因・予防

　循環器合併症は，非心臓手術後の最も多い死亡原因である．循環器合併症の発生に関しては，患者のリスクを把握することが重要である．年齢，安定狭心症，不安定狭心症，最近発生した心筋梗塞，未治療の心不全，糖尿病，弁膜症，末梢血管疾患，術式，機能障害などが危険因子となる．心筋合併症のリスクのある患者に対しては，周術期の合併症の発生を最小限に抑えるべく，心電図，運動負荷試験，シンチグラフィー，必要により心臓カテーテル検査を行い，術前に評価する．

1 虚血性心疾患

■ 予防

　虚血性心疾患の既往が明らかな患者，あるいは疑いがある患者の術後管理の原則は，心筋酸素消費を増加させ，心筋虚血を増悪させるストレスを避けることである．急激な血圧上昇は心室壁の緊張を増大させて，酸素需要を増加させるので抑制する．痛みにより頻脈と血圧上昇をきたすので，冠動脈疾患の患者に対しては，十分な疼痛対策が必要となる．血中の酸素濃度を最大にする目的で，術後早期から酸素投与を行う．貧血は酸素運搬能を低下させるので，貧血が強い場合には輸血する．

　周術期心合併症のリスクが高い患者に対しては，術後早期より心電図モニタリングを行う．冠動脈疾患あるいは代償不良のうっ血性心不全患者，不安定狭心症ないしは重症狭心症患者，および手術を延期することができない心筋梗塞を起こしたばかりの患者に対して緊急手術を行う場合には，スワン-ガンツ・カテーテルのような侵襲的なモニタリングが必要となる．

■ 症状・所見

　創傷痛と虚血による胸痛の区別がつきにくいため，術後の患者では，心筋虚血の徴候がとらえにくいことが多い．そのため，周術期の心筋梗塞は無症状か，呼吸困難，血圧低下，ないし非特異的な疼痛を伴って認められることがしばしばある．術後に患者が胸痛を訴える疾患としては，心筋虚血以外には，肺塞栓症，肺炎，心膜炎，大動脈解離，気胸などがあるが，鑑別が必要となる．

血圧，脈拍数，全身の臓器ならびに組織の灌流状態を注意深く観察する．術後に胸痛を訴えるすべての患者に対しては心電図検査を施行し，その結果を以前のものと比較する．心筋酵素，血清生化学検査およびヘモグロビン濃度，動脈血酸素飽和度，胸部X腺検査などを行って診断を確定する．

■ 治療

狭心症，心筋梗塞などの虚血性心疾患が生じた場合は，心電図モニタリングを実施し，酸素療法，硝酸塩，βアドレナリン拮抗薬，モルヒネの投与，抗血小板療法などを開始する．

2 | 不整脈

■ 原因

術後は麻酔の影響，低酸素症，電解質異常，心臓への負荷などにより，不整脈が発生しやすい．不整脈は脱水，呼吸の異常（低酸素血症），電解質の異常などにより起こる場合と，心臓に器質的な疾患を有する場合があり，鑑別が重要となる．

■ 予防

ペースメーカー装着患者に対しては，術前にペースメーカーの設定変更を行い，非抑制モードにしておく．

■ 治療

まず原因の除去を行う．散発する期外収縮など，軽度の不整脈は経過観察でよい．上室性発作性頻脈，心房粗動，発作性心室性頻脈，房室ブロック，心室性期外収縮の頻発など，心拍出量や冠動脈血量の低下を招きやすい不整脈は，抗不整脈薬やジギタリスなどの薬物治療，眼球圧迫などの機械的刺激，除細動による電気的療法などの適応になる．著しい徐脈を伴う不整脈にはペースメーカー留置による心臓のペーシングが行われることもある．

3 | 術後高血圧

■ 原因

術後高血圧のほとんどは2次的なもので，原因として，術後疼痛，緊張，興奮，気管チューブに対する反応，低酸素血症，低体温，アシドーシスなどがあげられる．

■ 治療

術後の高血圧は，術前血圧と比較する必要がある．急性の術後高血圧に対する治療の目標は，患者の日常血圧の10%以内にとどめるべきである．術後高血圧は基礎に本態性高血圧を有する場合が多いが，降圧薬を使用する前に，原因の診断と治療を行うことが求められる．

4 心不全

■ 原因

術後のうっ血性心不全の原因が術中の補液過剰の場合には，術後早期に発生する．一方，細胞外スペースに移行していた水分の血管内への移動による場合には，術後24～48時間に生じる．心筋虚血や心筋梗塞によっても，うっ血性心不全を生じる．

■ 予防

うっ血性心不全の既往のある患者に対しては，虚血性心疾患が存在するものと考え，前述したような管理を行う．術前に心機能低下を認める患者に対しては，侵襲的モニタリングによる集中治療管理を行って，綿密に体液管理ができるようにしておく．術後は体液のバランスが崩れやすく，輸血が過剰な場合には心臓に負担がかかり，特に高齢者や心臓疾患の並存している患者は心不全を起こしやすい．

■ 症状・所見

息切れが主な症状で，肺炎，無気肺，肺塞栓症，気管支喘息や慢性閉塞性肺疾患の増悪，気胸などとの鑑別診断を要する．低酸素血症，頻脈，不整脈，X線写真上の心陰影の拡大，中心静脈圧の上昇などの所見がみられ，進行すると肺水腫を起こす．

輸液の過剰と心筋虚血の症状，ならびに徴候の発見に注意する．また，1日の水分バランスと前日からの体重変化を評価しておく．動脈血酸素飽和度，心電図所見，胸部X線所見，心臓超音波検査などにより診断が確定する．

■ 治療

酸素投与，輸液の適正化，利尿薬，モルヒネ，動脈系血管拡張薬，強心薬の投与などにより，うっ血性心不全を管理する．

5 血栓症・塞栓症

1）（深部）静脈血栓症

■ 原因

血液が血管内で凝固し，内腔を閉塞して血流を阻害する病態を血栓症という．術後合併症としては静脈血栓症が多く，腸骨静脈や大腿静脈に好発する．女性に頻度が高く，下腹部の手術，特に悪性腫瘍の手術後に多い．

■ 予防

予防としては，弾性ストッキングの着用，間欠的空気圧迫装置の使用，低分子ヘパリンの皮下注があり，患者のリスクに応じて予防処置をとる．

また，脱水などによる血液の濃縮を予防する目的で，十分な輸液も重要である．早期から四肢の運動を始め，早期離床を心がける．

■ 症状・所見

患肢の浮腫，血栓発生部の静脈に沿った硬結，圧痛が認められる．感染を伴うと血栓性静脈炎とよばれ，発熱，患部の発赤，熱感がみられる．超音波検査とドップラー検査で，診断が確定する．

■ 治療

表層性血栓性静脈炎は，局所的処置により十分に治療可能で，肺塞栓症のリスクもほとんどない．

近位静脈の深部静脈血栓の場合，致死的となりうる肺塞栓症を起こさないためにも，積極的な治療が必要となる．血栓症が起きた場合は安静，患肢の挙上を行う．ヘパリン療法，ワーファリンを用いた抗凝固療法などを開始する．感染を伴う場合は，抗菌薬や非ステロイド性抗炎症薬などの投与を行う．患肢の運動やマッサージは，血栓の遊離による肺塞栓の危険があるので避けなくてはならない．

2) 肺 塞 栓

■ 原因

遊離した血栓，脂肪栓，空気などが血流で運ばれ動脈を閉鎖する場合は塞栓症とよばれ，解剖学的な理由から肺に起きやすい．術後の肺塞栓は，ほとんどが下肢深部静脈で形成された血栓が肺動脈を閉塞した状態である．

■ 症状・所見

肺塞栓症には特異的ないし特徴的な症状はない．術後最初の歩行時や排便時に生じることもある．突然の胸痛，呼吸困難，頻呼吸，頻脈，咳嗽などの非特異的な症状で，時に血痰もみられる．意識消失発作や循環障害を認めることもある．動脈血酸素濃度は著明に低下し，重症ではショック状態となる．

心電図上，第Ⅰ誘導でS波の増大，第Ⅲ誘導でのQ波の出現，T波の逆転などが特徴である．初期には胸部X線写真に異常を認めないが，最終的には約80%に異常所見が得られる．確定診断には肺血流シンチグラフィーや肺動脈造影が有用であり，最近ではマルチスライスCTにより診断が確定されることも多い．

■ 治療

酸素化改善の目的の酸素投与と血圧維持のための静脈内補液による支持療法が行われる．臨床的に肺塞栓症の疑いが強い，あるいは血圧の低下を認められる患者は，直ちに集中治療室へ搬送する．集中治療室では血行

動態をモニターしながら，急性呼吸不全，心不全，ショックの治療を行うと同時に，静脈内ヘパリン投与による抗凝固療法，肺動脈へカテーテルを挿入してウロキナーゼを注入する血栓溶解療法や血栓吸引除去療法，下大静脈フィルター挿入などの治療が行われる．

3）脳梗塞，急性動脈閉塞

■ 原因

心房細動を伴う弁膜症や，人工弁移植術後，動脈瘤置換移植術後などに，心房内の凝血が離れて脳や四肢の動脈を閉塞する場合がある．

■ 症状・所見

脳塞栓では急激な意識障害と，梗塞の起きた部位に応じた麻痺などの局所症状がみられる．急性動脈閉塞では，阻血部位に激烈な疼痛，蒼白，動脈拍動消失，知覚鈍麻または消失，運動麻痺が突発的に現れる．超音波血流計により血流音を確認することで診断が確定する．

■ 治療

動脈血栓症に対しては，フォーガティ・カテーテルを用いた血栓摘出に加え，バイパス術を併用することもある．

F 中枢神経系合併症

1 脳血管障害（脳梗塞，脳出血）

■ 原因

周術期の脳血管障害は，外科手術の合併症としてはまれであり，その発生頻度は一般外科で1％未満，心臓血管手術で2～5％である．その80％以上は術後に発生し，ほとんどが血圧低下や心房細動時の心臓由来の塞栓を原因とする．また，急激な外科的ストレスは，以前の発作時にみられた巣症状を再発させることがあり，これは一見，急性の脳虚血発作にみえることがある．

年齢，高血圧，冠動脈疾患，糖尿病，喫煙などが，周術期脳卒中の危険因子としてあげられる．脳血管障害の存在が明らかな場合や疑いのある場合には，特別な配慮が必要となる．

■ 症状・所見

患者は通常，片側性の筋力低下，協調運動障害，感覚脱失，言語障害，回転性めまいなどの急激な神経学的局所症状をきたす．広範な脳血管障害では，意識障害も生じる．一過性脳虚血発作（24時間以内に回復する神経学的欠落症状）と脳血管障害を症状の発現時点で鑑別することは困難であ

る．
　バイタルサイン，動脈血酸素飽和度の測定に加えて，詳細な神経学的な診察が必要である．頭部CTスキャン，MRIなどにより診断が得られる．
■ 治療
　酸素投与と静脈内補液による全身的支持療法が行われる．脳梗塞ではアスピリンの投与，ならびに血栓溶解療法を行う．脳出血の場合は手術適応となる場合もある．

2 痙　攣

■ 原因
　痙攣性疾患の既往のない外科患者に生じる痙攣発作のほとんどは全般的発作であり，その原因には，電解質異常，低血糖，敗血症，発熱および薬物の代謝異常が関与している．
■ 予防
　痙攣性疾患の既往が判明している患者の周術期管理では，まず，その病型（部分発作か全身発作か，単純部分発作か複雑部分発作かなど），発作発生頻度および病状コントロールの程度を把握する．コントロール良好な痙攣疾患に関しては，周術期の抗痙攣薬療法に十分注意して管理すれば，周術期のリスクになることはほとんどない．
■ 治療
　術後の痙攣発作に対する評価と治療方針は，ほかの状況下で発生した場合と同様である．まず，患者の発作が目撃者の存在する真の痙攣発作であるかどうかを判断する必要がある．
　動脈血酸素飽和度測定と血清生化学検査を行う．抗痙攣薬服用中の患者では，その血中濃度も測定する．新たに発症した痙攣患者で，代謝性の病因や原因となる全身性疾患が見あたらない場合には，頭部CTスキャンや髄液検査を行って，さらなる検索を行う．
　新たに発症した単発の非再発性痙攣発作，もしくは再発性の全般的痙攣発作でも，原因となる代謝性疾患や全身性疾患の存在がはっきりしている場合には，通常，背景にある原因病態を是正するだけで治療可能である．再発性全般性強直間代発作は抗痙攣薬の投与を必要とする．痙攣重積状態は内科的の緊急疾患の一つである．呼吸循環動態をモニターしつつ，エアウェイを用いて気道を確保した後に，抗痙攣薬の急速静注療法を行う．

3 せん妄

■ 原因
　高齢者，長時間の手術，常習大量飲酒家などに起こりやすい．せん妄を

引き起こす原因の多くは薬物ないし感染である．その他の原因としては，低酸素血症，電解質異常，不整脈，心筋梗塞，および脳卒中などもあげられる．アルコール離脱症状による術後せん妄もよくみられる．

■ 治療

治療はまず，せん妄を引き起こしている病因の特定から始める．脈拍数，血圧，体温測定を行うとともに，動脈血酸素飽和度を測定する．また電解質異常と感染症についても，血液および尿検査で評価する．さらに，抗コリン薬，麻薬性鎮痛薬，および抗ヒスタミン薬には特に注意を払う．なお，せん妄を引き起こしうる器質的病因が一切発見できない場合には，睡眠パターンの変化ないし感覚障害を認めることがある．この場合には，ハロペリドール（セレネース®）の処方により，対処可能である．また，家族を付き添わせたり，自然の陽光の入る部屋に患者を移したりすると改善することも多い．なお，自傷行為の予防のために，身体拘束を必要とする場合がある．

4 幻覚，妄想，錯乱，見当識障害

■ 原因

手術後に幻覚，幻視，見当識障害からせん妄状態に至る種々の程度の精神障害が起こることがある．脳の器質的障害，代謝性脳障害，離脱症状，精神病の再燃などとの鑑別を要する．高齢者，侵襲の大きい手術，ICUでの管理，人工呼吸器装着などがその発生と関連が深く，原因によって開心術後精神障害，ICU症候群などとよばれる．不眠，不安，苦痛，家族と隔離された慣れない環境などが誘因となる．

■ 治療

徴候を早期に発見し，十分な睡眠をとらせ，家族との面会時間を多くし，スタッフもできるだけ親密な状況をつくり，不安を取り除くことが重要である．薬物としてはハロペリドールやほかの精神安定薬，睡眠薬などが使用される．

5 アルコール離脱症状

■ 原因

アルコール離脱症状は，常用しているアルコール摂取量を，急激に減量したり中止した場合に生じる．

■ 症状・所見

本症候群における合併症併発率ならびに死亡のリスクはきわめて高いため，早めに察知して予防することが重要である．軽症の離脱症状は，アルコール摂取停止後6〜8時間で発症し，不安感，振戦，食欲不振，およ

び悪心などの特徴的な症状として認められる．頻脈，高血圧および反射の異常亢進などの徴候も生じうる．これらの徴候や症状は，通常24〜48時間で収まる．振戦せん妄（飲酒家せん妄）はアルコール摂取中止後24〜48時間以内，あるいはそれ以降に生じることがあり，見当識障害，幻覚に加え，頻脈，高血圧，発熱および大量発汗などの自律神経活動の不安定症状が認められる．

■ 治療

クロルジアゼポキシド（コントール®，バランス®）やベンゾジアゼピン系薬（ジアゼパムなど）の間欠的投与が，離脱症状の既往があるアルコール症患者における再発予防，ないしは軽度の離脱症状の緩和目的で行われる．全身のモニタリングは綿密に行う．なお，肝障害のある患者では，ベンゾジアゼピン系薬の用量を減量する．また，適度のアルコールを食事とともに摂取させると，アルコール離脱症状の簡便な予防と治療になることがある．体液バランスおよび電解質異常を補正し，発熱が認められる場合には，必要に応じて，アセトアミノフェンの投与もしくは冷却毛布を使用する．拘束は患者の自傷行為を防ぐために必要な場合のみ行う．

アルコール離脱痙攣はアルコール摂取中止後24時間以内に起こり，ほとんどが全般性強直間代発作である．通常は，短時間で自然に収まるが，約3％が痙攣重積状態に移行するとされる．ベンゾジアゼピン系薬が，痙攣の再発予防に最も有効である．

G 消化器合併症

1 術後耳下腺炎

■ 原因

術後の唾液の分泌減少や口腔内清浄化機能の低下などが原因となる．

■ 治療

発生しても耳下腺の有痛性腫脹を示す程度であり，抗菌薬で治癒するものが多く，切開を必要とするような症例はまれである．

2 急性胃拡張

■ 原因

術後に胃の筋肉の麻痺性弛緩が起こり，大量の胃液，胆汁，空気などの貯留により胃が異常に拡張した状態を指す．原因として，術後腸管麻痺と同じような機転で，胃の著明な拡張による胃壁筋肉の血行障害などが関与している可能性もある．また，幽門や十二指腸に器質的狭窄は認められな

いが，上腸間膜動脈による十二指腸の圧迫を原因とするとの説もある．

■ 症状・所見

胃管を使用しないで比較的侵襲の大きな手術を行った場合に発生しやすく，術後早期に，上腹部の膨満，嘔吐，尿量の減少，アルカローシスなどが認められる．胃管を挿入すると4 l にも及ぶ大量の胃液が吸引されることもある．

■ 治療

胃内容を吸引除去し，排液量を補うに足る十分な輸液と電解質の補正を行うことで，通常は数日で軽快する．術翌日よりの体動や早期離床を図り，胃や腸管の蠕動を促す．

3 急性胃粘膜病変，ストレス潰瘍

■ 原因

急性胃粘膜病変（acute gastric mucosal lesion；AGML）とは，侵襲の大きな手術後や外傷，重症熱傷などで，胃や十二指腸に生じる急性出血性胃炎（acute hemorrhagic gastritis），出血性びらん，急性潰瘍を包括したものである．

手術侵襲による急性胃粘膜病変は，大部分が前駆症状のない突然の胃管内出血や吐下血を主訴とし，術後2週間以内に発症する．特に，脳神経外科手術，肝胆道系手術，胸部外科手術などの術後に多い傾向があり，注意を要する．ストレス潰瘍としては，頭部外傷や開頭術後の**クッシング潰瘍**，熱傷後の**カーリング潰瘍**などが有名である．

■ 症状

多発性のことが多い．吐血，下血などの出血が主症状で，穿孔はまれである．

■ 治療

H_2受容体拮抗薬やプロトンポンプ阻害薬などの薬物療法，各種の内視鏡的止血法を行う．止血困難例にはバソプレシン持続動注療法や，動脈塞栓術を試みる．保存的療法で止血不能の場合には，胃切除術の適応となる．

4 麻痺性イレウス

■ 原因

外科的侵襲，腹腔内への機械的刺激，麻酔などによる腸管の麻痺が生じるが，通常は一過性であり，術後数日で回復する．これが遷延しイレウス状態になった場合が麻痺性イレウスである．術後腹膜炎，膵炎など，腹腔内の炎症が原因で生じることもあるので注意を要する．

一方，手術に応じた腹膜や腸管漿膜の損傷の治癒過程で腸管癒着が形成

され，これにより通過障害を生じた場合が癒着性イレウスである．癒着性イレウスに関しては後述する．

■ 症状

排ガスの停止，腸雑音の消失，腹部膨満などの症状が出現する．

■ 治療

イレウス管（ロングチューブ）による拡張腸管の減圧，腸管運動促進薬，腹部温罨法，輸液管理などの保存的治療を行う．

5 術後肝障害

■ 原因

手術後は様々な程度の肝障害が生じることがある．手術に伴う肝臓の血流障害，低酸素血症，麻酔薬，抗菌薬などの薬剤の副作用が原因のことが多い．

■ 治療

疑わしい薬剤を中止するとともに，肝庇護療法を行う．

6 消化管感染症

術後抗菌薬の予防的投与により腸の常在細菌が減少し，薬剤耐性の特定の細菌が増殖し，腸炎を起こすことがある．軽度のものは薬剤の中止により軽快するが，発熱，血性下痢，敗血症を起こす重篤なものもある．

1）MRSA 腸炎

■ 原因

メチシリン耐性黄色ブドウ球菌（methicillin resistant *Staphylococcus aureus*；MRSA）による重症腸炎で，抗菌薬，特に腸内の嫌気性菌であるバクテロイデスに強い抗菌力をもつ第三世代セフェムを使用したときに起きやすい．

■ 症状・所見

高熱，激しい水様性下痢，頻脈，乏尿，腹満などの症状がみられ，細菌毒素による白血球減少やショックを起こしたり，腸管が穿孔することもある．

■ 治療

疑わしい場合には，直ちに使用中の抗菌薬を中止し，便の細菌検査を施行すると同時に，MRSAに抗菌力のある抗生物質を投与する．脱水やショックに対しての治療も平行して行う．MRSA感染症と判明した場合には，院内感染の防止対策をとる．

2）偽膜性腸炎

■ 原因

嫌気性グラム陽性杆菌のクロストリジウム・ディフィシル（*Clostridium difficile*）を起炎菌とする腸炎で，リンコマイシン系などのバクテロイデスに効果がある抗菌薬の使用中に発生することがある．

■ 症状・所見

下痢や下血などの症状があり，大腸に特有の偽膜性潰瘍が認められる．

■ 治療

バンコマイシンが有効である．

3）出血性腸炎

■ 原因・症状

アンピシリンなどの抗菌薬の使用中に血便を伴う下痢がみられることがある．

■ 治療

重症になることは少ない．抗菌薬の中止により軽快する．

H 消化器系手術に特有な合併症

1 腹腔内感染症（腹膜炎，腹腔内膿瘍）

■ 原因

腹腔内感染症は汎発性，あるいは限局性の腹膜炎と，腹膜膿瘍に分類される．腹膜炎は消化管の穿孔，あるいは腹部手術の後に生じる．縫合不全が関与することもある．

腹腔内膿瘍の好発部位は，腹部でも低い位置にある横隔膜下と骨盤内である．横隔膜下膿瘍は，右肝上面と下面，左横隔膜下に生じる膿瘍で，腹腔内膿瘍中，最も頻度が高い．胃，十二指腸，胆道系，膵臓，結腸手術の術後に発症することが多い．ダグラス窩膿瘍は，虫垂穿孔後の腹膜炎による遺残膿瘍，下部消化管の縫合不全などが原因となる．

■ 症状・所見

術後の汎発性腹膜炎の場合は，強い腹痛，腹部の圧痛，発熱，白血球増多などを認める．一方で，上腹部消化管の破綻によって生じた限局性腹膜炎では症状が乏しいこともある．

横隔膜下膿瘍では，背部，側胸部痛，圧痛，皮膚の浮腫などを生じ，弛張熱，呼吸困難，吃逆を伴う場合もある．ダグラス窩膿瘍では，直腸指診

により圧痛のある膨隆，硬結，波動を触れる．多くの腹腔内膿瘍は，白血球の増多，C反応性たんぱくの亢進，麻痺性イレウス，横隔膜挙上，胸水貯留などの所見がみられ，CTスキャンあるいは超音波検査で膿の貯留と広がりが診断される．

■ 治療

術後の汎発性腹膜炎は，緊急開腹術の適応になる．開腹して，可能であれば穿孔部や縫合不全部の修復を行うが，一般的には腹腔内洗浄とドレナージを行う．人工肛門を造設する場合もある．

腹腔内膿瘍の多くは，超音波検査，CTスキャン，あるいはX線透視下で，経皮的にドレナージを行うことが可能である．一方で，開腹して外科的なデブリードマンとドレナージが必要となることもある．ダグラス窩膿瘍では，経直腸的または経腟的に排膿を行う．

なお，腸管内細菌と嫌気性菌に対しては，有効な抗菌薬投与を経験に基づいて施行する．さらに起炎菌が同定された場合には，感受性のある抗菌薬へ変更する．

2 穿 孔

■ 原因

手術中の操作あるいは，手術後の血行が悪いと，腸などの臓器に穴があくことがある．穿孔があると腸内容が漏れて腹膜炎などを生じる．

■ 治療

腹膜炎を生じた場合には，緊急に開腹し，穿孔部の閉鎖，腹腔内洗浄，ドレナージを行う．人工肛門の造設が必要な場合もある．

3 消化管縫合不全

■ 原因

消化管吻合部や閉鎖断端の癒合が障害され，内容が漏出することを縫合不全といい，消化器手術では最も多い合併症の一つである．食道癌手術では，頸部吻合による皮下膿瘍や，食道皮膚瘻を生じることがある．胃腸吻合，腸々吻合，胆管空腸吻合，膵腸吻合などの腹腔内吻合や腸断端の縫合不全では，腹膜炎を生じたり，局所に膿瘍を形成する．

縫合不全の原因として，全身的には低たんぱく血症や糖尿病に代表されるような創傷治癒を障害する因子が，局所的には不十分な縫合操作，吻合部の血行障害，緊張，感染，内容のうっ滞による内圧の上昇などがあげられる．

■ 症状・所見

術後の急激な腹痛，発熱などの症状として出現し，腹部に圧痛や筋性防

御など腹膜炎の所見が認められる．胸部では発熱，胸痛，呼吸困難などの症状が起こる．ドレーンからの滲出液の性状や消化管造影で診断が得られる．

■ **治療**

再手術により，可能であれば縫合不全を生じた部分の修復，切除，あるいは再吻合を行う．腹腔内洗浄とドレナージは必要であり，人工肛門を造設する場合もある．しかし，これらの処置が困難な部位や症状が軽い場合は，ドレナージと絶食，高エネルギー輸液，抗菌薬投与などの保存的な治療をすることも多い．また中長期的には難治性の瘻孔を形成することもある．

4 消化管吻合部狭窄

■ **原因**

消化管吻合部が浮腫，血腫，瘢痕などにより，狭窄を生じた状態を指す．

■ **症状・所見**

胃手術後の吻合部狭窄では悪心・嘔吐が，腸の場合はイレウス症状がみられる．

■ **治療**

術後1～2週に生じる吻合部狭窄の原因としては，血腫や浮腫があげられる．高エネルギー輸液などで管理しているうちに症状が改善することが多い．

改善がみられない場合は瘢痕性狭窄のことが多く，内視鏡で観察できる部位であれば，バルーン拡張器による拡張，あるいは瘢痕部の切離を行う．小腸や結腸の吻合部狭窄が改善せずにイレウスを起こした場合は再手術が行われる．

5 癒着性イレウス

■ **原因**

腹腔内手術後は程度の差はあるものの，癒着を生じ，腸管の屈曲，捻転，癒着間への陥入などによりイレウスを生じる．

■ **治療**

絶食，胃管やイレウス管などによる消化管内容の吸引，輸液などにより保存的に治療されることが多い．しかし，絞扼性イレウスの疑いがある場合，保存的治療で改善しない場合，イレウスを繰り返す場合には，手術の適応となる．

6 胆汁瘻

■ 原因
　肝胆道系の手術後，創やドレーンから胆汁が漏出する場合を胆汁瘻とよぶ．胃切除術後の十二指腸断端の縫合不全でも胆汁の漏出がみられるが，この場合は膵液や十二指腸液も混入しており，消化酵素により皮膚のびらんを生じやすい．肝胆道系の手術後に生じる胆汁瘻の原因としては，胆囊摘出時の胆管損傷，胆囊床からの胆汁の漏出，胆管と腸を縫合した部位からの漏出，肝切除時の切除断端からの漏出などがあげられる．

■ 治療
　ドレナージがされていなければ胆汁性腹膜炎となるので，ドレナージを行う．ドレナージされていれば，胆道系に狭窄などの流出障害がない限り，自然に閉鎖することが多い．大量の胆汁が体外に失われると，電解質異常や脂肪の吸収障害，ビタミンKなどの脂溶性ビタミンの欠乏を起こすことがある．胆汁の十二指腸への流出障害がある場合は，胆汁瘻は容易に閉鎖されず，外科的治療を要する場合もある．

7 盲係蹄症候群

■ 原因
　盲係蹄症候群（blind loop syndrome）は**吻合病**ともよばれ，癒着性イレウスなどでバイパス手術を行った後に生じる．有効な腸管が短くなるだけではなく，空置腸管内の細菌が増殖し，消化吸収障害を生じる．

■ 治療
　再手術を行い，吻合の解除を行う．

8 短腸症候群

■ 原因
　短腸症候群（short bowel syndrome）は，クローン病，腸捻転，上腸間膜動脈血栓症などで，小腸が広範に切除されることにより生じる．著しい消化吸収障害が起きる．

■ 治療
　大量の消化酵素や腸蠕動抑制薬などが投与されるが，生涯にわたって高エネルギー輸液が必要となる症例もある．

9 膵液瘻，術後膵炎

■ 原因
　膵液瘻は膵臓手術や急性膵炎の後に生じることがある．胆汁や腸液が混

じると組織が消化され，出血や皮膚の著しいびらんを生じることがある．術後膵炎は比較的まれであるが，縫合不全などとの鑑別が重要である．

■ **治療**

膵液瘻の場合，膵液の分泌を抑制する目的で食止めとする．膵炎の場合も，食事を止め，たんぱく分解酵素阻害薬投与や抗菌薬投与を行う．開腹ドレナージが必要となることもある．

10 逆流性食道炎

■ **原因**

胃全摘出術，近位側胃切除術，アカラジア手術などの後は噴門の活躍機能が低下したり，消失するので，消化液や食物が容易に食道に逆流し，食道にびらんや潰瘍を生じやすい．酸性の胃液逆流によるものとアルカリ性の胆汁や膵液の逆流による場合がある．

■ **症状**

症状は胸焼け，食物摂取時の痛み，つかえ感などである．

■ **治療**

就寝時上体を高く保ったり，胃液逆流の場合は制酸薬や粘膜保護薬の投与，アルカリ性の腸液逆流の場合は粘膜保護薬や酵素阻害薬が有効である．

泌尿器合併症

1 急性腎不全

■ **原因**

術後腎不全の原因は，腎前性，腎性，腎後性に分類できる．腎前性は低血圧，循環血液量減少ないし有効腎血流低下によって2次的に引き起こされる腎血流低下が原因である．腎性の原因には薬剤性急性尿細管壊死や血色素性腎障害，造影剤投与，急性間質性腎炎，腎動脈分岐部近位での大動脈遮断による遷延性腎虚血などがある．腎後性の原因には，尿管や膀胱の閉塞がある．結腸切除術や婦人科の手術では，尿管損傷の発生頻度が高い．尿管損傷や閉塞に加え，前立腺肥大や術後疼痛および薬物投与による膀胱の機能的閉塞もまた原因となる．

■ **予防**

高齢者など，すでに腎血管系に動脈硬化や狭窄などの病変が存在していると腎不全を起こしやすくなるので，術中・術後の低血圧，脱水，乏尿に注意し，時間尿を少なくとも30 ml/時以上に保つ必要がある．

薬剤による腎障害を防ぐためには，血清クレアチニン値などを定期的に

チェックし，異常が認められた場合には，疑わしい薬剤を中止する．腎機能の悪い患者では腎排泄型の抗菌薬は蓄積しやすく，それに伴う腎障害も起きやすいので，投与量や投与間隔を加減する必要がある．特にアミノグリコシド系抗菌薬は腎障害を生じやすいので注意する．

■ 症状・所見

24時間尿量が400ml以下は**乏尿**，あるいは100ml以下は**無尿**とされているが，乏尿や無尿が続くと血中の尿素窒素，クレアチニンなどの老廃物の蓄積，電解質異常，特にカリウムの増加，アシドーシスなどが起きて**尿毒症**の状態となり，食欲不振，悪心・嘔吐，高血圧，痙攣などの症状が出現する．外科患者における乏尿のほとんどが腎前性で，循環血液量減少に起因する．

■ 治療

腎前性では，適正な循環血液量を保つことと利尿薬の投与が必要となる．腎後性では，尿管損傷ないし尿管閉塞が原因の場合は，経皮的腎瘻造設により治療可能である．尿閉および尿道閉塞が原因の場合は，膀胱留置カテーテルにより治療可能である．

種々の治療が奏効せず，無尿や乏尿が続き，尿毒症の症状が悪化する場合は，腹膜灌流や血液透析が必要となる．透析療法の適応としては，循環血液量の過多，高カリウム血症，重症代謝性アシドーシス，尿毒症による合併症があげられる．

一般に，乏尿期を乗り切ると2〜3週で利尿期に入るが，この時期は十分な輸液を行い，脱水や低カリウム血症を予防する．

2 慢性腎不全

透析を受けている慢性腎不全患者の場合，術前透析は予定手術前24時間以内に行う．慢性腎不全患者における最大の死亡原因は冠動脈疾患である．慢性腎不全患者に対して大手術を行う場合には，侵襲的モニターが必要となることもある．慢性腎不全患者においても，正常患者と同様に，手術による体液喪失の補充を行う必要があるが，補液過剰とならないように注意する．また，これらの患者の補液にはカリウムを含まない製剤を用いる．輸液を行っている間は，頻回に血中電解質をチェックする．

3 尿閉

■ 原因

膀胱に尿が充満しているにもかかわらず排尿できない状態を尿閉という．外科領域では肛門手術後に多く，疼痛による膀胱括約筋の痙攣的収縮が原因とされている．翌日には軽快することが多い．仰臥位や側臥位での

排尿ができないために生じる尿閉もしばしばみられる．前立腺肥大の患者に対してアトロピンやブスコパン®などの抗コリン薬を投与した場合にも尿閉をきたすことがある．また，硬膜外カテーテルを留置し，鎮痛薬や局所麻酔薬を注入している場合も，尿閉になりやすい．自尿がない場合はカテーテル導尿を行う．

■ **予防・治療**

大きな手術後は通常バルーン・カテーテル留置が行われるが，抜去前にはバルーン・カテーテルを開閉して排尿訓練をすると，抜去後の尿閉は起こりにくくなる．直腸癌手術などにより，骨盤神経叢が損傷されて生じる尿閉は，症状の改善に時間を要することが多い．バルーン・カテーテル留置による排尿訓練を反復した後に抜去する．抜去後も残尿が多い場合は間欠的自己導尿の指導が必要となる場合もある．

4 尿路感染

■ **原因**

術後，バルーン・カテーテルの長期留置，残尿などが原因となって尿路感染を生じることがある．膀胱炎が多いが，腎盂炎を生じることもある．起炎菌はグラム陰性杆菌，腸球菌，カンジダなどが多く，抗菌薬に耐性の場合も少なくない．

■ **予防**

無菌的にバルーン・カテーテルを挿入し，術後はなるべく早期に抜去することで感染を予防する．

■ **症状**

急性膀胱炎は頻尿，膿尿，排尿痛を3主徴とし，肉眼的血尿を呈することもある．急性腎盂腎炎は悪寒戦慄を伴う高熱，殿部（腰背部）痛，膿尿を認める．尿沈渣から細菌と白血球円柱を認めれば確定的である．

■ **治療**

尿の細菌検査と抗菌薬の感受性試験を行い，治療としては抗菌薬の投与を行う．水分は十分に与えるようにし，残尿が多い場合は自己導尿を指導する．バルーン・カテーテルを留置している場合は，膀胱洗浄が効果的な場合もある．

J 内分泌系合併症

以下に重篤となりうる内分泌系合併症に関して記す．

1 術後耐糖能の悪化（外科的糖尿病）

■ 原因

糖尿病患者が周術期に受けるストレスは大きく，周術期の合併症の発生頻度や死亡率は，非糖尿病患者に比べて，約50%増加するといわれている．特に糖尿病患者が合併する血管疾患は多く，常に無症候性の冠動脈疾患を考慮する必要がある．しばしば非典型的な症状を伴うこともあり，心筋梗塞は糖尿病患者の周術期死亡の第1位となっている．

■ 予防

術前に糖尿病の慢性合併症，ならびに血糖コントロールの評価を行う必要がある．特に，心血管系疾患や腎疾患など，合併頻度の高い病態の除外診断をしておく．また術前の血糖コントロールに関する評価は，糖尿病患者の場合は必須で，待機手術前までにしっかりと糖尿病のコントロールを行っておく．

■ 治療

すべての糖尿病患者では，術直後より必ず定期的な血糖チェックを行う．血糖値を100〜250mg/dlに保つことが重要で，必要があればスライディングスケールで対応する．

食事療法中の糖尿病患者の場合，絶食期間中のブドウ糖補給（静注）や6時間ごとの血糖チェックを行い，血糖値が異常に上昇する場合には，スライディングスケールでのインスリン投与が必要となる．

経口血糖降下薬を服用中の患者に対しては，しばしば術後にインスリンが必要になる．通常，絶食期間中のブドウ糖補給（静注）や1日4回（食前3回および就寝前）の血糖チェック，インスリンの皮下注療法を必要とする．経口摂取が可能になったら，術前の経口血糖降下薬の服用を再開する．

術前からインスリン療法中の患者に対しては，術後もインスリンが必要である．コントロール不良の糖尿病患者に対しては，必ずインスリンの基礎必要量を投与しなければならない．さもないと，糖尿病性ケトアシドーシスを生じる．一般に術後は最低でも，術前の1日総インスリン量を分割して投与する必要がある．麻酔，手術侵襲，併発症によるストレスは，インスリン必要量を増加させ，特に術後最初の24〜48時間は顕著になる．基礎必要量に加えて，スライディングスケールを用いて付加することが必要である．

手術を必要とする糖尿病性ケトアシドーシス患者に対しては，術前の代謝異常の補正に全力を尽くす必要がある．糖尿病性ケトアシドーシスの治療としては，十分な補液，アシドーシスと電解質の補正，およびインスリ

ン持続静注による血糖値調整が重要である．

　非ケトン性高浸透圧症（昏睡）は，ケトアシドーシスを伴わない，著しい高血糖および脱水を特徴とする．高齢のインスリン非依存型（2型）糖尿病患者で，腎機能障害を有する場合にしばしば生じ，600mg/dlを超える血糖値，および350mOsm/l以上の血清浸透圧を認める．治療は糖尿病性ケトアシドーシスに準ずるが，補液必要量は多めで，治療に要する総インスリン量は少ない．

2 甲状腺クリーゼ

■ 原因
　甲状腺クリーゼは各種重症疾患や外科的ストレスにより，未診断ないし未治療の甲状腺機能亢進症を有する外科患者において，突然発症する可能性のある内科的緊急疾患である．

■ 症状
　頻脈，高血圧，発熱，意識障害などの臨床症状をもとに診断する．周術期において甲状腺クリーゼと鑑別すべき疾患としては，悪性高熱症，未診断の褐色細胞腫，敗血症，振戦せん妄などがある．

■ 治療
　集中治療室での管理が必要で，冷却用毛布を用いたクーリング，アセトアミノフェンの投与，酸素吸入，補液などの支持療法が必要である．抗甲状腺薬の投与も，すぐに開始する必要がある．

3 粘液水腫性昏睡

■ 原因
　粘液水腫性昏睡は死亡率が50％に達する内科的緊急症であり，外科手術や外傷後の甲状腺機能低下症の患者に認められる．

■ 治療
　粘液水腫性昏睡が疑われる場合には，甲状腺ホルモン薬と副腎皮質ホルモン（ヒドロコルチゾン）の定期的な静注を早急に開始する必要がある．治療開始24時間以内に症状の改善がみられる．同時に敗血症のような，患者の状態を悪化させるその他の因子に関しても評価する必要がある．

4 急性副腎不全

■ 原因
　急性副腎不全は，ストレスに対する副腎皮質の反応が不十分なために生じる生命を脅かす病態である．副腎機能不全を有する患者とステロイド薬の長期投与患者の外科手術や外傷後に生じることがあり，しばしば補液や

血管収縮薬などの治療に反応しないことがある．

■ 予防

ステロイド薬を常用する患者の周術期管理においては，ステロイド薬の用量，種類，用法および投与期間について把握しておくことが必要となる．長期間のステロイド補充療法や免疫抑制目的のステロイド療法を受けている患者に対しては，周術期のストレス用量ステロイド（最大でヒドロコルチゾン300 mg/日）が必要となる．

■ 症状・所見

原因不明の血圧低下と頻脈をきたす．血清アルドステロン濃度の低下による低ナトリウム血症や高カリウム血症により診断される．

■ 治療

ヒドロコルチゾンの定期的な投与と等張性の補液を直ちに開始する必要がある．治療効果は急速，かつ劇的に認められる．患者の状態が安定してきたら，ステロイド薬を漸減し，維持量とする．鉱質コルチコイドの補充も同時に行う．

5 低カルシウム血症

■ 原因・症状・所見

甲状腺や上皮小体の手術後に起きる続発性のものが大部分を占め，テタニー症状を主とする神経症状を呈する．

■ 治療

カルシウム製剤とビタミンDの投与が必要となる．

K 感染性合併症

■ 原因

手術後に生じる感染性合併症は，創部と手術操作に関連した手術部位感染症（surgical site infection；SSI）と遠隔臓器系に生じるもの（remote infection；RI）に分かれる．

感染性合併症には，創部感染，呼吸器感染，消化管感染症，腹腔内膿瘍と腹膜炎，尿生殖器感染症，人工補填物に関連した感染症，カテーテルに関連した感染症，筋膜筋肉の感染症，ウイルス感染症，真菌感染症などがある．このなかで前述したものは除き，本項では人工補填物に関連した感染症，カテーテルに関連した感染症，筋膜筋肉の感染症，ウイルス感染症，真菌感染症などを中心に言及する．

手術の種類や創傷汚染の度合い，手術時間，手術の緊急度などの外科的危険因子と，患者の年齢や糖尿病，免疫抑制状態，低栄養，感染症の存在，

慢性疾患の既往などの患者固有の危険因子から，リスクの評価が可能となる．

感染伝播予防のためには，すべての医療スタッフの手洗いを励行する必要がある．

■ 予防

抗生物質の予防的投与は手術部位感染症と遠隔臓器系に生じるものの予防に有用である．

■ 症状・所見

発熱の発症時期を考慮に入れて評価する．術中の発熱は悪性高熱症，輸血反応あるいは既存の感染症などによるものを考える．術後24時間以内の39℃を超える高熱の原因としては，創部感染，誤嚥性肺炎，または既存の感染症が多い．術後72時間以降の発熱は，肺炎，尿路感染症，血栓性静脈炎，創部感染，腹腔内膿瘍，薬物アレルギーなどの可能性がある．

明らかな感染源が認められないにもかかわらず，発熱や白血球増多が新たに出現した場合には，注意深い病歴の聴取と全身の診察を行う．また，血球計算，尿検査，胸部X線検査，臨床所見に応じて血液，痰，尿，創部の細菌培養検査を行って診断を確定する．抗菌薬は臨床的に疑われる感染症を標的にして選択する．

■ 症状・治療

人工補填物に関連した感染症では，発熱や白血球増多，全身の菌血症を認めるが，診断が困難なこともある．治療は，感染を生じた人工物の除去と長期の抗菌薬投与である．

カテーテルに関連した感染症では，発熱や白血球増多，全身の菌血症を認め，腫脹熱を生じることもある．中心静脈カテーテルの感染に関しては，挿入部周囲の発赤と化膿を認めることがある．末梢の静脈ラインが感染を生じた場合に，感染部の周囲に発赤や化膿，もろくなった血栓化静脈あるいはリンパ管炎を認めることがある．カテーテルを速やかに抜去し，カテーテルの先端部を培養に提出し，感受性のある抗菌薬を投与する．

筋膜筋肉の感染症は，著しい術後創部感染，ないしはもともと感染を起こしていた創傷が原因で生じることがある．感染部を覆う出血性囊胞，急速に進行する浮腫，紅斑，疼痛および捻髪音が認められる．放置すると，発熱と頻脈をきたし，最終的にショックとなる．緊急手術によるデブリードマン，ショックの治療，広域スペクトラムの抗菌薬の投与が必要となる．

ウイルス感染症は，免疫機能が正常な患者では，術後合併症として生じることはまれである．

真菌感染症はカンジダが主な原因で，長期の抗菌薬投与後に生じることが多い．細菌による感染源が特定できない遷延性発熱を認める場合には，

通常の細菌に対する培養検査に加えて，真菌に対する血液検査を行う．治療には抗真菌薬が用いられる．

L ショック

術後には，循環血液量減少性ショック，敗血症性ショック，心原性ショック，神経原性ショック，アナフィラキシーショックなどを呈することがある．詳しくは他の項を参照．

M 播種性血管内凝固症候群

■ 原因・予防

播種性血管内凝固症候群（disseminated intravascular coagulation syndrome；DIC）は，敗血症，ショック，悪性腫瘍，白血病，胎盤早期剥離，不適合輸血などが原因となる．重要臓器の微小血管に広範に血栓を生じ，肝，腎，肺などの重要臓器の血流障害による機能不全が起きると同時に，血小板や凝固因子が消費され，線維素溶解現象が亢進し，著しい出血傾向を生じる．進行すると腎不全，黄疸，呼吸不全など多臓器不全となり，死亡率は高い．

■ 所見

血液検査では貧血，血小板，フィブリノゲンの減少，フィブリン・フィブリノゲン分解産物（fibrin/fibrinogen degradation product；FDP）の増加が特徴的である．

■ 治療

感染などの原因に対する治療を強力に行い，できるだけ早期からヘパリン，アンチトロンビンⅢなどの抗凝固薬，たんぱく酵素阻害薬などを用いて，血栓の進行による臓器不全を防止する．著明な凝固障害に対しては新鮮凍結血漿などで凝固因子を補充する．

N 多臓器不全

■ 原因・予防

生命維持に不可欠な機能を営む心臓，肺，肝臓，腎臓，脳などの重要臓器の2つ以上が高度の機能不全となった状態を多臓器不全（multiple organ failure；MOF）とよぶ．副腎，消化管も対象に含まれることが多い．一つの臓器の障害が他の臓器障害の引き金になることも多い．

長時間の手術や大量輸血後に起きる場合もあるが，外科領域ではショッ

ク，重症感染症，播種性血管内凝固症候群に引き続き発生することも多い．
　一度発症すると治療が困難で死亡率が高く，きわめて危険な状態となるので，予防，早期発見，早期治療が重要である．既往に臓器障害があると，その臓器は高率に多臓器不全に組み込まれるので，術前に十分な対処をし，機能の賦活や改善を図る．

■ 治　療

　ショックの場合は，臓器の血流障害をできるだけ早く改善し，十分な酸素を与え，副腎皮質ホルモンやたんぱく酵素阻害薬で組織を保護することが予防につながる．

　感染症が起きた場合は，原因除去に努めるとともに，栄養状態を改善し，適切な抗菌薬投与を行う．また，新鮮凍結血漿やγ-グロブリンで個体の免疫能を高めることで敗血症など重症感染症への移行を防ぐ．検査所見で播種性血管内凝固症候群を疑わせる所見があれば，直ちに播種性血管内凝固症候群に対する治療を開始し，重要臓器の細血管の血栓を防止する．

　腎臓，肺，肝臓などが標的臓器として障害されることが多いので，これらの臓器の機能には十分な注意を払い，その庇護に努める．

4　術後の看護

A　回復室の看護

　回復室（recovery room，図7-2）は，手術直後の患者が麻酔から覚醒し，全身状態が安定して病棟に帰室できるまでの数十分から数時間を集中して管理する場所である．回復室では麻酔科医と連携を取りながら，患者

図7-2 ● 回　復　室

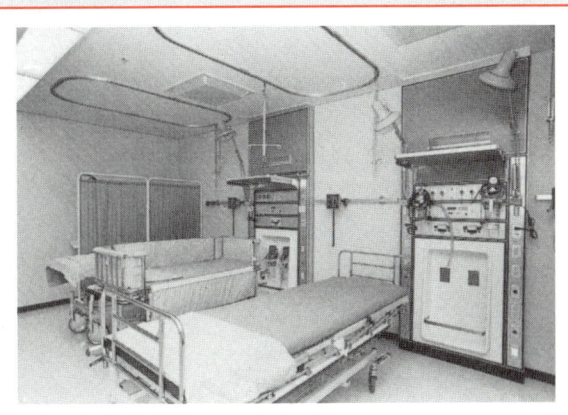

の観察を中心とした看護を行う．

1 | 回復室の構造と設備

1）構　造

(1) 位　置
手術直後，麻酔覚醒から全身状態が安定するまでを管理するため，手術室に付属または隣接しているほうがよい．また，医師との連絡に便利で，静かな環境の保てる場所が望ましい．

(2) 広　さ
手術室の規模や手術件数などによって異なるが，各ベッドの周囲に十分な余裕があり，処置やケアを円滑に行える広さが必要である．

2）設備と備品

(1) ベッド
ベッドは車輪付きで移動かつ固定が可能で，体位の調節が自由にできるものがよい．

(2) パイピングシステム
酸素や吸引など手術室に準じた中央配管がよい．

(3) 電　源
医療機器の使用頻度が高いため，コンセント箇所と許容量は十分に確保されなければならない．

(4) 患者監視装置
心電図や血圧，経皮的酸素飽和度などを常時モニターできるよう，ベッド数分の監視装置が必要である．

(5) その他
緊急時に備え，人工呼吸器，除細動器はいつでも使用できるように点検整備しておく．救急薬品や気管挿管物品などをセットした救急カートを常備することも必要である．

2 | 回復室の看護の目的と役割

1）看護の目標

手術終了後の患者を，手術および麻酔の侵襲から速やかに回復させるように援助することを目標とする．

(1) 手術直後に起こりやすい合併症の早期発見と早期回復を図る
麻酔の時間が長引けば，それだけ全身の機能低下の時間が長く，回復ま

での時間も長引くものである．また，手術直後の患者は，呼吸や循環など全身の機能が不安定な状態にあり，急変することもある．注意深い観察と迅速かつ適切な判断による治療や看護処置が施されなければならない．

(2) 患者の苦痛緩和と不安の軽減を図る

疼痛などの苦痛は呼吸を抑制させ，麻酔からの覚醒を遅延させるだけでなく，肺合併症を引き起こす誘因ともなる．また，苦痛があると患者は身体的な危機的状況にあると感じ，手術は無事に終わったのか，結果はどうだったのかなど不安を増強させる．速やかに苦痛を緩和させる治療や看護処置を行うとともに精神的援助も必要である．

2) 患者管理

(1) 患者入室基準

回復室を使用する患者は，以下のような各施設の入室基準によって麻酔科医がこれを判断し決定する．

①全身麻酔を受けたすべての患者．
②脊椎麻酔または硬膜外麻酔を受けたすべての患者．
③局所麻酔を受けた患者で，症状が不安定で細かい観察と援助を必要とする患者．
④在室時間は退室基準を満たす状態になるまでの時間とする．

(2) 患者退室基準

回復室から病棟に帰室する際は，麻酔科医が以下のことを確認し，帰室の許可を出す．

①呼吸が十分に回復している（深呼吸をさせ，十分な胸郭運動がある）．
②血圧・脈拍が安定している（変動が20以内である）．
③意識が十分に回復している（場所と時間の認識ができる）．
④筋弛緩から十分に回復している（握力が戻り，頸部を挙上できる）．
⑤低体温がみられない．

回復室における患者の回復が正常であれば，その後は病棟での術後管理となる．回復が長引き強力な治療を要すると判断される患者は，ICUにおける術後管理の対象となる．

3) 看護の実際

患者の状態が不安定な時期にあるため，常に注意深く観察し，異常を認めたときには速やかに医師に報告する．処置に備え，患者入室前には必ず機器や備品を点検しておく．また，日頃から急変時に対応できるように技術の習得と訓練に努めることも必要である．

(1) 患者状況の把握

回復室勤務者は，あらかじめ患者の疾患名，予定術式，手術時間，麻酔方法，現病歴，既往歴などの情報を収集しておく．回復室入室後，麻酔記録，手術記録，手術室担当看護師からの申し送りにより，実施術式，麻酔方法，手術時間，出血量，呼吸状態ほか全身状態，麻酔からの覚醒状況，ドレーンの有無などについて把握する．

(2) 看護の実際

①患者入室後，麻酔科医の指示により酸素吸入を行う．吸入方法については経鼻カニューレ，マスクなどの方法があるが，いずれの場合も必要量が正しく維持されることが大切である．患者には深呼吸を促す．

②意識レベル，呼吸状態，バイタルサインなどを観察する．血圧，脈拍は5〜10分ごとに測定し，継続的に酸素飽和度のモニタリングを行う．患者の状態によっては心電図のモニタリングも行う．

③体温を測定し，体温に応じて保温したり冷却したりする．麻酔によって体温調節の失調をきたし，変動しやすい状態となるため，小児や高齢者では特に留意する．

④疼痛や悪心の有無などを確認し，訴えがあれば速やかに医師に報告して処置を行う．

⑤尿量やドレーン（排液管）からの排液，創部からの出血の状態を観察し，異常があれば医師に報告する．

⑥点滴などのカテーテル類やドレーンの固定を確認し，挿入部に異常がないか否かを観察する．

⑦手術が無事に終わったことを伝え，ねぎらいの言葉をかけるなどの精神面への配慮も大切である．患者によっては，手術や診断の結果についての説明を求めることもあるので，その場合は医師に連絡し，説明を依頼する．

(3) 記　録

　バイタルサインやその他の観察結果，実施した処置内容とその反応などを記録する．記録は，速やかに時間的変化に従って記入し，必ずサインを残す．

4）患者観察のポイント

(1) 呼吸器系

　気管チューブの抜管は，手術終了後に自発呼吸の発現と十分な呼吸運動の回復を認めた後に必ず麻酔科医が行う．多くは手術室内で行われる．筋弛緩薬や麻酔薬により呼吸抑制が起こるので手術中の筋弛緩薬，麻酔薬の種類と使用量・使用時間を麻酔記録で確認する．

呼吸数とともに呼吸の深さ，リズム，胸郭の動き，努力呼吸の有無，肺音，経皮的酸素飽和度，チアノーゼの有無，気道内分泌物の有無，舌根沈下の有無などに注意して観察する．

麻酔覚醒期に入ると嘔吐を伴うことがあるので，誤飲予防のため顔を横に向けておく．また，気道内分泌物が多くなるので必ず吸引器を用意しておく．舌根沈下を認めた場合は速やかに気道を確保する．

(2) 循環器系
① 血　　圧

血圧変動の激しい時期は，不安定な状態にあるため，その変化を慎重に観察して医師に報告する．血圧は循環血液量のほか，麻酔薬や疼痛などの影響も受ける．脈拍や呼吸などのバイタルサインと症状とを併せて観察し記録する．急激な血圧低下時は出血が疑われ，ショックを伴いやすいため，速やかに医師に報告して適切な処置を行う．

② 脈　　拍

脈拍は，速度やリズムを観察する．徐脈または頻脈，不整脈などの異常を発見した場合は速やかに医師に報告する．必要時，標準12誘導による心電図検査を行う．

脈拍数の増加は，酸素欠乏の状態と平行するといわれている．血圧が正常な場合でも脈拍の変動が起こることもある．

③ 皮膚，粘膜の状態

皮膚蒼白が高度でチアノーゼを伴うのは，麻酔による機能低下によることもあるが，酸素欠乏の状態としても観察される．さらに皮膚が冷たく湿っているときはショックの危険信号である．バイタルサインとともに，爪や口唇，皮膚のチアノーゼの有無，四肢の冷感，発汗などを観察することが重要である．

④ 輸液，輸血量

輸液や輸血の量および速度は，循環血液量に影響を与えるため，滴下速度は心肺機能の低下や障害の程度に応じて決められた医師の指示どおりに調節し，輸液総量も把握する．また，静脈内留置カテーテルの挿入部に異常がないか否かを観察することも必要である．

輸血を行う場合は，その前後でバイタルサインに変化がないか否かを観察し，副作用の出現にも注意する．

⑤ 尿　　量

循環血液量の減少は尿量の低下をもたらす．手術中からの輸液量や出血量と併せて観察する．膀胱内留置カテーテルから急に尿の流出がみられなくなった場合，カテーテル内の閉塞も疑い，下腹部の緊張の有無を確認する．

膀胱内留置カテーテルを挿入していない場合，下腹部の緊張や尿意の有無を確認する．手術後6～7時間後には尿意を訴えてくるのが一般的である．ただし尿意があっても排尿困難を伴うこともある．自然排尿を促す看護処置を試みてもなお排尿がない場合は，導尿を行う．

⑥ 出　血

手術後，血液や漿液が外に排泄できずに内部にたまりやすいとか，排泄量の多い場合には腹腔内や皮下などにドレーンが挿入され，導管として留置排液を行うことが多い．ドレーンからの排液量，性状を観察し，記録する．急激な排液量の増加は術後出血を疑い，速やかに医師に報告するとともに血圧低下に留意する．

閉鎖創の場合，創からの出血や漿液の排泄は多くはないが，血圧が上昇してくると思わぬときに出血を認めることがあるので，創部の観察は慎重でなければならない．また，皮下に出血が貯留することもあるので，手術創の上面だけでなく，創周囲の腫脹の有無も観察する．特に頸部の手術では，出血の貯留により気道が圧迫されるので注意深い観察が必要である．

(3) 意識および反応

名前を呼んでその応答の有無，瞳孔や睫毛反射，開口や開眼の反応，掌握などの指示に応じるか否かなど，何らかの刺激を加えることで意識回復の程度を観察する．

脳外科手術の場合，麻酔からの覚醒はもちろん，意識の回復が問題となる．意識回復までの経過観察は細かく行う必要がある．

(4) 体　温

麻酔による体温調節の失調から，変動しやすい状態にあるため，定期的に測定して記録する．手術中の体温低下は手術後にシバリング*を発生させることがある．シバリングを発生した場合は，積極的に保温，加温を行う．

> シバリング：自律性遠心性体温調節反応の一つで，骨格筋の不随意な収縮により熱を産生し，体温を上昇させようとする生体反応．シバリングは酸素消費量を増加させ，低酸素症を引き起こす原因ともなる．

(5) 疼　痛

手術後は麻酔覚醒と同時に疼痛を訴え始める．疼痛を我慢させ長引かせることは，呼吸を抑制させ，筋肉・神経を緊張させて順調な機能回復を妨げるので，できるだけ早く緩和しなければならない．

痛みのある場合には，程度，部位，痛みの種類とともに血圧の上昇や頻脈，呼吸抑制などの随伴症状の有無を観察して医師に報告し，指示を受ける．

疼痛の緩和には，鎮痛薬の使用だけでなく，体位調整などの看護処置や不安を取り除くような言葉かけも重要である．

(6) その他
① 皮　膚

手術中の体位や消毒薬，電気メスによる皮膚障害（発赤，びらんなど）の有無を観察する．異常を認めた場合は医師に報告し，指示を受ける．

また，体位による神経障害（痺れ，麻痺など）の有無についても確認する．

② ドレーン管理

胸腔ドレーン：開胸手術の場合は必ず挿入される．挿入部および接続部の固定を必ず確認し，呼吸性移動，エアリークの有無について注意深く観察する．排液量・性状を観察し，量が多い場合は医師に報告する．

胃管チューブ：消化管手術，または胃腸障害の大きい手術の場合に挿入される．チューブは自然流出や持続吸引として留置・固定する．排液量・性状・吸引状態を観察する．

B ICU・CCU の看護

ICUとは intensive care unit の頭文字をとった略称で，一般的に**集中治療室**とよばれる病棟である．疾患を問わず，急性期の集中治療を必要とする患者を収容し，治療・看護することで，早期回復を図ることを目的とした病棟である．

一方，CCUとは coronary care unit の頭文字をとった略称で，主に**心疾患**の急性期および重症例を収容する病棟である．

特定集中治療室管理料の算定対象となるためには，どちらも厚生労働大臣の定める設置基準があり，設備や医師および看護師の配置数が決められている．そのため，各施設により，入室基準など運営は若干異なる．

一般的にICUに収容が適応となる患者は以下のとおりである．

①心肺蘇生後
②急性呼吸不全
　成人呼吸窮迫症候群（adult respiratory distress syndrome；ARDS）
　乳児呼吸窮迫症候群（infantile respiratory distress syndrome；IRDS）
③急性心不全（急性心筋梗塞，重症不整脈など）
④ショック（出血性，エンドトキシン，薬物中毒）
⑤重篤な代謝障害（腎不全，肝不全，糖尿病）
⑥重度外傷（熱傷，多発損傷，胸部外傷，頭部外傷）
⑦侵襲の大きな手術後（開心術後，開頭術後，開胸術後）

1 ICU 看護の目的

ICUに収容される患者は，循環，呼吸，代謝など生命を維持するうえで必要不可欠な機能が，疾患あるいは外科的手術などで一時的に低下してお

り，危機的状況にある．ICUでは，危機的状況から脱するまでの観察・管理を行い，一般病棟での生活が可能となるよう回復への援助をする．

2 ICUにおける看護

ICUは，急性期の重症患者を収容することを目的としている．そのため，常時種々のME（medical engineering　医用工学）機器により，患者の全身状態を観察している．看護師は，それらの機器の監視・管理を行い，機器が示す値を観察し，治療や看護に生かしていく必要がある．どちらかといえば，疾患や病状など医療問題への対応を前面に考えがちであるが，看護師は常に患者の状況の変化を予測し，医師や技師，医療ソーシャルワーカー（medical social worker；MSW）ら各専門職とチーム医療を行っていく．

患者の身体的・心理的問題への援助とともに，患者を取り巻く家族への援助も重要となる．危機的状況におかれた家族は，心理的にも体力的，経済的にも負担が大きい．患者へケアを提供すると同時に，家族とのコミュニケーションを密にして，患者の早期回復への協力を求めていく．ICU入室と同時に，患者のゴールを見据えたかかわりが必要となる．ICUでは，昼夜の区別なく24時間高度な治療・看護が必要となる．

ここでは，前述したICU適応患者のうち，外科手術後の患者の看護について述べる．

1）全身状態の管理

(1) 循　環

ICUでは，手術の侵襲による血液・体液の喪失で不安定な循環動態を，早期に回復させることが目的となる．

手術室からの申し送りで，術中の出血量および尿量など体液の喪失がどの程度あったか，また輸血および輸液量を把握する．血圧および脈拍数の変化や，麻酔からの覚醒状況も把握しておく．

ICU入室後は，モニタリングで心拍数の観察を行うとともに，血圧の観察を行う．観血的動脈圧測定が可能であればモニタリングで，そうでなければ間欠的に血圧の測定を行う．帰室後2時間は循環動態が安定しないため，少なくとも帰室後1時間は15分ごとに，2時間までは30分ごとにバイタルサインを測定する．各種ドレーン類などからの体液の喪失や尿量の変化も併せて観察し，循環血液量が急激に低下あるいは増加しないように，注意深く観察していく必要がある．

そのため，ICUで使用する記録用紙は，血圧，脈拍数（心拍数），体温，酸素飽和度などのバイタルサインと，輸液量や尿量，ドレーンよりの排液

量（出血量）などが一目でわかるものを使用する．時間ごとの水分バランスと出血量の総量が把握できるので，輸液や輸血の必要性を検討することが可能となる．尿量の変化で，利尿薬を検討し，必要な輸液量を計算する．記録用紙に書かれた情報は，治療を進めるうえでの材料となる．

　血圧が低下してきたときは，創部からの出血を疑う．加えて心拍数の増加があれば，循環血液量の減少が疑われるため，ドレーンからの出血が増加していないか，出血性ショックを疑わせる皮膚の冷感や冷や汗，悪心などの症状がないか，観察を行う．状態を速やかに医師に報告し，指示を受ける．

　一方，血圧が急激に上昇した場合は，痛みの増強が考えられる．麻酔からの覚醒に伴い，手術創や各種チューブ類の挿入部の痛みを自覚する．術後の早期回復を図るためにも，適切な疼痛管理が必要となる．

　循環動態が不安定，あるいは心機能が低下している場合には，必要に応じて中心静脈圧の測定やスワン−ガンツ・カテーテルを挿入して肺動脈圧（pulmonary arterial pressure；PAP）の測定を行うこともある．それらの時系列データを把握し，状況の変化を医師に報告していく必要がある．手術直後の循環動態の観察は，すなわちintake outputの管理でもある．図7−3に手術侵襲による神経・内分泌系反応を示す．

〈サードスペース〉

　手術時の操作により，「血管壁の破壊」や「血管の透過性の亢進」で，水分やナトリウムが「細胞・組織間隙」へ移動して形成されたむくみが，サードスペース（third space）である．サードスペースに貯留した体液は，身体の中にあるにもかかわらず，血管内に存在しないため，循環血液量としては考えることはできない．手術侵襲が大きければ大きいほど，サードスペースに貯留する体液量は増加するので，その分を予測した輸液量が必要となる．術後翌日から数日間，体重が大幅に増加するのは，上記のような理由による．

　サードスペースに貯留した体液は，術後2～3日目頃には，リンパ系を介して血管系に戻り，尿として排泄される．この時期に尿量が増加しないと，一過性に心不全や肺水腫を合併する危険性があり，カテコールアミンや利尿薬を投与して，除水を図る必要がある．

(2) 呼　　吸

　手術後は，開胸や開腹など手術部位の侵襲に伴い，肺合併症を併発する因子が数多く発生する．そのため麻酔より覚醒したら速やかに呼吸機能の回復を図る援助を行う．

　除痛を行い，深呼吸により喀痰の排出を促し，薬物の投与を行い，喀痰

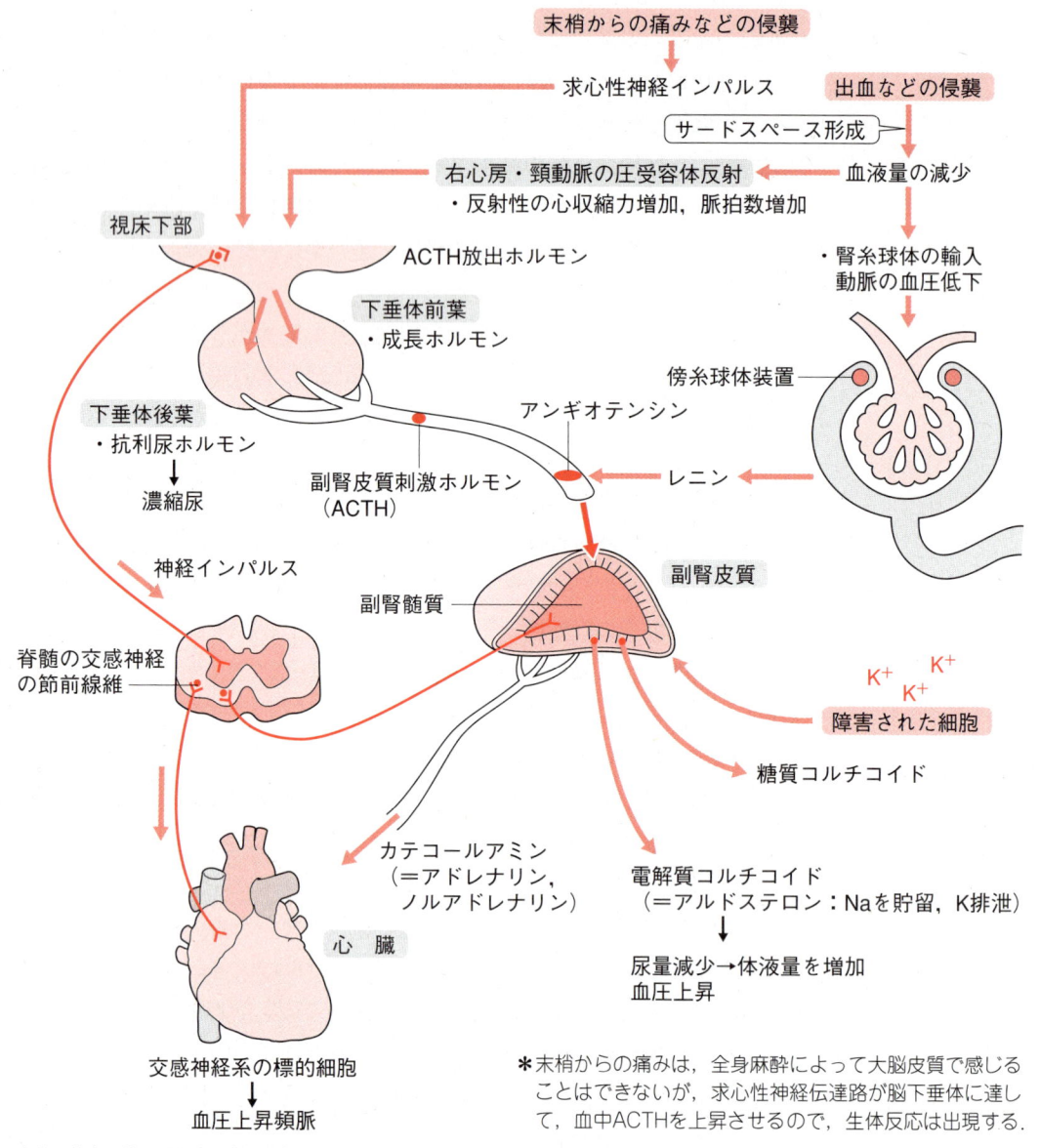

図7-3 ●手術侵襲による神経・内分泌系反応

末梢からの痛みなどの侵襲
求心性神経インパルス
出血などの侵襲
サードスペース形成
右心房・頸動脈の圧受容体反射
・反射性の心収縮力増加，脈拍数増加
血液量の減少

視床下部
ACTH放出ホルモン
・腎糸球体の輸入動脈の血圧低下

下垂体前葉
・成長ホルモン

傍糸球体装置

下垂体後葉
・抗利尿ホルモン
→濃縮尿

アンギオテンシン
副腎皮質刺激ホルモン（ACTH）
レニン

神経インパルス

脊髄の交感神経の節前線維

副腎髄質　副腎皮質

K^+　K^+　K^+
障害された細胞

糖質コルチコイド

カテコールアミン
（＝アドレナリン，ノルアドレナリン）

電解質コルチコイド
（＝アルドステロン：Naを貯留，K排泄）

尿量減少→体液量を増加
血圧上昇

心臓

交感神経系の標的細胞
↓
血圧上昇頻脈

＊末梢からの痛みは，全身麻酔によって大脳皮質で感じることはできないが，求心性神経伝達路が脳下垂体に達して，血中ACTHを上昇させるので，生体反応は出現する．

出典／竹内登美子編著：周手術期看護2；術中／術後の生体反応と急性期看護，医歯薬出版，2000，p.63.

の除去を容易にできるよう援助する．特に，食道や心臓，大血管など胸部の手術後は，呼吸機能が一時的に低下する．そのため，体位ドレナージやレスピフローなどの器具を使用した呼吸訓練で有効な喀痰の除去がなされるよう，看護師はかかわっていかなければならない．

① 換気障害

麻酔薬や鎮静薬，鎮痛薬による呼吸中枢の抑制により，1回換気量の低

下がみられる．モニタリングで酸素飽和度の値を観察しながら，呼吸回数，呼吸の深さや胸郭の動きを注意深く観察する．体位の調整や，気管吸引などで改善しない場合は，一時的な気管挿管が必要となる．麻酔薬や筋弛緩薬の影響が残存している場合は，早急に気管挿管を行い，換気の補助が必要となる．

② 無気肺

開腹術後，開胸術後では，無気肺が発症しやすい．特に上腹部手術では，下腹部手術に比べて2倍の発生率を示す．発生時期は術後48時間以内が多い．痰の貯留などによる末梢の気管支の閉塞，胸水の貯留などにより，肺胞の虚脱が生じる．痰の自己喀出が困難な場合は，ファイバースコープでの吸引が必要となる．胸水の増大は，胸腔ドレーンが有効に働いていないことが考えられる．体位の工夫や持続吸引，あるいは新たなドレーンの挿入の必要がないか，観察していく．

③ 肺水腫

手術3～4日後にかけて，血中の酸素飽和度が低下する時期がある．胸部X線写真上に透過性の減少がみられる．手術直後は腹部など血管外にとられていた体液が血管内に戻ってくることで生じる体液量の過剰の状態である．同時に利尿期に入れば，その状態から脱することができるため，尿量の変化や痰の性状や量を観察し，呼吸不全に陥らないように注意する必要がある．自力での喀痰の除去が困難であれば，吸引の使用や一時的な人工呼吸器の装着が必要となる．

(3) 除　痛

一般的に，術中に使用した硬膜外麻酔用ラインを術後にも使用して，鎮痛薬を投与し創痛を緩和させる．持続注入を行うことで，循環動態への影響を最低限に抑え，痛みの増強を予防することができる．

術後の疼痛は積極的に鎮痛薬を使用し，早期離床を図ったほうが術後の合併症が予防できるという考え方に変化している．手術前に，患者に痛みを我慢しないように説明を行い，痛みを感じて動くことに恐怖を覚えないように援助することが重要となる．硬膜外持続注入で創痛が緩和できない場合には，静脈内点滴で鎮痛薬を投与する．坐薬が有効な場合もあり，個々の患者の痛みの程度と効果的な除痛の方法を把握することが重要である．

2) 活動と休息への援助

ICUは，24時間明るい病棟である．モニターなどのアラーム音が時間を問わず鳴り続け，構造上ほとんどの病棟がオープンスペースであるため，音や光が筒抜けである．そのため，患者は昼夜の区別なく，リズムが崩れがちである．手術前の緊張がとれる一方で，各種点滴やからだに挿入され

たドレーンやチューブ類のため自由にからだを動かすこともままならず，熟睡することができない．日中に眠ってしまうことも多く，活動が低下することで余計夜間に眠れないという悪循環が生じてしまう．

そのため，可能な限り夜間は病室を暗くして，静かな環境に心がける．日中は適度に活動し，ベッドから離れることができるよう，患者のやる気を引き出す必要がある．夜間は入眠しやすいように，必要とあれば少量の安定剤など薬物の使用も検討する．ただし，年齢や呼吸状態によっては，薬物の使用がかえって混乱を増強することがある．

前述した痛みの除去は最低限の条件であり，そのうえで環境を整えることが早期離床を促し，せん妄やICU症候群の予防にもなる．

〈ICU症候群〉

ICUでは，患者は各種機器に囲まれ，無機質な病室の壁や，常に明るく，医療者が行き交う環境などにより，特有の精神症状を示す場合がある．身体的に，呼吸不全で低酸素や二酸化炭素の貯留などの原因があり，解決できる場合を除き，ICUという環境自体が原因となっている場合もある．そういった精神症状を，ICU症候群とよぶ．

主な原因として，まずは，身体的な危機状況があげられる．大きな手術後で，患者は極度の緊張状態におかれている．加えて，病室の変更や機器類の音，病室の明るさなど環境の変化がある．前日までは，歩行でトイレに行けた状態から，寝返りもままならない状態への変化が理解できない場合もある．種々の要因が加わり，夜間の不眠が生じる．そうすると，日中の傾眠，夜間の不眠が続き，怒りや被害妄想，活動性の低下などの抑うつ状態などが出現する．たいてい，ICU入室後2〜3日目からみられる．からだに入っているチューブ類を抜こうとする行動がみられ，看護師や医師を攻撃して近づけない場合もある．

このような状態に陥る前に，精神状態の変化を把握し，予防しなければならない．家族の面会を増やしてもらい，患者が安心できる環境をつくり，なるべくチューブ類を見えない場所に整理して身体的重症感を抱かないように配慮する．テレビやラジオなどで気分転換を図るなど，患者に合わせた対応策を検討することが重要である．

一度，精神症状が出現すると，対応のみで改善させることは困難である．躊躇せず薬剤を使用し，興奮状態を落ち着かせる．チューブ類の抜去は，その行為が非常に危険であるため，看護師は付きっきりになっても防御しなければならない．

環境を変えることが有効であると判断し，身体的に問題がなければ，早期に一般病室への移動を検討する．

通常，患者は，ICUでこういった精神症状が出現しても，その間の記憶がないことが一般的である．看護師にとっては，暴言を吐かれたり，時に暴力をふるわれたりすることがあるが，病状や環境が影響していることであるので，根気強い対応が必要となる．

C 病棟における看護

1 病棟における術後の看護の目的

ICUで手術直後を過ごし，循環動態や呼吸状態が安定し，一般病棟での生活が可能となると，移動となる．

病棟では，ICUでの看護を継続していくとともに，退院を見据えた援助が必要となる．

一方で手術部位や年齢および心機能や肺機能に問題がない場合，手術室より直接一般病室に帰室する場合もある．次に，その場合の観察点を述べる．

2 病棟における術後の看護

1）手術直後の看護

手術後の回復で，麻酔からの覚醒を確認してから帰室となるが，患者はまだ，うとうととした状態である．呼びかけに返事ができるか，指示動作に従えるか，確認を続ける．しっかり目が覚めて，深呼吸ができ，咳をさせたときに，自分で痰が出せることを確認する．反応が悪く，痰が自分で出せないときは，口腔内より吸引が必要となる．気道の確保を行い，呼吸数，呼吸の深さ，酸素飽和度を注意深く観察する．意識の改善がみられないときは，医師に報告し，指示を仰ぐ．

麻酔からの覚醒が完全に確認できるまで，鎮痛薬の使用は控える．

(1) 循　環

手術中は低体温に保っていることもあり，麻酔の覚醒とともに患者は悪寒を自覚する．体温が上昇してくるのに伴い全身の血管が拡張するため，血圧は低下する．電気毛布などで保温に努めるとともに，帰室後1時間は15分ごとに，体温・血圧・脈拍・呼吸数を観察する．

排尿は，手術室で挿入した膀胱留置カテーテルがそのまま入った状態で病棟に帰室する．手術中の輸液量にもよるが，血圧が上昇するのに伴って尿量も増加する．帰室後，まったく尿が出ない状況は，腎機能の急激な悪化や出血，輸液の不足など血管内の脱水が疑われるため，医師に報告する．

血圧が急激に上昇し，脈拍・呼吸数の増加がみられ，患者の落ち着きがなくなった場合，手術創の痛みを自覚し始めたか，あるいはからだのどこかに不快を感じる部分があると考え，全身をくまなく観察する．時に，膀胱留置カテーテルの違和感を訴えたり，テープ類のかゆみを訴えたりするので，安易に鎮痛薬を使用しないで，患者の訴えに耳を傾けることである．

(2) 呼　　吸

麻酔からの覚醒が完全に確認できたら，うがいを促し，口腔内の加湿をこまめに行う．バイタルサインを測定するときに，深呼吸を促し，痰の喀出を援助する．胸部全体の聴診・触診を行い，痰の貯留の有無を確認する．自力での体位変換が行えない場合は，2時間ごとに体位変換を行い，背部への痰の貯留を予防する．手術の部位にもよるが，帰室してからの体位は，仰臥位よりも，ベッドの頭側を10°程度挙上した体位のほうが，横隔膜が下がり呼吸が楽にできる．

通常麻酔科医より，帰室後の酸素投与の指示が出される．確実に酸素が投与されるよう観察を行うとともに，酸素飽和度を測定する．指示の酸素量を吸入していても，酸素飽和度が低下する場合は，痰の貯留や舌根沈下など気道の閉塞がないか否かを観察し，医師に報告する．

(3) 手術創・ドレーン類の観察

病室に帰室後，速やかに全身の観察を行う．ガーゼの汚染の有無，出血の増加がないか，ドレーンの数と挿入部，輸液ライン・硬膜外麻酔ラインの挿入部などを確認しておく．

ガーゼが出血などで汚染されている場合は，マーキングして拡大がないか観察する．医師に報告し，ガーゼを交換するか，ほかの部分への汚染を防ぐため，当て綿などを追加する．ドレーンの周囲からの出血や滲出の有無も観察する．ドレーンの挿入されている長さを確認し，確実にドレナージされているか流出量を観察する．血液の混入が多いとドレーンの内部で凝血塊を形成し閉塞の原因となるため，こまめに管をしごく必要がある．

(4) 除　　痛

ICU看護の項でも述べたように，**疼痛コントロールは早期離床**を促すための必須項目である．痛みは必ず存在し，かつ患者の主観であるので，患者の訴えをよく聞き，血圧や脈拍，表情など客観的な情報と併せて，鎮痛薬の使用を判断する．我慢をさせることでのメリットは何もない．体位変換などのケアや，処置に合わせて，患者が痛みによる恐怖心を感じないように援助していく必要がある．

2) 術後の病棟における看護

手術後1週間は，種々の合併症の出現が予測される時期である．手術創

や痛みなど，全身状態を注意深く観察していくとともに，自立への援助も必要となってくる．

　食事の開始時期は，手術部位により異なるが，消化管の手術以外は基本的に翌日より開始される．早期に消化管の活動を促したほうが合併症を予防でき，かつ輸液に比べてバランスの取れた栄養が摂取できるため，創の回復にも有効であるとの考え方に変化してきている．排ガスが確認でき，吐き気などがないことが前提であるが，食事の時間でリズムもでき，せん妄の予防となる．輸液が最小限になることで，拘束感の軽減にもつながる．

(1) 日常生活への援助

　術後は，発汗も多く各種チューブやドレーンの固定のため，皮膚の汚染が多い．清潔を保つために清拭を行うと同時に，全身を観察する．各種チューブやドレーンが抜け，シャワーや入浴が可能となるまで，保清の援助を行っていく．

　ひげそりや整髪，洗面などのケアは，リハビリテーションとなるので，危険がないように見守りながら，自分で行ってもらう．口腔内の清潔は，気道の浄化を促すためにも重要であるので，モーニングケア，イブニングケアは，うがいのみでも行ってもらう．食事が開始されなくても，口腔内は痰の貯留がみられたり，舌苔がついたりと不潔になりやすい．歯磨きが不可能であれば，ぬるま湯や水歯磨きを薄めたもの，含嗽剤などで，口腔内の清潔を保つよう援助する．

(2) 退院指導

　この時期は，術後の合併症の出現を予防しながら，退院後の生活について指導を開始する．

　一般病室に戻ると，洗面やトイレなど必然的に自分で動くようになる．**早期離床**を図ることで，無気肺などの呼吸器合併症やイレウスなどの消化器合併症の予防ができる．しかし，創の回復の遅延や，縫合不全などの合併症が出現しやすい時期でもある．それまで軽減してきた痛みの増強，創の発赤や圧痛の出現は，医師に報告する．

　退院後の生活については，家族も交えて話を進めていく．いつから職場への社会復帰が可能であるか，どのような症状の出現は受診の必要があるか，緊急時の受診の方法などを伝える．必要があれば，栄養指導のセッティングやソーシャルワーカーの介入も検討する．

(3) 継続看護

　各種チューブやカテーテルを挿入したまま退院となる場合がある．このような場合，自宅での管理の方法を指導するとともに，外来部門や訪問看護との連携が必要となる．使用している医療器具の種類・サイズ，主治医，病棟での指導の内容などを要約にして引き継ぎを行う．トラブル発生

時の対応は，必ず確認しておく．

　医療技術の進歩に伴い，内視鏡下の手術や侵襲の少ない治療が増えてきている．入院期間も短縮され，手術後1週間以内での退院も珍しくなくなっている．手術後の回復も早く，元気に退院していく姿は，医療者にとっても励みとなる．そのためには，やはり手術直後のケアが重要である．いかに合併症を起こさず，早期に手術前の生活に戻すかがポイントとなる．高齢の患者に対しての手術も多くなっており，術前の体力の保持，早期のADL（日常生活動作）回復が，QOL（クオリティ・オブ・ライフ）への援助となる．

《参考文献》
・3学会合同呼吸療法認定士認定委員会：3学会合同呼吸療法認定士認定講習会テキスト，改訂版，2005.
・竹内登美子編著：周手術期看護2；術中／術後の生体反応と急性期看護，医歯薬出版，2000.

第8章
ペインクリニックの臨床

1 ペインクリニックの実際

　痛みには**有用な痛み**と**無用な痛み**とがある．有用な痛みとは，身体の状態，身体外の状況を知るためのシステムの一部で，生体の防御系として重要な働きをしている．無用な痛みとは，手術後の痛みに代表されるように，不快感，機能障害をもたらし，治療にも悪影響を及ぼすものである．また，癌性疼痛や帯状疱疹後の疼痛などでは，痛みそのものが生体にとって多大な侵襲となる．「ペインクリニック」は，この無用の痛みを取り除く専門の診療科で，**薬物療法**や**神経ブロック療法**，**レーザー治療**，**漢方療法**などで疼痛を取り除く治療を行っている．また，対象は痛みだけではなく，主として**血行改善**を目的とした治療も行っている．

A いろいろな痛みのメカニズム

　疼痛を発生源によって分類すると，**侵害受容性疼痛**（身体の何らかの傷害による疼痛；傷害が改善されれば疼痛も軽減する），**神経因性疼痛**（神経自体の障害による疼痛で，侵害刺激なしで疼痛が発生するのが特徴；通常の鎮痛薬が有効でなく，難治性のことが多い），**心因性疼痛**（精神的アプローチが必要になる）の3つに分けられる．また，**急性痛**，**慢性痛**という分類もできる．慢性痛はそれ自体が疾患であり，もともとの病態像が取り除かれたにもかかわらず痛みが遷延する．臨床の患者では，複数のメカニズムが合わさって痛みが生じるため単純に分類できないことが多い．

　病気や外傷などによって身体の一部が傷害を受けると，そこに**発痛物質**が産生され，痛みを起こす．アスピリンなどの**非ステロイド性抗炎症鎮痛薬**は，この発痛物質の一種プロスタグランジンの生合成を抑制することにより，末梢受容レベルでの鎮痛作用を示す．さらに痛みは脊髄から脳へと伝えられていく．モルヒネなどの**麻薬性鎮痛薬**は，この痛みの伝達経路を抑制して鎮痛作用を発揮する（図8-1）．

B ペインクリニックで扱う主な疾患

1）帯状疱疹，帯状疱疹後神経痛

　帯状疱疹は，**水痘ウイルス**が知覚神経の中に潜んでいて，からだの抵抗力が落ちているときに発症する．帯状疱疹にかかると痛みと水疱が現れる．

図 8-1 ● 痛みの伝達と鎮痛薬

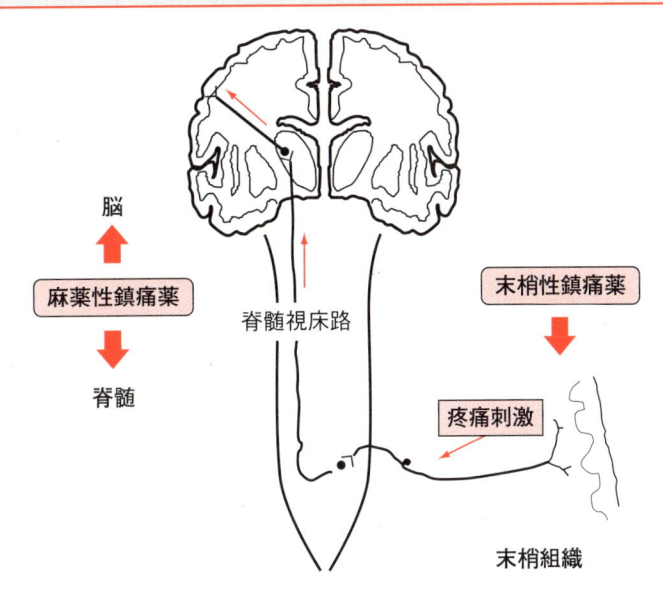

末梢からの疼痛刺激は，脊髄を経由して，さらに上位の中枢へ伝えられる．

皮膚の症状が消えた後にも痛みが残る場合があり，これが帯状疱疹後神経痛である．

2）特発性三叉神経痛

顔面の知覚神経である三叉神経に痛みが起こる．原因ははっきりしないが，三叉神経が脳から出たばかりのところの圧迫などによることもある．痛みは非常に強く，突発的であることが特徴である．

3）反射性交感神経性萎縮症

外傷などをきっかけにして，慢性的な痛みや自律神経症状が持続し，運動制限や関節の拘縮を起こす．

4）筋筋膜性疼痛症候群（肩こり，腰の痛み）

ペインクリニックを訪れる患者のなかによくみられる病態であり，特徴的な圧痛部位を**トリガーポイント**とよび，筋肉の痛みやこりの原因と考えられている．

5）顔面神経麻痺

通常片側性で，ペインクリニックの対象となるのは，原因がわからない特発性の麻痺（**ベル麻痺**）と帯状疱疹ウイルスによる**ラムゼイ・ハント症**

候群が多い．

6）突発性難聴

様々な病因による内耳障害により，突然一方の耳が高度の難聴に陥る．通常，時間がたてば回復するが，治療を要することもある．

7）多汗症

局部的に（手のひら，足の裏，腋下など）異常に汗をかくもので，精神的な要因も大きいとされる．

8）癌性疼痛

後述する．

C ペインクリニックにおける薬物療法

鎮痛薬などによる**薬物療法**は，局所麻酔薬などを神経あるいは神経節に注射する**神経ブロック療法**（後述）と並んでペインクリニックの2本の柱である．鎮痛薬と一緒に抗不安薬や睡眠薬が補助薬として使われることもよくある．補助薬として使うだけでなく，帯状疱疹後神経痛には抗うつ薬そのものが痛みに効果がある．三叉神経痛には抗てんかん薬が有効である．抗不整脈薬が有効な痛みもある．血管拡張薬や血行をよくする薬も痛みに有効なことがある．漢方薬もしばしば使われる．このように，ペインクリニックでは本来の薬の使い方と異なった使い方をすることも多いのが特徴である．

D 神経ブロック療法

神経ブロックとよばれる注射によって，痛みを軽減したり，血行をよくして神経の回復を早めることを期待するものである．

腕や首から上の痛みには**星状神経節ブロック**，胸，腰，脚などには**硬膜外ブロック**が主に行われ，痛む場所に直接注射する局所注入（トリガーポイント注射）やレーザー光線照射なども行われる．

1）星状神経節ブロック

一番頻繁に施行されているブロックである．星状神経節は頸椎の左右にある星の形に似た交感神経節である．この交感神経は頭部，顔面，頸部，胸部，肩，腕，手などを幅広く支配しているため，これらの部位への交感

神経を介した作用が抑えられ，血行をよくする効果がある．注射をした側の眼も充血し，眼瞼が下垂する．

2）硬膜外ブロック

鎮痛と交感神経の遮断を目的とする．

3）局所注入（トリガーポイント注射）

痛む点に痛み止めを注射すると，関連している部分の痛みまで消えていくことがある．

4）レーザー光線照射

細胞を活性化して，鎮痛効果を現すとされる．

5）特殊ブロック

腰部交感神経節ブロック，神経破壊薬を用いたブロックなど．

6）ドラッグ・チャレンジ・テスト

治療に抵抗する痛みに対して，より的確な薬を用いて痛みの治療にあたることが可能になる場合がある．

E 癌性疼痛（緩和医療）

1 痛みの評価

痛みの治療においては，その治療効果を判断し，薬剤の増量や変更・追加を行う必要がある．痛みの度合いを測定する方法としては，患者の言葉で痛みを表現するVRS（verbal rating score）や，痛みを0から10までの段階で，どの程度の痛みかを線上で示すVAS（visual analogue scale）や，患者の表情で痛みを評価するフェース・スケール（face scale）が用いられる（図8-2）．

2 疼痛の原因

以下に疼痛の原因を示す．
①癌自体が原因となる痛み（転移，浸潤，閉塞など）：全体の70〜80％
②癌治療に起因する痛み（手術後，化学療法後，放射線治療後など）
③全身衰弱に関連する痛み（褥瘡，便秘，口内炎など）
④合併症による痛み（筋肉痛，骨関節炎，帯状疱疹，帯状疱疹後神経痛

図 8-2 ● 痛みの評価

VRS
0：まったく痛みがない
1：わずかに痛みを感じる
2：耐えられる程度の痛みがある
3：耐えられない痛みがある

VAS

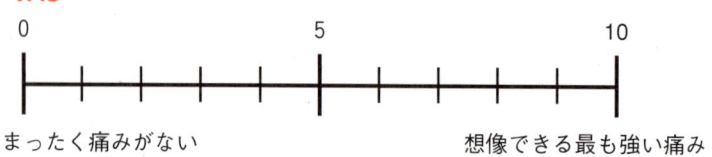

0　　　　　　　　5　　　　　　　　10
まったく痛みがない　　　　　　想像できる最も強い痛み

フェース・スケール

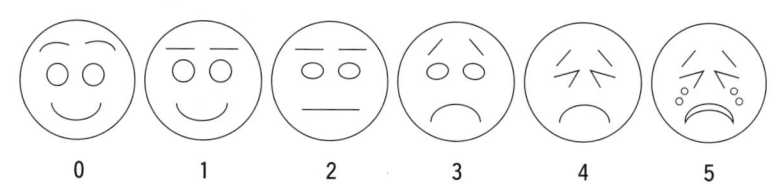

0　　1　　2　　3　　4　　5

0：まったく痛みがない
1：ちょっとだけ痛い
2：それよりも少し痛い
3：もっと痛い
4：かなり痛い
5：想像できる最も強い痛み

など）

3 疼痛緩和治療の基本

1）鎮痛薬使用の原則

以下に鎮痛薬使用の原則を示す．
①なるべく簡便な経路で投与する．
②原則として，経口・直腸内・注射の順で選択する．
③少量から投与を開始し，患者個々の痛みの消失に必要な量を選択する．
④鎮痛効果が切れる1時間前に次回分を規則正しく投与し，屯用指示はしない．
⑤薬の効果が不十分なときには，次に強い効果の薬に切り換える．
⑥2つの弱オピオイド鎮痛薬の併用や強オピオイドと弱オピオイドの併用は誤った使用法である．
⑦モルヒネの使用は予測される生存期間の長さではなく，痛みの強さで

決める．
⑧適応があれば，鎮痛補助薬を併用する．
⑨鎮痛薬の副作用の防止は確実に行う．
⑩効果と副作用については事前に説明しておく．

2）鎮痛薬の選択順序（WHO 方式 3 段階治療法）

痛みがあれば直ちに鎮痛薬を投与し，痛みがなくなるまで薬を段階的に選択する．
①第 1 段階：非オピオイド鎮痛薬（アスピリンなど）
②第 2 段階：弱オピオイド鎮痛薬（リン酸コデイン散など）
③第 3 段階：強オピオイド鎮痛薬（モルヒネ，フェンタニルなど）

2 ペインクリニックにおける看護

ペインクリニックは，「神経ブロックを中心として痛みの治療を行う診療部門[1]」である．各種ブロックを中心としているが，そのほか薬物療法や理学療法なども併用される．また，痛みだけではなく，顔面神経麻痺，顔面痙攣，多汗症，突発性難聴なども神経ブロックの適応となる．

ペインクリニックを受診する患者は，痛みにより食事（栄養），睡眠，排泄，活動など日常生活において様々な影響が出ている場合が多い．また痛みによって不安も強い．したがって，医療における各分野の専門職種が相互に連携を取り合って，患者を中心とした「チーム医療」を実践していくことが大切になる．患者と共に目標を共有し，希望を失わせないようにケアしていくことが重要である．

看護師は，患者の日常生活に焦点を絞り最も密接に継続的にかかわっており，特に入院患者については，24 時間接している．患者は痛みや治療に対し様々な反応を示す．患者の反応をよく観察・アセスメントし，特に痛みに関しては共感・理解する姿勢で患者とかかわることで，良好な人間関係を築いていくことができる．看護師が痛みを理解し，治療に対する十分な知識をもって，患者のケアや患者・家族教育を行うことが重要である．

また，患者がもてる力を十分に発揮できるように，よきサポーターとして看護していくことが望まれる．ここでは主に「神経ブロックを受ける患者の看護」と「痛みのある患者の看護」について述べる．

1）和田攻，他総編集：看護大事典，医学書院，2002．

A 神経ブロックを受ける患者の看護

1）神経ブロックとは

　神経ブロックとは，神経に薬剤を作用させて刺激伝導を遮断することである．対象となる神経は，脳神経の一部，脊髄神経，交感神経節である[2]．

2）神経ブロックにより痛みが軽減する理由

　神経ブロックにより痛みが軽減する理由としては，
　①神経を麻痺させて痛覚の伝達を遮断する．
　②交感神経節や交感神経線維を遮断することで末梢血管を拡張させ，循環を改善する．
　③持続的な痛みが反射的に脊髄の細胞の興奮を誘発するために起こる痛みの悪循環を遮断する．
　④筋・血管の収縮による痛みを改善する．
などが考えられる[3]．

　身体に損傷が加わると，痛みの刺激は末梢神経から脊髄に至り，遠心性の神経系である運動神経と交感神経を興奮させる．それにより筋の緊張が高まり，血管は収縮する．その結果，局所の血流が減少し，筋の代謝亢進により組織の虚血が起こる．このため酸素不足に陥った組織からは様々な産物が生成され，それらがまた知覚神経を刺激し，このように増強された信号が脊髄を刺激する．神経ブロックとは，この悪循環をいずれかの部位で遮断することである．

3）神経ブロック時に使用される薬剤

　局所麻酔薬が主であるが，効果を持続させる目的で神経破壊薬のアルコールやフェノールを使用する場合もある．主な局所麻酔薬としては，カルボカイン®，マーカイン®，塩酸プロカイン，キシロカイン®がある．
　局所麻酔薬による合併症には，局所麻酔薬中毒，アナフィラキシーショック，心因性ショックがある．

〈看護のポイント〉
(1) 治療に対する適切な介助
　①治療に必要な物品の準備は，清潔・不潔をよく理解し，感染防止

---

2) 弓削孟文編：麻酔科学〈看護のための最新医学講座26〉，中山書店，2002, p.275-281
3) 岡田美賀子，他編著：最新がん患者のペインマネジメント，日本看護協会出版会，1999, p.135-139.

　　　　対策を十分に行う．
　　②昇降・頭部板の上下動を電動で行うことのできる治療台は，治療台の周囲に気をつけて稼働させる．
　　③また，治療前・中・後と患者の状態を観察しながら声かけするとともに，適切な体位がとれるように援助する．
　　④出血傾向があったり，ブロック部位の感染や炎症のような症状がある場合は，ブロックは禁忌であるため十分な情報収集を行う．

表8-1に主な神経ブロックと留意点について示した．

(2) 神経ブロックに対する不安の軽減

患者は，神経ブロックが痛いのではないか，麻痺して動かなくなるのではないか，といった不安を感じる場合もある．神経ブロックの方法や注意点，副作用について十分説明し，患者が納得して治療を受けられるようにする．

(3) 安静の援助と合併症の観察

治療後の安静の必要性を説明し，安静時間や安静度について理解してもらう．必要に応じて家族にも十分説明し，協力を得られるようにする．

合併症の早期発見のための観察を行い，異常に素早く対応できるようにする．

(4) 緊急時の対応

緊急時に備えて，酸素，点滴，救急薬品（昇圧薬，抗アレルギー薬，抗痙攣薬）などの用意をしておく．また医療スタッフは，緊急時にどのように対応するのかを訓練しておくことが重要である．

B 痛みのある患者の看護

1）痛みの定義・分類

世界疼痛学会（IASP）による痛みの定義は，「痛みとは，実質的・潜在的な組織損傷に結びつく，あるいはそのような損傷を表す言葉を使って述べられる不快な感覚体験であり，常に主観的なものである」とある．また，岡田も述べているように痛みを体験している本人が痛いと言っている限り，医療従事者は患者の痛みの訴えを全面的に信じることが必要である[4]．

痛みをその機序から分類すると，侵害受容性疼痛，神経因性疼痛，心因性疼痛に分けられる．

また，痛みは急性痛，慢性痛にも分けられる．急性痛は，組織損傷によ

---

4) 前掲書3），p.25, 26, 135-139.

表8-1 ● 主な神経ブロックと留意点

神経ブロック名	穿刺部位	体位	安静時間	留意点
星状神経節ブロック (stellate ganglion block；SGB)	第6・7頸椎横突起前面	仰臥位 ・後頭部と背部が同じ高さになるようにする. ・軽く顎を上げ少し開口させて胸鎖乳突筋などの緊張をとる.	仰臥位で約30分間 (施行後10分間注射部位を反対側の手指で圧迫)	①ブロック中は患者の表情や血管内に局所麻酔薬が誤注入されて起こる痙攣などに注意する. ②安静時間解除時はふらつきなどに注意する. ③嗄声・腕神経叢麻痺・出血などの合併症についての観察と患者指導を徹底する.
硬膜外ブロック (epidural block)	硬膜外腔	患側下の側臥位 ・下顎を胸につけ, 両膝は屈曲して胸前方に引きつけ, 両手で抱え込む.	2時間 (注射直後から10〜15分間は患側下で安静)	①ブロック前とブロック後30分間は間欠的に血圧測定を行い, 一般状態の観察をする. ②安静解除時は, 筋力低下によるふらつきに注意する.
肋間神経ブロック (intercostal nerve block)	肋間溝にある神経血管鞘	腹臥位 ・胸の下に枕を入れる. 患側上側臥位	20〜30分間	①ブロック中は患者の表情や体動に注意する. ②呼吸苦などの合併症の観察と患者指導を行う.
トリガーポイントブロック (trigger point block)	圧痛点(トリガーポイント)に局所麻酔薬を注入	自由 (座位・臥位など)	約20分間	①一般状態の観察と出血などの観察をする.
神経根ブロック (ルートブロック, spinal root block)	椎間孔から脊髄神経が出てきたところ(X線透視下で行う)	患側手前の腹臥位 ・部位によっては, 患側上の側臥位や仰臥位	約2時間	①ブロック中の患者の表情や体動に注意する. ②安静解除時は, 筋力低下によるふらつきに注意する.
三叉神経ブロック (trigeminal nerve block) 　眼窩下神経ブロック, 眼窩上神経ブロックなど	三叉神経の第2枝の枝・第1枝の枝に局所麻酔薬を注入	仰臥位	30分間	①ブロック中の患者の表情や体動に注意する. ②ブロック側の知覚の低下や複視の有無の観察をする.
腰部椎間関節ブロック (lumbar facet block)	椎間関節内(X線透視下で行う)	患側上の半側臥位	30分間	①ブロック中の患者の表情や体動に注意する.
腰部交感神経節ブロック (lumbar sympathetic ganglion block)	腰椎の前側面にある腰部交感神経節(幹)	患側上の側臥位	2〜3時間	①ブロック前・中・後は間欠的に血圧測定を行い, 一般状態の観察をする. ②ブロック側の知覚低下や, 下肢筋力低下の有無の観察をする.

る痛みであり損傷が治癒すれば消失する．慢性痛は，組織損傷が治癒したあとも持続する痛みである[5]．

2）痛みの評価

痛みの感覚は，主観的で個人的なものであり，測定することは難しい．しかし，痛みをある程度判定する必要があり，その方法としてVAS，10点評価法，マクギル疼痛質問表，フェース・スケール（顔マークによる評価）などがある．

〈基本的な看護ケア〉

(1) 観察とアセスメント

痛みのアセスメントは重要である．以下のような項目を継続的に観察しアセスメントする．

①痛みの部位，強さ，頻度，発症時期・期間，痛みの性質，痛みの現れ方
②痛みによる影響（睡眠障害，食欲低下，ADL（日常生活活動）低下，関節拘縮，感情の変化，他者とのかかわり，集中力など）
③痛みの増悪因子（疾患に起因する痛み，手術・治療検査による痛み，長期臥床による痛み，生活動作による痛み，精神的な痛みなど）
④痛みの緩和因子
⑤心理社会的要因（診断と治療への影響と理解，痛みの意味，重要な過去の痛みの出来事や影響，ストレスや痛みへのコーピング反応など）

(2) 適切な看護技術の提供

痛みにより食事（栄養），睡眠，排泄，活動に影響が生じる．痛みのアセスメントを十分に行い，必要な援助を適切に提供できるようにする．マッサージ，温熱（温浴，温湿布）・冷熱（冷湿布，氷嚢）療法などを効果的に行う．

(3) 患者・家族との信頼関係の確立

痛みをもつ患者とのコミュニケーションの基本は，患者の痛みを理解し，共感することである．特に慢性痛のように痛みが持続している場合や神経因性疼痛のように難治性の痛みのある患者は，痛みによって不安が増強し，精神的な苦痛が強くなるといった状況にある．痛みの訴えを否定せず，患者が痛みを感じているということを受け止めることが重要である．そのことで患者は安心し看護師への信頼を寄せることにつながる．家族もまたどのように接したらよいかわからない場合も多い．痛みの状況をわかりやす

---

5) 前掲書2)，p.275-281．

く説明し，対応をアドバイスする．

(4) 薬物療法に対する理解と指導

ペインクリニックでは，鎮痛手段として鎮痛薬が処方される場合もある．主な鎮痛薬としては非ステロイド性抗炎症薬（NSAIDs），ステロイド薬，麻薬性鎮痛薬がある．鎮痛補助薬として抗うつ薬，抗痙攣薬などがある．看護師は，それぞれの薬剤の作用・副作用を理解し，正しい薬物適用の方法や薬物療法に伴う療養生活について具体的な指導を行う．

(5) チーム医療

痛みに対して患者は様々な反応を示す．医療スタッフが連携を取り適宜カンファレンスを行い，「痛み」にタイムリーに対応していくことが必要である．特に，患者に24時間接している看護師は，療養生活全般にかかわっており，患者の立場に立つとともに患者の代弁者としての役割も担っている．

また，癌疼痛の場合はがん専門看護師やがん性疼痛看護認定看護師の活動などによりケアの質が向上することも期待されている．

《参考文献》
- 若杉文吉監，大瀬戸清茂，他編：ペインクリニック　神経ブロック法，第2版，医学書院，2000．
- 大瀬戸清茂監：ペインクリニック　診断・治療ガイド；痛みからの解放とその応用，日本医事新報社，2005．
- 岡崎寿美子編著：看護診断にもとづく痛みのケア，第2版，医歯薬出版，2002．
- 井関雅子，他：痛みの神経ブロック療法，看護技術，48（12）：1400-1411，2002．

第9章
術後リハビリテーション

一般的にリハビリテーションは，運動器系の障害や，脳神経，脳血管系の障害に対して行うものというイメージをもたれていることが多い．しかし，リハビリテーションは多くの臨床場面で実に多面的に必要とされている．何らかの理由で低下したＡＤＬ（activities of daily living 日常生活動作）を拡大するにとどまらず，心理面においても社会生活に適応していくための訓練や失った機能の代替となる方法を獲得する学習なども，すべてリハビリテーションの範疇である．したがって，術後リハビリテーションとして看護師が取り組む場合も患者の身体的な側面だけでなく，精神的な側面にも注目する必要がある．この章では，手術の侵襲を受けた生体反応を早期に回復させるために必要不可欠な術後リハビリテーションについて述べる．

1 早期離床の意義

　手術後の回復は早期離床が順調に進むかどうかに大きく影響される．必要以上の安静は，**術後廃用症候群**の発生につながり，むしろ回復の妨げになると考えられている．術式にもよるが，多くの場合，呼吸および循環動態が安定し，手術創に問題がなければ，早期に起座，起立，歩行へと安静度を拡大していく．また，脳外科，整形外科などの場合，手術当日の夜から食事を再開することも珍しくない．早期離床の利点は以下のとおりである．

A 呼吸器合併症の予防

　呼吸時に臥床していることで起座や立位に比べ横隔膜が下がりにくく，肺の換気量が低下する．吸気時に肺胞が十分に広がらず，ガス交換を行う範囲が狭くなる．麻酔薬や気管挿管の影響で分泌物が増えていることも影響し，無気肺を生じることもある．
　また，臥位でいることにより肺の下側（背側）にうっ血が起こり沈下性肺炎を起こす可能性もある．早期離床によって，深呼吸がしやすく痰の喀出も容易になり，肺の下側のうっ血も起こりにくくなることで，これらの合併症を予防することができる．

B 血栓形成および塞栓症の予防

　手術により血行動態が影響を受け血管内脱水を生じたり，手術中の長時

間にわたる同一体位保持などで血流の停滞が起こりうることなどから，血栓形成の危険性がある．そのため予防策として，下腿に間欠的自動圧迫装置を装着し，仰臥位時から下肢静脈の還流を保つ対策が実施される．早期離床することで，より効果的な下肢の運動ができ，これらの危険性を回避し，血栓形成および塞栓症を予防できる可能性が高くなる．

C 消化管運動の早期回復

消化器の手術に限らず，全身麻酔の場合は，麻酔薬の影響による交感神経系の抑制により消化管運動は低下する．消化管運動が低下すると，悪心・嘔吐，鼓腸などが起きやすく，食欲低下により十分な栄養摂取が困難になる．経腸的栄養摂取ができなければ，TPN（total parenteral nutrition 中心静脈栄養）を続けなければならず，中心静脈カテーテルの長期留置が，ひいては感染症の危険性につながる．早期離床することで，ある程度の運動量が確保され，消化管の運動が活発になって食欲も保てるため栄養状態がよくなる．

D 運動機能の早期回復

手術の侵襲による一時的な運動機能の低下が適切な時期に回復しないと，患者によっては不可逆的な変化につながる場合がある．特に高齢者の場合は，術後の臥床期間が長ければ長いほど，その後のADL回復に時間がかかる．手術は成功してもADLが元に戻らず，患者のQOL（quality of life 生活の質）はむしろ下がったなどということになってはならない．早期離床することで，短期間のうちに術前のADLに戻すことが容易になる．また，患者自身が排泄や食事などの生理的欲求を自分自身で満たせるようになることで，順調な回復を実感できる．

E 術後せん妄の予防

術後，麻酔の覚醒からしばらくは，患者はもうろう状態にあり日時や場所，置かれた状況について正しく認識できない場合がある．夜間不眠，落ち着きのなさ，易怒性などがみられ，大声を出したり，点滴や各種チューブ類を自己抜去しようとすることもある．このような状態にならないようにするためには，ある程度の活動量を日中に確保することである．昼夜のリズムをつけることが必要であり，その点でも早期離床は重要である．

F 早期離床に配慮すべきこと

　このように術後の患者にとって，早期離床は大変重要である．しかし，一方で早期離床の進め方を慎重に考慮しなければならない場合もある．
　①術前の全身状態がよくなかった場合
　②衰弱が著しい場合
　③循環動態が不安定で体動により変動が著しい場合
　④術後出血の可能性が高い場合
　⑤術式により局所の安静が重要な場合
　上記のような場合はその程度に応じて，安静度に適した範囲の部分的なリハビリテーションを取り入れていく必要がある．たとえば，下肢の自動運動や他動運動，マッサージ，清拭や更衣などの際に，患者自身で行える部分を自身で実施するよう促したり，肺理学療法を取り入れたりする．定期的に深呼吸を行ったり，仰臥位からセミファーラー位，ファーラー位へと頭部挙上していくことなどもまた早期離床に向けての準備になる．

❷ 術後リハビリテーションの進め方

　術後リハビリテーションを順調に進めるために大切なのは，術前オリエンテーションである．患者の状態に応じて，術後リハビリテーションの必要性について適切に説明し，患者の理解を促す必要がある．患者のなかには，術後の安静が大事でじっとしていることが早期回復につながると誤解していたり，動くと手術創が離開してしまうのではないかと不安に思ったりする人がいる．このような気持ちをくみ取ったうえで，術後リハビリテーションが大切であることを理解してもらい，具体的に術後何をすればよいかイメージすることができるようにオリエンテーションを行う．そして，呼吸訓練や効果的な咳嗽・喀痰の方法，創痛を増強させないからだの動かし方などを実際に練習しておくことが大切である．

　加えて，術後リハビリテーションには創痛のコントロールが必要不可欠である．患者は，離床する際，創が痛むのではないかと不安を抱くことが多い．そのうえ，痛み止めはなるべく使わないほうがよいと考え，鎮痛薬を使いたがらない場合もある．そのため，ベッドから起きて動き出すことを躊躇することもある．しかし，前述したとおり早期離床の利点は多く，創の痛みを我慢して動かないより，医師の指示の範囲で効果的に鎮痛薬を使用して，積極的に離床するほうが順調な回復を促進する．したがって，

効果的な創痛のコントロールが重要である．

　さらに各疾患，各術式の標準的な術後リハビリテーションの方法を理解しておくことも大切である．各分野で新しい術式や，より患者に対する侵襲を少なくする方法が開発されている．それに応じて術後リハビリテーションの内容も変化するため，どのようなペースで，何を実施することがより効果的なのかを理解しておかなければならない．

　また，術後リハビリテーションを進めるにあたっては，患者の術前の状態および手術内容を正しく理解したうえで実施する必要がある．同じ疾患，同じ術式であっても，患者の状態によって，術後リハビリテーションの方法は異なる．患者の年齢，合併症の有無，精神状態などにより，最も効果的なペースや方法にアレンジする必要がある．

A 術前オリエンテーション

　パンフレットを用いて，術前，当日，術後の予定や準備することについて説明する．

　パンフレットの内容には以下のものを含む．

　①術前に準備する物：寝衣，下着，タオル，洗面用具，その他術式に応じて必要なものを含む．

　手術後，ICU（intensive care unit 集中治療室），CCU（coronary care unit 冠動脈疾患集中治療室），HCU（high care unit ハイケアユニット），回復室などに移ることが多いため，これらの荷物を一つのかばんにまとめておくとよい．

　②術前の注意点：禁煙，便通を整える，口腔の状態を良好に保つ，かぜをひかないように注意するなど．

　これらの内容は，術後合併症を予防するために不可欠な内容である．喫煙により気道分泌物が多くなることや，術後の体力低下時には，口腔内の常在菌による肺炎なども起こる可能性があることなど，なぜ，これらに注意を払う必要があるのかをわかりやすく書いておく．

　③手術前日の予定：入浴またはシャワー，全身清拭など安静度に応じた保清，臍処置（必要時），飲食・飲水可能な最終時刻，内服・注射による薬物療法の内容（必要時）など．

　④当日の予定：出棟前の処置内容（処置がある場合のみ），出棟時刻，手術開始時刻，手術予定時間，帰室後の状態についてなど．

　⑤術後の注意点：予定している安静度，創の処置，喀痰の重要性，飲水開始予定時期，食事開始予定日時，早期離床の具体的方法，創痛コントロールについてなど．

これらのオリエンテーション内容は，全身麻酔と局所麻酔，術式によって違いがあるため，患者に合わせた内容に整理することが必要である．多くの場合，その病棟で扱うことが多い術式に合わせたパンフレットを作成し，日時だけを書き入れて使用している．具体的にどんなことを行うのかを説明することで，患者は手術に対するイメージをもつことができるようになる．手術に対する不安を抱くなかで，術前オリエンテーションの意義は大きい．患者が疑問に思ったり，不安に感じたりすることについて話してもらい，その一つひとつに答えていくことが大切である．したがって，術前オリエンテーションを行うときは，看護師が伝えておきたい内容だけを一方的に伝えるのではなく，患者の反応を見ながら，患者が感じている様々な問題点について，同時に解決していけるように対応していく．手術前に精神的な準備を整えることも，術前オリエンテーションをとおして行っていくことである．

　手術に対して心身両面からの準備を万全にすることが，術後の順調な回復につながる．術後リハビリテーションの必要性やその意義を，術前のオリエンテーション時から患者に理解してもらうように働きかけていく．

B 術前のトレーニング

　呼吸訓練，深呼吸の方法，からだの動かし方，床上排泄の方法などをあらかじめ練習する．

(1) 呼吸訓練
　効果的な呼吸を行うため専用の練習器具を使用して行う（ボルダイン®など）．

(2) 深呼吸
　通常では，多くの人が難なくできるが，手術創がある場合は勝手が違い，浅い呼吸になりがちである．意識的に深呼吸を1時間ごとに1セット5〜10回行う．

(3) からだの動かし方
　術式によって体動に制限がない場合や，とってはいけない体位がある場合などの違いがあるため，それぞれに応じて実施する．

(4) 床上排泄
　術式によって床上排泄が必要になる場合は，実際に尿器や便器を使い，どのように行うかを練習しておく．

　術後リハビリテーションを順調に進めるためには，これらのトレーニングを術前に実際に行っておく必要がある．術後は，患者にとってストレスが多い状況であるため，必要なことであっても患者自身が積極的に行うの

は容易なことではない．まして，その時点で初めて行うことは，患者にとって大きな負担となる．そのため，術前からこれらの方法を実際に練習し，無理なく実施できるようにしておく．また，オリエンテーションを通じて，これらの必要性を理解できれば，さらに術後の実施はスムーズである．

C 疼痛コントロール

術後リハビリテーションの際に問題となるのは，疼痛のコントロールである．術式に応じて，硬膜外ブロック，点滴静脈内注射，静脈内注射，筋肉内注射，坐薬，内服薬などの方法で，医師の指示により鎮痛薬を投与する．薬剤の種類，使用量，使用時間の間隔，1日当たりの使用回数の上限についての指示を確認し，その範囲内でどのように使用するかを看護師が判断していく．一般的に，鎮痛薬は疼痛がピークに達したところで使用するより，疼痛が自制内にある間に予防的に使用するほうが効果的である．また，あらかじめ疼痛が持続する期間が予測できる場合は，使用する薬剤の作用持続時間を考え合わせて，定期的に使用することもある．たとえば，硬膜外ブロックの場合に，持続的に鎮痛目的の麻酔薬を使用しながら，疼痛が増強した際に麻薬などを硬膜外注射で使用することがある．術後リハビリテーションを進めるためのポイントは，体動時に疼痛が抑えられていることと，夜間良眠できるように疼痛コントロールされていることである．不必要に痛みを我慢しないよう患者に丁寧に説明し，患者自身が薬剤を使って鎮痛を図ることの意義を理解しておくことで，効果的な疼痛コントロールが実施できる．

(1) 体動前の疼痛緩和

・患者の疼痛の性状，頻度について観察する．
・原則的には，からだを動かす30分前までに鎮痛薬を使用する．ただし，指示された投与方法によって，作用発現時間が異なるので30分以内でも可能な場合もある．
・動くときには，患者が自覚的に疼痛が治まっていると感じていることを確認する．
・動いている最中，疼痛が増強したかどうか観察する．
・体動後，疼痛が増強したかどうか観察する．
・疼痛が抑えられなかった場合，次回どのように鎮痛薬を使用するか検討する．
・術後の日数に応じて，鎮痛薬を使う頻度，量，種類などについて検討する．
・患者によって，痛みの閾値は異なるので，医師の指示の範囲内で患

者一人ひとりに合わせたコントロールを実施する．
(2) 夜間良眠のための疼痛緩和
- 患者の睡眠状態について観察する．
- 夜間の十分な睡眠が大切であり，疼痛を我慢しないようによく説明しておく．
- 入眠時に疼痛が増強しないよう，その前に使用する鎮痛薬の使用時間も考慮する．
- 不眠の場合，睡眠導入薬の使用が必要かどうか，医師に確認する．
- 必要時，睡眠中に疼痛で覚醒することがないように，定時の鎮痛薬投与を検討する．

このように，動くときと休むときに確実に疼痛を緩和することで，患者の体力的・精神的消耗を抑えることができる．術後リハビリテーションは，患者が主体的に取り組むことが大切であり，医療者に無理やりやらされているという認識では，患者にとってストレスになるし，十分な効果を期待できない．必要な休息を取り，よい状態で患者自らが術後リハビリテーションに取り組むためには，効果的な疼痛コントロールを実施することが必要である．

D 呼吸機能のリハビリテーション

術後合併症のなかで多いのは，肺合併症である．特に，喫煙者，高齢者，術前の全身状態がよくなかった場合などは，無気肺が起こりやすく，肺炎を発症する場合もある．それらを予防するためには，呼吸機能を早期に回復する必要がある．

(1) 深呼吸
深呼吸は，帰室時に気管挿管をしていない患者であれば，術直後から実施できる．1時間ごとに5〜10回を目安に深呼吸を実施するよう促す．

(2) 器具を使った呼吸練習
一般的に，安静度が座位になったら実施する（術式によって座位ができない場合は臥位のままでも実施）．器具の種類によるが，効果的な呼吸の仕方によって音が出たり，器具の中のボールが動いたりするため，適切な呼吸ができているかどうかの目安になる．

(3) 喀痰
痰はできるだけ喀出するように指導する．ふだん，痰が出ない患者でも，術後は麻酔薬や気管挿管の影響で，気道内分泌物が増加している状態である．そのため，上手に咳払いをしながら不必要に力まず，痰を喀出するように促す（痰を出しやすくするために，去痰薬や加湿のための生理食塩水・

重曹などの薬液によるネブライザーを実施することもあるが，その効果については否定的な見解もある）．また，体位ドレナージを用いて無気肺を予防することもある．

E 運動機能のリハビリテーション

　早期離床の効果が広く認識されていることからもわかるとおり，可能な限り早期に術前の状態に戻していくことが重要である．つまり，安静期間が短ければ短いほどＡＤＬが早く戻り，術後の回復も順調に進むということである．そして，運動機能の回復は，単に動作だけの問題でなく多くの効果をもたらす．ただし，術式によって安静期間が必要なものもあるため，患者一人ひとりの安静度を確認して行う必要がある．

(1) 臥床時の運動

　周術期における血栓形成および塞栓症の発症を予防するために，手術中あるいは手術直後から，下肢静脈圧迫を自動的に行う装置を装着するケースが増えている．一般的に，ベッド上安静の期間は装着していることが多い．しかし，それだけに頼らず，足首の屈曲・伸展や膝関節の屈曲・伸展などの運動も実施していく．また，同一体位だけをとらずに，可能な範囲で体位を変えていくことも必要である．

(2) ベッド上の運動

　術後初めて起座になるときは，手術時間にもよるが，多くの場合，長時間の同一体位後に頭部を挙上することになるため血圧の変動に注意する．患者に変化がないか否かを確認しながら徐々にベッドのギャッチアップを行う．座位が無理なくできるようなら，ベッドの端に腰かけてみる．

(3) 歩　行

　術後初回の歩行には，必ず看護師が付き添う．特に高齢者の場合，半日程度の安静期間でも下肢筋力の低下が著明なことがあり，転倒につながりかねない．また，点滴やドレーン類がついた状態では，動きにくいため注意が必要である．それらが，体動によって抜けてしまわないように，歩行する前に必要な対処をしておく．

　術後リハビリテーションを進めていくなかで看護師は，常に患者がどのような気持ちで取り組んでいるか思い巡らすことが大切である．術後リハビリテーションは重要ではあるが，心身ともに消耗している患者にとってはある程度の負荷でもある．つらいと思う気持ちに共感を示しながら，がんばりを認める態度で接し，術後の早期回復のためのリハビリテーションを順調に進められるように援助していく必要がある．

索引

あ

Rh因子　35
Rh式血液型　35, 199
ICU　8
ICU症候群　262
ICUの看護　257
アイプロテクション　16
悪性高熱症　222
後出血　224
アナフィラキシー反応　40
アミノ酸　30
アミノ酸製剤　30
アラーム　113
アルコール擦式消毒　176
アルコール離脱症状　235
アルドステロン　94
アルブミン製剤　31, 203
安静時心電図　82
安全管理　155
罨法　47

い

胃管　44
胃管の管理　44
胃管の挿入方法　44
胃吸引　43
維持液　119
維持輸液剤　30
移植片対宿主病　41
胃洗浄　45
痛みのある患者の看護　275
1次救命処置　53
1秒率　79
1秒量　79
医療事故　25
院内感染　14
インフォームドコンセント　4

う

ウイルス肝炎　40
右心不全　42
うっ血性低酸素症　50
うら試験　35, 198

え

運動機能の早期回復　281
運動機能のリハビリテーション　287
運動負荷心電図　82

え

AIDS　41
衛生材料　152
栄養液の組成　31
ARDS　227
AST　91
ALT　91
ABO式血液型　34, 198
易感染者　14
SIRS　215
SICU　8
STS　41
エチレンオキサイドガス滅菌　180
HIV感染　41
HTLV-I感染　41
エプロン　16
MRI　92
MRSA腸炎　238
塩酸エフェドリン　114
塩酸モルヒネ　115

お

嘔吐　220
悪心　220
おもて試験　35, 198
オリーブ油浣腸　46
温罨法　48
温度　150

か

ガーゼ　152
開胸式心マッサージ　59
開胸手術　127
外呼吸　49
回収式自己血輸血法　37
回復室　120
回復室の看護　251, 252
回復室の構造　252

回復室の設備　252
開腹手術　127
ガウン　16
カウンターショック　59
ガウンテクニック　175
ガウンの装着　176
化学熱傷の予防　169
下気管切開　56
片眼帯　65
肩こり　269
活性型ビタミンD　89
活性化部分トロンボプラスチン時間　203
合併症　33
カテーテル管理　19
カテーテルの折損　33
カプノグラム　116
カリウム　87
カルシウム　89
カルシトニン　89
眼科　128
肝機能検査　91
環境整備　155
環境対策　16
環境の調整　171
間欠的下肢圧迫装置　147
環行帯　63
看護記録　172
巻軸帯　61
肝疾患患者　109
肝実質障害　92
患者確認　155
患者監視装置　147
患者監視モニター　130
患者管理　115
患者の観察　171
患者配置　17
肝障害時の輸液　187
乾性温罨法　48
癌性疼痛　270, 271
乾性冷罨法　48
感染　33
感染症　40
完全静脈栄養　31

289

感染性合併症　248
感染対策　14
感染予防　156
含嗽の練習　101
眼帯　71
浣腸　46, 102
眼部包帯　71
γグルタミルトランスペプチダーゼ　91
顔面神経麻痺　269
寒冷凝集反応　35
緩和医療　271

き

器械出し看護師　156
気管支喘息　108
気管切開　56
気管切開の適用　57
気管挿管時の看護　131
気管チューブ　113
気胸　33, 228
器具のカウント　174
吃逆　221
亀甲帯　63
気道確保　54
気道内圧モニター　116
機能的残気量　79
偽膜性腸炎　239
逆流性食道炎　243
吸引器　113
急性胃拡張　236
急性胃粘膜病変　237
急性腎不全　243
急性腎不全時の輸液　186
急性促迫性肺障害　227
急性痛　268
急性動脈閉塞　233
急性副腎不全　247
吸入麻酔　110
仰臥位　165
胸腔内感染　228
供血者の条件　37
胸骨圧迫　58
胸帯　72
胸部X線写真　82
局所性反応　214
局所麻酔　110

局所麻酔薬　125
虚血性心疾患　229
記録　195
筋筋膜性疼痛症候群　269
筋弛緩モニター　117
筋注麻酔　110
筋肉注射薬　125
筋肉内注射　24, 27

く

空気感染　17
空気感染予防策　17
空気塞栓　33
空腹時血糖　93
クエン酸中毒　42
クエン酸フェンタニル　114
口-口法　54
口-鼻法　54
グリセリン浣腸　46
クレアチニンクリアランス　84
クロスマッチテスト　35, 199

け

頸巾帯　69
経食道心エコー　117
形成外科　128
継続看護　265
経鼻カニューレ　50
痙攣　234
外科看護の対象　8
外科看護の展望　13
外科看護の特徴　10
外科看護の目的　9
外科的糖尿病　246
外科領域の感染症　11
下剤　102
血圧　115
血圧下降　120
血圧上昇　120
血液ガス　80, 117
血液型　34
血液型不適合輸血　39
血液凝固因子　92
血液凝固系　218
血液・電解質検査　85
血液透析　85
血漿製剤　31, 119

血漿増量剤　31
血小板濃厚液　202
血清酵素　91
血栓形成の予防　280
血栓症　33, 231
血流感染　19
血流感染防止　19
幻覚　235
検査に伴う看護　99
見当識障害　235
原発性副腎皮質機能低下症　94

こ

鈎　151
高圧アラーム　113
高圧浣腸　46
高圧酸素療法　52
高圧蒸気滅菌　180
降圧薬　115
更衣　103
高エネルギー輸液　31
高エネルギー輸液の方法　31
高カリウム血症　42, 88
高カリウム血症の原因　88
高カルシウム血症　89
高カルシウム血症の原因　89
口腔外科　128
高血圧患者の麻酔　123
高血糖　33
交差試験　199
交差適合試験　34, 35, 199
甲状腺機能亢進症　97
甲状腺機能低下症　96
甲状腺機能低下症の症状　96
甲状腺クリーゼ　97, 247
高浸透圧性非ケトン性糖尿病昏睡　34
高浸透圧非ケトン性昏睡　189
硬性伸縮包帯　62
鋼線　152
喉頭鏡　113
高ナトリウム血症　86
紅斑　41
硬膜外オピオイド鎮痛法　126
硬膜外鎮痛法　125
硬膜外鎮痛法の合併症　126
硬膜外ブロック　271

硬膜外麻酔　110, 121, 135
硬膜外麻酔実施時の看護　135
硬膜外麻酔の準備　135
高マグネシウム血症　90
高齢者の特徴　141
高齢者の麻酔　140
高齢者の麻酔に伴う問題　141
高齢者の輸液　185
呼気吹き込み法　54
呼吸回路　112
呼吸器合併症　226
呼吸器合併症の予防　280
呼吸器疾患患者　108
呼吸器疾患患者の麻酔　122
呼吸機能検査　78
呼吸機能のリハビリテーション　286
呼吸麻痺　57
腰の痛み　269
骨髄輸血　28
骨盤高位　167
コルチゾール　94

さ

サージカルテープ　152
最大中間呼気量　79
サイトメガロウイルス　41
細胞外液補充剤　30
錯乱　235
坐骨神経ブロック　127
坐薬　124
三角巾　68, 69
三角巾の使用法　70
残気量　79
酸素欠乏性低酸素症　49
酸素中毒　53
酸素テント　51
酸素濃度モニター　116
酸素療法　49
酸素療法の実際　50
酸と塩基平衡　217

し

CARS　216
CO_2ナルコーシス　53
COPDの急性増悪　228
C型肝炎　40

Ccr　84
CCUの看護　257
CT　92
色素負荷試験　92
止血鉗子　151
自己血輸血　35, 204
脂質代謝　217
持針器　152
自着性伸縮包帯　72
市中感染　14
湿性温罨法　48
湿性冷罨法　48
湿度　150
室内音響　150
自動体外式除細動器　60
耳鼻科　128
耳包帯　66
脂肪乳剤　31
ジャックナイフ位　168
縦隔内感染　228
臭化パンクロニウム　115
臭化ベクロニウム　114
周術期の輸血　201
主試験　35
手指消毒　15, 175
手術看護の実際　156
手術看護の特殊性　154
手術看護の特徴　153
手術看護の目的　153
手術器械　150
手術器械の取り扱い　156
手術材料の取り扱い　156
手術室看護師の特徴的役割　10
手術室看護の機能　11
手術室における看護師の役割　153
手術室入室時の看護　162
手術室の環境　150
手術室の看護　10
手術室の構造　144
手術室の設備　144
手術室の備品　146
手術室への引き継ぎ　103
手術室への申し送り　103
手術時の手指消毒　175
手術終了後の看護　171
手術前日の準備　101

手術創の合併症　224
手術創部の保護　171
手術台　146
手術体位　165
手術中の看護　165
手術中のモニター　170
手術同意書　101
手術前の看護　97
手術用刀　150
手術を受ける患者の不安　9
出血傾向　42
出血性腸炎　239
出血量　116
出血量の測定　170
術後介助　159
術後回診　122
術後合併症　7
術後合併症の予防　223
術後肝障害　238
術後管理　8, 58
術後高血圧　230
術後耳下腺炎　236
術後愁訴　219
術後膵炎　242
術後せん妄の予防　281
術後耐糖能の悪化　246
術後鎮痛法　127
術後鎮痛法の種類　124
術後疼痛　219
術後疼痛コントロール　124
術後の看護　58, 251
術後の下痢　223
術後の処理　159
術後肺炎　227
術後廃用症候群　280
術後訪問　172
術後リハビリテーションの進め方　282
術前オリエンテーション　99
術前オリエンテーションの方法　99
術前オリエンテーションの目的　99
術前回診　106
術前自己血貯血法　36
術前術後の看護過程　10
術前の訓練　100

術前の準備　101, 157
術前のトレーニング　284
術前評価　107
術前訪問　160
術前訪問の実際　160
術前訪問の目的　160
術中介助　157
術中合併症　119
術中輸液製剤　118
術中輸液の目安　119
術直前希釈式自己血貯血法　37
需要性低酸素症　50
循環器合併症　229
循環器疾患患者　108
循環機能検査　80
循環系　218
昇圧薬　115
消化管運動の早期回復　281
消化管感染症　238
消化管吻合部狭窄　241
消化管縫合不全　240
消化器合併症　236
消化器系　218
消化器症状　221
上気管切開　56
上気道の閉塞　57
消毒薬によるかぶれの予防　169
小児の特徴　139
小児の麻酔　138
小児の麻酔に伴う問題　139
小児の輸液　184
静脈経路の確保　130
静脈血栓症　231
静脈切開　28
静脈穿刺　37
静脈注射針　190
静脈注射薬　125
静脈内注射　24, 27
静脈壁穿孔　33
静脈麻酔　110
静脈留置針　190
照明　150
食事制限　102
褥瘡の予防　169
除細動　59
ショック　250

除脈　119
除毛　101
心因性疼痛　268
心エコー　83
侵害受容性疼痛　268
腎機能検査　83
心筋核医学検査　83
神経因性疼痛　268
神経損傷　222
神経内分泌反応　213
神経ブロック　127, 136
神経ブロック療法　270
神経ブロックを受ける患者の看護　274
人工呼吸　54
人工呼吸器　112, 147
深呼吸訓練　100
腎後性腎不全時の輸液　186
腎疾患患者　109
心疾患患者の麻酔　123
心室細動　58
心室性期外収縮　119
伸縮帯　62
伸縮絆創膏　74
浸潤麻酔　110
腎障害時の輸液　185
新鮮凍結血漿　31, 203
心臓・血管手術　128
心停止　58
心停止の原因　58
心停止への対応　59
心電図　115
心拍出量　117
心不全　231
蕁麻疹　40
心マッサージ　58
診療録　106

す

膵液瘻　242
水晶体後部線維増殖　53
水痘ウイルス　268
睡眠薬　102
スクラビング法　176
ストレス潰瘍　237
スピード包帯　66
スピード包帯の巻き方　67

せ

生化学検査　84
整形外科手術　128
星状神経節ブロック　270
成人T細胞白血病　41
精神的援助　130, 165
精神的疼痛ケア　127
生理食塩水　30
隻指帯　66
脊椎麻酔　110, 121, 133
脊椎麻酔実施時の看護　133
脊椎麻酔の準備　133
絶飲絶食　102
赤血球濃厚液　200
石けん浣腸　46
鑷子　151
接触感染　18
接触感染予防策　18
截石位　167
折転帯　63
穿孔　240
全指帯　66
穿刺部位の確認　193
扇状帯　63
全身性炎症反応症候群　215
全身性反応　215
全身麻酔　110, 130
全身麻酔の術中管理　118
全身麻酔の準備　114
全身麻酔の導入　117
全身麻酔の導入過程　117
喘息の急性増悪　228
選択的冠動脈造影検査　83
剪刀　151
前投薬　103, 129
せん妄　234

そ

臓器移植　13
臓器障害　218
早期離床　12
走行帯　63
創哆開　225
創痛　11
創痛緩和　11
創部感染　224

側臥位　165
塞栓症　231
塞栓症の予防　280
続発性副腎皮質機能低下症　94
鼠径部包帯　70
組織中毒性低酸素症　50
蘇生用バッグ　54
外回り看護師　160

た

退院指導　265
体温　116
体温管理　171
体腔内注射　29
代謝系　217
代償性抗炎症性反応症候群　216
帯状疱疹　268
帯状疱疹後神経痛　268
代用血漿製剤　119
大量輸血　42
多汗症　270
蛇行帯　63
多臓器不全　250
胆汁瘻　242
弾性巻軸帯　62
短腸症候群　242
単提乳帯　66
単頭帯　61
たんぱく代謝　217

ち

チーム医療　154
チーム内のコミュニケーション　155
チオペンタールナトリウム　114
遅発性溶血性輸血副作用　40
中気管切開　56
注射　24
注射器　24
注射の種類　24
注射針　24
中心静脈圧　116
中心静脈栄養　31
中枢神経系　216

中枢神経系合併症　233
注腸　47
超音波凝固切開装置　148
超音波外科吸引装置　148
超音波検査　92
超音波診断装置　148
直腸麻酔　110
鎮痛薬の全身投与　124

て

手洗い　15
低圧アラーム　113
T字帯　71
低カリウム血症　87
低カルシウム血症　42, 90, 248
低酸素血症　49
低酸素症　49
低侵襲手術　3
低体温　42, 222
低ナトリウム血症　85
低マグネシウム血症　90
テタニー　90
手袋　16
手袋の装着　176
電気的除細動　59
電気メス　148, 151
電気メスによる熱傷の予防　169
伝達麻酔時の看護　136
点滴静脈内注射　27

と

頭頸部手術　128
糖代謝　217
疼痛緩和治療　272
疼痛コントロール　285
糖尿病　93
糖尿病患者　109
糖尿病患者の麻酔　123
糖尿病患者の輸液　188
糖尿病時の輸液　187
糖尿病性ケトアシドーシス　189
糖尿病の代謝異常　187
動脈血酸素飽和度の低下　120
動脈穿刺　33

動脈内注射　28
特殊な手術時の体位　168
特殊ブロック　271
特発性三叉神経痛　269
突発性難聴　270
ドラッグ・チャレンジ・テスト　271
トリガーポイント注射　271
努力性肺活量　79

な

内科的合併症のある患者の麻酔方法　122
内呼吸　49
内視鏡下手術　13
内視鏡手術装置　148
内服薬　124
内分泌系　216
内分泌系合併症　245
内分泌検査　93
ナトリウム　85
軟性伸縮包帯　62

に

二酸化炭素昏睡　53
2次救命処置　53
二頭帯　61
入院期間の短縮　13
入院時オリエンテーション　98
乳酸加食塩水　30
乳酸加リンゲル液　30
乳酸脱水素酵素　91
乳房部包帯　69
ニューヨーク心臓協会の分類　81
尿所見　84
尿閉　221, 244
尿量　116
尿路感染　20, 245
尿路感染防止　20
任意時刻血糖　93

ね・の

粘液水腫性昏睡　247
粘着スプレー　74
脳血管障害　233
脳梗塞　233

索　引　293

脳出血 233
脳波 117
脳浮腫 189

は

肺活量 79
肺機能障害 108
敗血症 33
肺血栓塞栓症の予防 170
肺水腫 227
肺塞栓 232
排痰訓練 100
肺動脈圧モニター 117
梅毒血清反応 41
ハイドロコロイドドレッシング 74
肺微小塞栓 42
バイポーラ凝固装置 151
麦穂帯 63
はさみ 151
播種性血管内凝固症候群 250
抜管後の看護 132
バッグ 112
発痛物質 268
発熱 40, 41
針刺し対策 16
パルスオキシメーター 115
半巾 69
汎血球減少症 41
半座位 168
反射性交感神経性萎縮症 269
絆創膏 73
絆創膏の種類 73
絆創膏包帯 73
搬送方法 103

ひ

PSP排泄試験 85
B型肝炎 40
微温湯浣腸 46
皮下注射 24, 26
引き継ぎ 172
非ステロイド性抗炎症鎮痛薬 268
ビタミン欠乏 34
ヒトT細胞白血病ウイルスI型 41

皮内注射 24, 25
泌尿器合併症 243
非防水性ガーゼ付き滅菌絆創膏 73
飛沫感染 18
飛沫感染予防策 18
ヒュー・ジョーンズの分類 78
病院感染 14
非溶血性免疫反応 40
病原微生物 17
標準予防策 15
病棟における看護 263
表面麻酔 110
日和見感染 14
微量元素欠乏 34
ビリルビン 91
貧血性低酸素症 50
頻脈 119

ふ

不安 220
フェイスシールド 16
フェイスマスク 51
不規則抗体 199
腹臥位 166
腹腔内感染症 239
腹腔内膿瘍 239
副甲状腺ホルモン 89
副試験 35
副腎皮質機能低下 94
副腎皮質機能不全 94
複製包帯 71
腹帯 69
腹壁瘢痕ヘルニア 225
腹膜炎 239
不整脈 33, 119, 230
不眠 220
プラズマ滅菌 180
フローボリューム曲線 79
プロトロンビン時間 203
プロポフォール 114

へ

ペインクリニック 268
ペインクリニックにおける看護 273
ペインクリニックにおける薬物療法 270
ペインクリニックの実際 268
臍の清潔 101
ベル麻痺 269
ベンチュリーマスク 51

ほ

縫合材料 152
縫合糸 152
縫合針 152
防護用具 16
帽子帯 63
帽子のかぶり方 175
防水性ガーゼ付き滅菌絆創膏 73
包帯 60
包帯の分類 60
包帯法 60
包帕 68
ポリウレタンフィルム滅菌絆創膏 73
ホルター心電図 82
ホルモン検査 95

ま

マグネシウム 90
麻酔維持中の看護 131, 134, 135
麻酔介助時の留意点 129
麻酔覚醒の判断基準 120
麻酔器 111, 146
麻酔時の患者観察のポイント 136
麻酔終了後の看護 134
麻酔終了時の介助 171
麻酔終了時の看護 132, 136
麻酔説明書 106
麻酔前投薬 107
麻酔同意書 106
麻酔導入時の看護 130, 165
麻酔導入前の看護 129
麻酔に伴う看護 128
麻酔の種類 110
マスク 16, 71
マスクの装着 175
マスク法 130
末梢神経ブロック 110

麻痺性イレウス 237
慢性呼吸不全 57
慢性腎不全 244
慢性腎不全時の輸液 186
慢性痛 268

み・む

未熟児網膜症 53
水と電解質代謝 217
無気肺 226
無酸素症 49

め・も

メス 150
滅菌の確認 180
滅菌の保証 180
滅菌物の取り扱い 180, 181
滅菌物の保管 181
滅菌方法 180
免疫炎症反応 213
免疫系 216
盲係蹄症候群 242
妄想 235
モニター 115

や・ゆ・よ

夜間の点滴 195

有効肝血流量 92
輸液 29, 102
輸液施行中の管理 193
輸液時の注意事項 190
輸液終了時の処置 195
輸液速度の異常 194
輸液速度の計算方法 194
輸液速度の調整 193
輸液に伴う看護 189
輸液の実際 184, 191
輸液の実施 32, 192
輸液の方法 29, 190
輸液療法 184
輸血 34, 37
輸血開始時の注意 208
輸血過誤防止 43
輸血後GVHD 41
輸血速度 208
輸血に伴う看護 205
輸血に伴う副作用 209
輸血の実際 207
輸血の種類 35, 200
輸血の副作用 39
輸血の目的 34
輸血用血液の保存方法 206
輸血用血液の有効期間 39
癒着性イレウス 241

溶血性輸血反応 39
腰椎麻酔 133
腰椎麻酔時の体位 133
翼状針 190
余剰ガス排除装置 150

ら・り・れ

螺旋帯 63
ラビング法 176
ラムゼイ・ハント症候群 269
ラリンジアルマスク 113
リークテスト 112
リカバリー室 120
リネン 16
両眼帯 65
リンゲル液 30
輪状甲状軟骨靱帯切開法 56
冷罨法 48
レーザー光線照射 271
レスピレーター 51

わ

腕神経叢ブロック 127

新体系 看護学全書　別巻
臨床外科看護学Ⅰ

2006年12月28日　第1版第1刷発行
2022年2月4日　第1版第16刷発行

定価(本体2,800円＋税)

| 編　集 | 渡邊　五朗・宗村　美江子© | ＜検印省略＞ |

発行者　　小倉　啓史

発行所　　株式会社 メヂカルフレンド社

https://www.medical-friend.co.jp
〒102-0073　東京都千代田区九段北3丁目2番4号　麹町郵便局私書箱48号　電話(03)3264-6611　振替00100-0-114708

Printed in Japan　落丁・乱丁本はお取り替えいたします　　印刷／港北出版印刷(株)　製本／(有)井上製本所
ISBN978-4-8392-3251-1　C3347　　　　　　　　　　　　　　　　　　　　　　　　　　　　000651-047

本書の無断複写は，著作権法上での例外を除き，禁じられています．
本書の複写に関する許諾権は，㈱メヂカルフレンド社が保有していますので，複写される場合はそのつど事前に小社（編集部直通 TEL 03-3264-6615）の許諾を得てください．

新体系看護学全書

専門基礎分野

- 人体の構造と機能❶ 解剖生理学
- 人体の構造と機能❷ 栄養生化学
- 人体の構造と機能❸ 形態機能学
- 疾病の成り立ちと回復の促進❶ 病理学
- 疾病の成り立ちと回復の促進❷ 微生物学・感染制御学
- 疾病の成り立ちと回復の促進❸ 薬理学
- 疾病の成り立ちと回復の促進❹ 疾病と治療1 呼吸器
- 疾病の成り立ちと回復の促進❺ 疾病と治療2 循環器
- 疾病の成り立ちと回復の促進❻ 疾病と治療3 消化器
- 疾病の成り立ちと回復の促進❼ 疾病と治療4 脳・神経
- 疾病の成り立ちと回復の促進❽ 疾病と治療5 血液・造血器
- 疾病の成り立ちと回復の促進❾ 疾病と治療6 内分泌／栄養・代謝
- 疾病の成り立ちと回復の促進❿ 疾病と治療7 感染症／アレルギー・免疫／膠原病
- 疾病の成り立ちと回復の促進⓫ 疾病と治療8 運動器
- 疾病の成り立ちと回復の促進⓬ 疾病と治療9 腎・泌尿器／女性生殖器
- 疾病の成り立ちと回復の促進⓭ 疾病と治療10 皮膚／眼／耳鼻咽喉／歯・口腔
- 健康支援と社会保障制度❶ 医療学総論
- 健康支援と社会保障制度❷ 公衆衛生学
- 健康支援と社会保障制度❸ 社会福祉
- 健康支援と社会保障制度❹ 関係法規

専門分野

- 基礎看護学❶ 看護学概論
- 基礎看護学❷ 基礎看護技術Ⅰ
- 基礎看護学❸ 基礎看護技術Ⅱ
- 基礎看護学❹ 臨床看護総論
- 地域・在宅看護論 地域・在宅看護論
- 成人看護学❶ 成人看護学概論／成人保健
- 成人看護学❷ 呼吸器
- 成人看護学❸ 循環器
- 成人看護学❹ 血液・造血器
- 成人看護学❺ 消化器
- 成人看護学❻ 脳・神経
- 成人看護学❼ 腎・泌尿器
- 成人看護学❽ 内分泌／栄養・代謝
- 成人看護学❾ 感染症／アレルギー・免疫／膠原病
- 成人看護学❿ 女性生殖器
- 成人看護学⓫ 運動器
- 成人看護学⓬ 皮膚／眼
- 成人看護学⓭ 耳鼻咽喉／歯・口腔
- 経過別成人看護学❶ 急性期看護：クリティカルケア
- 経過別成人看護学❷ 周術期看護
- 経過別成人看護学❸ 慢性期看護
- 経過別成人看護学❹ 終末期看護：エンド・オブ・ライフ・ケア
- 老年看護学❶ 老年看護学概論／老年保健
- 老年看護学❷ 健康障害をもつ高齢者の看護
- 小児看護学❶ 小児看護学概論／小児保健
- 小児看護学❷ 健康障害をもつ小児の看護
- 母性看護学❶ 母性看護学概論／ウィメンズヘルスと看護
- 母性看護学❷ マタニティサイクルにおける母子の健康と看護
- 精神看護学❶ 精神看護学概論／精神保健
- 精神看護学❷ 精神障害をもつ人の看護
- 看護の統合と実践❶ 看護実践マネジメント／医療安全
- 看護の統合と実践❷ 災害看護学
- 看護の統合と実践❸ 国際看護学

別巻

- 臨床外科看護学Ⅰ
- 臨床外科看護学Ⅱ
- 放射線診療と看護
- 臨床検査
- 生と死の看護論
- リハビリテーション看護
- 病態と診療の基礎
- 治療法概説
- 看護管理／看護研究／看護制度
- 看護技術の患者への適用
- ヘルスプロモーション
- 現代医療論
- 機能障害からみた成人看護学❶ 呼吸機能障害／循環機能障害
- 機能障害からみた成人看護学❷ 消化・吸収機能障害／栄養代謝機能障害
- 機能障害からみた成人看護学❸ 内部環境調節機能障害／身体防御機能障害
- 機能障害からみた成人看護学❹ 脳・神経機能障害／感覚機能障害
- 機能障害からみた成人看護学❺ 運動機能障害／性・生殖機能障害

基礎分野

- 基礎科目 物理学
- 基礎科目 生物学
- 基礎科目 社会学
- 基礎科目 心理学
- 基礎科目 教育学